河南中医药大学重点学科建设资助项目

《黄帝内经太素》
撷　要

李具双　著

U0301969

中国中医药出版社
·北　京·

图书在版编目（CIP）数据

《黄帝内经太素》撷要 / 李具双著 .—北京：中国中医药出版社，2016.7（2017.6 重印）

ISBN 978-7-5132-3404-7

Ⅰ.①黄… Ⅱ.①李… Ⅲ.①《内经》—研究 Ⅳ.① R221

中国版本图书馆 CIP 数据核字（2016）第 106246 号

中国中医药出版社出版

北京市朝阳区北三环东路 28 号易亨大厦 16 层

邮政编码 100013

传真 010 64405750

北京市松源印刷有限公司印刷

各地新华书店经销

*

开本 880×1230 1/32 印张 14 字数 256 千字

2016 年 7 月第 1 版 2017 年 6 月第 2 次印刷

书号 ISBN 978-7-5132-3404-7

*

定价 49.00 元

网址 www.cptcm.com

如有印装质量问题请与本社出版部调换

版权专有 侵权必究

社长热线 010 64405720

购书热线 010 64065415 010 64065413

微信服务号 zgzyycbs

书店网址 csln.net/qksd/

官方微博 http：//e.weibo.com/cptcm

淘宝天猫网址 http：//zgzyycbs.tmall.com

气血为其宗本，经络导其源流，呼吸运其阴阳，营卫通其表里，始终相袭，上下分驰，亦有溪谷，荥输井原经合，虚实相倾，躁静交竟，而昼夜不息，循环无穷。

——杨上善《黄帝内经明堂·序》

透过文字求本真（代序）

溽暑之季，在长沙召开的2015年全国医古文年会上见到了李具双教授，他把一本即将付梓的有关《黄帝内经太素》（简称《太素》）研究的书稿——《〈黄帝内经太素〉撷要》交给我，还说了些"希望帮助""请求指正"之类的话。我自然清楚这是文人们习用的客套语，是索序、求评意思的委婉表达。作为认识几十年的老熟人，我直截了当地点破了那层薄纸，把这件事应了下来。30多年前，当具双教授风华正茂、执掌教鞭之始，我就听过他的课，说来他还是我的老师；后来他也找过我看病，我算是他的保健医生。通过几十年的直接、间接了解，对他的人品、他的勤奋、他的才华、他的成就算是比较熟悉的，深知这本经历了数十年汗浸血沃、千百度寒暑风霜的结晶之作的成色差不了。为这样的朋友、这样的著作说几句抬轿子的话，是应该的，也是有底气的。

　　《太素》是我国现存最早的古本《黄帝内经》全注本，大体成书于唐高宗乾封元年（666）至弘道元年（683）之间。关于它的学术成就，著名文献学家、北京中医药大学教授钱超尘先生有过精辟的概括，他说："杨上善《太素》原文不仅是《内经》原文最近古貌者，而且杨上善注也是现存《内经》古注最早、最系统者。杨注涉及范围极广，举凡中医理论之所有方面，几乎均有繁简不等之论述。这些论述，不仅较确切地阐述了《太素》原文的含义，而且对《太素》原文的理论进行了广泛深入而系统的发挥与阐释。我们应该对杨上善在注释中的阐释与发挥倍加重视，它不仅反映了杨上善在医学理论、医疗实践上所达到的高度，而且反映了杨上善对其前代医学成就上所继承的高度。对《太素》的医学思想进行多层次、多角度的研究，将使我们对唐初以前我国中医学理论达到的水平、取得的进展有一个清晰的认识。"（《〈黄帝内经太素〉研究》）

历史上，对《太素》的研究不乏其人，也不乏其说。尤其在《太素》的校勘整理方面，更有不少知名著述传之于世。远的不计，就是近代以来的研究也可谓成果累累：民国学者萧延平，以《素问》《灵枢》《针灸甲乙经》等书精校抄本《太素》，呕心沥血20年，于1924年完成了兰陵堂本《黄帝内经太素》23卷，并得以刊行。著名学者刘衡如，于1965年对兰陵堂本《太素》加以重校，汇入了他的不少心血和智慧，由人民卫生出版社重排印行。当代文献学家钱超尘更是这一领域的佼佼者，1998年至今，已有《〈黄帝内经太素〉研究》《〈黄帝内经太素〉新校正》和《〈黄帝内经太素〉研究集成》三书先后由人民卫生、学苑、北京等三家出版社推出。2005年，卫生部曾组织专家立项整理11部重点古医籍，其中就包含《黄帝内经太素》，之后由人民卫生出版社出版。最近几年，国家对古医籍整理的力度更大，专项更多，差不多每个项目中都有《太素》的位置。这些工作绵延不断、前后接力、递层升级，不断地将《太素》研究推上新的台阶。

面对这样多的研究成果，具双教授的研究从哪里选择切入点才有可能展现创新、出现亮点、实现突破呢？这是我最关注的问题。及至听了他的介绍、看了他的书稿，疑问才逐渐消失，答案也逐渐明晰起来了。具双教授认为，对杨上善及其著作的研究应从两个方面考虑：一是作为隋唐时期的著名文字学家，他对《黄帝内经》的注释凸显出惊人的才华，应着力研究；二是作为这一时期的著名医家，他对《黄帝内经》理论及其应用上同样表现出独到的见解，应从深挖掘。按照这一思路循其道而行，既可利用医古文专家文字考据、训释的长处，从源头上把原著的要义说清楚；又能冲出固有的学科围城，从医学发展的概观上对中医的理论体系进行明快的解析。这样立意，将传统文字学研究的方法与医学应用研究的方法融为一体，既拉近了二者间的距离，又实现了二者的共赢，创新点立时就活起来、动起来了。

文字之学研究的终极目的，是朝着如何有效服务于学科体系的基本、系统认知和对实际应用的确切、精准指导这一走向而来的，这是我一向坚持的观点。在近几年召开的全国医古文、文献、文化等学科的学术会议上，我几乎每次都会对这一命题大声疾呼。窃以为，就医古文学科的发展而言，既要紧紧把握中医文化的本质特点，又要结合中医事业的整体需求与时俱进。其任务，一是要搭桥——搭建一座古今链接的大桥，通过提高中医药人员的学习能力，让他们读懂老祖先留下的原著，实现学习中的继承；二是要铺路——在桥的两端整修一条通畅的道路，通过提高中医药人员的应用能力，让他们在理解的基础上活学活用，实现继承中的创新。这项工作，是与中医事业的命运揉为一体的，重之又重，千万不可小视。因此，在完成本职教学、科研工作之外，建议医古文老师研究一点中医看病的学问，有条件的要亲身坐坐门诊、"亲口尝尝梨子"，当好多重意义上的复合型"先生"，这既是健康大业的呼唤，也是必须肩负的历史担当。

具双教授的这项研究、这本书，正是基于这样的思维潜行的，他用中医人的标准提出"杨上善对中医经典的阐释，是唐初以前我国整体医学思想体现"的立论，在解决文字学问题的同时，把功夫放到文字之外的学术天平上去考量，许多原本说不明白的问题在这里有了答案。譬如他提出的"气"在《黄帝内经太素》一书中乃"凡象"之称（即各种现象都曰"气"）的观点，颠覆了现有教科书

"气是精微运动不息的物质"这样的定义，拓展了"气"的内涵。他提出阴阳的定义在《黄帝内经太素》一书中的语境定位，明确了词义概念化与具体化的辩证关系：一般事物的概念，据于形而有名有实，谓之名副其实；而阴阳则属于只有名而无对应形、实关系的概念，不把它放在具体的语言环境中是说不清楚的。词义的概念化，是词义具体化的汇聚和概括，只有把阴阳具体化，才能准确理解它在经文中的真实表达。对"营阴卫阳是人体中阴阳的根本"的观点，他也有新的见解：作为一个行于脉中、一个行于脉外的营气和卫气，其运行的方向是否一致、营阴可否入于卫阳、卫阳能否入于营阴等之类的疑问，书中都有比较圆满的诠释。像这样的例子，这里虽然只是择要述其一二，但足以看到这本书那风格迥现、熠熠闪光的面孔了！

还要提一笔的，是这本书的编排方式问题，说来也有他自己的特点。书的每一章，都包括三个部分的内容：第一部分，是医经及杨注对古代中医理论阐释的现代语言形式的总结；第二部分，是在对原著深度阅读、扩大理解构想下安排的相关医经选读；第三部分，是以按语形式表达的对相关医经及杨注理解程度的表白，它类似于原文的翻译，又不完全等同于翻译。因为翻译需要逐句对译，但作者认为有些地方不需要翻译，或为了避免重复而可以省略，有些地方则需要适当扩充、发挥，而普通的翻译形式无法达到这样的要求。应用"按语"的形式，既可抓住文义重锤敲击，扫除阅读古汉语的障碍，褒扬《太素》的理论精华；又能针对本质激扬文字，通过作者的体会和心得，为全面理解《太素》精神提供启迪。这部分内容，是作者独具匠心的创造处：文字不多，是心灵的解读；语重心长，是研究的精髓。

"易教体乎五行八卦，儒教存乎三纲五常，医教要乎五运六气。其门三，其道一，故相须以用而无相失，盖本教一而已矣。若忘其根本，而求其华实之茂者，未之有也！"（金·刘完素《素问玄机原病式·序》）刘完素提出的浑圆运动，"以道为一的哲学（易学）路径、信而好古，以述为要的文化（儒学）路径和循常达变，以常为本的医学（中医）路径"的三位一体原则，是研究、认识中医学，谋划、推进中医发展的必由之途。具双教授的《〈黄帝内经太素〉撷要》一书，定位为研究《黄帝内经太素》医学思想的著作，是符合这一构架的，其目标明确、方向正确、方法合理、表述达理，前景自然是光明的。读后受益颇多，祝贺之余写上这些话，如作者不弃，那就权以为序吧！

2016 年 4 月 3 日　于北京

（作者系国家中医药管理局中医药文化建设与科学普及专家委员会委员、中华中医药学会学术顾问、中国健康管理产学研联盟指导专家）

前　言

　　读懂中医经典著作《黄帝内经》，是我踏进中医学院之门就有的夙愿。遗憾的是，在相当长的一段时间内，每次拿起书，总是不能卒读。《黄帝内经》里面大量的古代中医名词术语不知道什么意思，就像学习外语，大量的生词不懂，自然没有阅读的乐趣，最后是昏昏欲睡，把书扔在旁边。但作为一个学文史出身，在中医院校教授《医古文》，科研工作主要是整理中医古籍的老师，对不能卒读《黄帝内经》，自然是一百个不服。常常是拿起再读，没有完整读完又丢下。对这种情形，每一次都感慨良多。1989 年去四川大学跟经本植先生学习文字学，其间有幸听赵振铎先生给我们讲训诂学和

《切韵》。其中的音韵学给了我深刻的启示。古音学在汉语史诸学科中号称绝学、天书，就是因为古音学的旧术语在今天看来不知所云。比如五音——唇音、舌音、齿音、牙音、喉音。试想，我们发哪一个音节，不和口腔这些部位有关呢？至于每一个音的发音部位和发音方法，更是无从知道，要想学好这样一门学问，真的是异常艰难。但现代音韵学家，用新的方法阐释古人的术语，指出所谓的重唇音就是今天语音学的双唇音，轻唇音就是唇齿音。概念问题解决了，不仅不觉得古音学是天书绝学，还发现它是汉语史诸学科中规律最强的一门课。受此影响，我对古音学的兴趣大增，曾埋头把《广韵》的反切重新系联了一遍，以求《广韵》的声母系统，写出了厚厚一摞稿纸。受古音学的启示，萌生了把《黄帝内经》里面艰涩的名词术语搞明白，以方便探求源远流长的中医理论体系。遗憾的是，20世纪90年代正是改革开放大潮勃兴的时期，各种思潮冲击、诱惑着高校里清贫的学子。我做学问的志向也在社会思潮的冲击下逐渐动摇，厚厚的《广韵》反切稿也一直放在床下纸箱里面。2000年以后，随着年龄的增大，骚动的心慢慢安静了下来，又想起当年的愿望，把《黄帝内经》里面难懂的术语用通俗易懂的语言解释清楚，让千千万万爱好传统文化，有志于弘扬传统医学的学子不因术语之晦涩而被挡在门外。遂重拾《黄帝内经》开始阅读。这次是啃唐代王冰注《素问》。虽然硬着头皮读了下来，仍不得甚解。何也？总感觉王冰注有浓厚的道家色彩，且故弄玄虚之处甚多。再看看其他有关《黄帝内经》注释的著作，其间玄秘莫测的内容也很多，不免心生疑问。古人的理论难道不是为了治病吗？讲那么多玄妙的道理，和治病有什么关系呢？古人搞那么玄乎的理论有什么动机和目的呢？是赚稿费还是博名声？深入思考之后，觉得这些都不是，更大的可能是我们没有理解古人。这次不读《素问》了，读《太素》。

从文献学角度看，隋·杨上善《黄帝内经太素》的价值，无疑远大于唐·王冰编纂的《素问》和宋·史崧的《灵枢》。首先，《黄帝内经太素》是以唐卷子本的形式流传下来的，其间相当长一段时间埋在日本京都仁和寺宫，最大限度地保存了古本《黄帝内经》的旧貌。经宋人雕版印刷成为定本的《素问》《灵枢》都以单行本流传，其中《灵枢》在南宋以前流传甚少，常时隐时现，不被人广知。其次，《黄帝内经》是不同历史时期、不同医家的论文集，这个特点决定了《黄帝内经》各篇文章所阐释的理论不可能系统全面，其间重复、前后矛盾之处不可避免。所以唐·王冰在《素问》的范围之内，按照他对中医理论体系的理解进行了重新编排和删补，以使《素问》更好地体现中医理论体系。惜其仅整理了古本《黄帝内经》中的一部分内容，而非全本《黄帝内经》。而《黄帝内经太素》是古本《黄帝内经》的类编全注本，杨上善将全本《黄帝内经》按照他对中医理论体系的理解，进行全面的调整注释，删除重复的内容，使《黄帝内经》所揭示的中医理论体系更加系统完善。第三，最重要的是，杨上善是生活在隋唐之际的重要医家。汉唐时期，不论是经学家还是方技学家，都秉承那个时期的学风，师徒相授，学有渊源。后学解经，秉承师辈之说，讲究言必有据，不随意解经。所以明末清初的顾炎武，鉴于宋明经师以意解经，崇尚空虚的心性之学，强调学追汉唐，讲究言必有据，重视名物训诂和考据，形成了有清一代的朴学。纵观《太素》杨注，释词态度谨严，以《说文解字》

及古训为准，少有臆说。清·陆心源《仪顾堂题跋》称杨上善的《黄帝内经太素》注："其语如汉人解经，疏通证明，训诂精确，为自来注医书者所未见。"杨上善本身是医家，除了类编注释古本《黄帝内经》之外，还注有《黄帝内经明堂》。早期由于对药物的性味功能认识有限，中医的理论体系主要是经络体系。《黄帝内经》言"五脏之道皆出于经隧"，即五脏六腑的功能都通过经络发于外而实现。五脏气发三阴经，三阴经属五脏络六腑；六腑气发三阳经，三阳经属六腑络五脏。内外表里阴阳相沟通，如环无端，周流不休。杨氏精通经络腧穴之学，对全本《黄帝内经》的阐释，自然较王冰更为系统全面。同时，杨上善擅长名物训诂，即解释事物得名之因。钱超尘先生在其《黄帝内经太素研究》一书中指出，杨上善的"名物训诂，独步古今"。杨注《黄帝内经太素》的这个特点，正好满足了我要搞清楚《黄帝内经》中的关键名词术语为何义的夙愿。

促使我想搞明白《黄帝内经》中最基本的名词术语如气、阴阳、三阴三阳等的意义，还因为我对现在高等中医院校《中医基础理论》教材的不满意。近代国运衰微，中国人对自己传统文化的自信也降到冰点。在全面学习西方、倡导科学和技术的同时，对自己的文化往往自卑过甚，出现了把孩子和洗澡水一起倒掉的现象，中医界就不时出现中医不科学，废除中医的声音。在这样的环境下，中医界的同仁，自觉不自觉地让中医理论向现代科学靠拢，或者说让中医理论看起来更符合现代科学，编纂出来的教材往往不中不西，传统的理论体系也被割裂得支离破碎。而一些基本名词概念，不是从《黄帝内经》等经典著作中归纳总结出来，而是不断地演绎，使其符合现代的科学和哲学。比如"气"，全国中医药行业高等教育"十二五"规划教材（第九版）《中医基础理论》下的定义是"气是人体内活力很强运动不息的极细微物质"。对中医经典熟悉的人很容易发现这个定义不是从《黄帝内经》中归纳概括出来的，或者说气的定义不能用以解释《黄帝内经》中的"气"。何也？《黄帝内经》中有"九气"：怒、喜、悲、恐、寒、热、忧、劳、思。《素问·四气调神大论》提到四气：春、夏、秋、冬。很容易发现，这些明确谓"气"的，并不是什么极细微的精微物质。不仅在《黄帝内经》中"气"大多不指精微物质，放的屁古人也曰气。古人把各种现象都叫气，即王夫之所谓"凡气皆象也"。《太素》卷八《经脉连环》："腹胀善噫，得后出余气则快然如衰。"杨上善注："谷入胃已，其气上为营卫及膻中气，后有下行与糟粕俱下者，名曰余气。余气不与糟粕俱下，壅而为胀，今得之泄之，故快然腹减也。"很明显，这里与糟粕从粕门俱下的"余气"就是俗称的屁。先学了现在的《中医基础理论》再去读《黄帝内经》，自然是越学越糊涂，因为二者凿枘不符。阴阳的概念也是如此。医经明确谓："夫阴阳者，有名而无形，故数之可十，离之可百，散之可千，推之可万。"（《太素》卷五《阴阳合》）所谓"有名而无形"，用今天的术语来解释，就是这类词是为事物属性分类的，如果不是在具体的语言环境中，为具体的事物分类，阴阳之"名"就没有相对应的"形（实）"，也就是名不副实（形）。阴阳可以为无数的事物分类，自然是推之可千，散之可万，万之大不可胜数。在《黄帝内经》里，阴阳是为事物属性分类的词，和表里、上下、内外等一样，脱离了具体的语言环境只有简单的分类意义，根本没有什么高深的理论和学说。三阴三阳的概念也是让我早期对《黄帝内经》无法卒读的概念。《素问·至真要大论》:"愿闻阴阳之三也,何谓? 岐伯曰: 气有多少异用也。"阴阳何以又分为太阳、阳明、少阳、少阴、太阴、厥阴六名呢? 是因为气的多少不同,其用各异。《素问·天元纪大论》:"阴阳之气,各有多少,故曰三阴三阳也。"《黄帝内经》明确地指出,阴阳分为三,也就是说三阴三阳之得名,是因为阴阳气不等才进一步分类,或者说对春夏秋冬阴阳进一步分类,是为了更好地揭示不同时期阴阳气多少的不同。由于王冰的注没有准确地理解古医经,使后人对三阴三阳的理解,至今众说纷纭,莫衷一是。有幸,杨上善正确理解了古医经并加以阐释,使我们能拨云见日,涣然冰释。道法自然。春夏秋冬,一年四时谓之四气。春夏阳热逐渐加强,热极而寒;秋冬寒凉逐渐加强,寒极而热。四时之气不等明矣! 阴阳互根,阴阳相随。阴消阳长,阳杀阴藏。自然之理,生阳竭阴、生阴竭阳同时进行。一年之中,十一月、十二月虽然阴寒盛极,但寒极而反,故十一月已经一阳生,十二月二阳生,正月三阳生。三阳已生谓之生阳。但阳虽生,并不隆盛,如一日中，早上大大的太阳，并不能给人以灼热阳盛的感觉，故正月阳始大，曰大阳。《广韵·泰韵》："大，小大也。"大的基本意义是与小相对，如《史记·高祖本纪》："大风起兮尘飞扬"。大阳，太阳也。太，即大。古文中大、太通用。《广雅·释诂一》："太，大也。"清·王念孙疏证："太者，《白虎通义》云：'正月律谓太簇何？'太亦大也。"清·段玉裁《说文解字·水部》："后世凡言大而以为形容未尽则作太。"《书·禹贡》："既修太原，至于岳阳。"唐·孔颖达疏："太原，原之大者。"《庄子·天下》："建之以常无有，主之以太一。"唐·成玄英疏："太者，广大之名。"《马王堆汉墓帛书·阴阳十一脉灸经甲本》中的"大阴脉"即太阴脉。《黄帝内经》中，太阳多写作"巨阳"，巨阳即大阳。《太素》卷二十五《热病决》："巨阳者，诸阳之属也，其脉连于风府，故为诸阳主气。"杨注："巨，大也。一阳为纪，少阳也；二阳为卫，阳明也；三阳为父，太阳也。故足太阳者，三阳属之，故曰诸阳之属也。"《太素》卷八《经脉病解》："太阳所谓肿、腰脽痛者，正月大阳寅。"杨注："寅，大阳也。脽，尻也，音谁也。十一月一阳生，十二月二阳

生，正月三阳生。三阳生寅之时，其阳已大，故曰
大阳也。"《太素》卷十一《骨空》："若别，治巨阳、
少阳荥。"杨注："若腑痛若别，可治足大阳、足少
阳二脉荥穴也。"《太素》卷十三《经筋》："上合于
太阳为目上纲。"杨注："大阳为目上纲，故得上眦
动也。"杨上善直接读"巨阳"为"大阳"，读"太
阳"为"大阳"，他为当时人做注，是在告诉人们，
太阳就是大阳，大阳也可以写作太阳。"大"在古
代还有极、狠的意思，大阳能不能理解为三阳中气
最大的阳呢？不能。因为在具体的语言环境中，大
阳、阳明、少阳，医经明确谓阳明是阳隆盛，是两
阳合明，作为表达四季阳气多少的三阳，阳明盛，
那么大阳和少阳的阳气基本相同了，不可能理解为
大阳是阳极盛，阳明也是阳隆盛。大（太）阳是阳
不大的意思，那么太阴咋理解呢？自然，太阴就是
大阴。《太素》卷十四《人迎脉口诊》："脉口三盛，
病在足大阴，三盛而躁，在手少阴。"杨注："足
太阴盛病大于足阳明三倍，故脉口盛于人迎三倍
也。"杨注直接释"大阴"为"太阴"。《太素》卷
十五《色脉诊》："行奇恒之法，以大阴为始，行所
不胜曰逆，逆则死；行所胜曰顺，顺则活。"杨注：

"太阴，肺手太阴脉，主气者也。欲行补泻权衡相夺之法，以太阴五行之气以为始也。"这里杨注以"太阴"释"大阴"。在杨上善看来，大阴可以写作太阴，太阴也可以写作大阴。大、太在唐及其以前通用。太阴之所以曰大阴，也是根据秋冬阴气多少来命名的。七月阳衰阴始曰少阴，少阴者，阴不多之谓。十一月阴气隆盛曰大阴，三月阳盛阴竭曰厥阴。《太素》卷八《经脉病解》："太阴所谓病胀者，曰太阴者子也，十一月万物气皆藏于中，故曰病胀。"杨注："以十一月阴气大，故曰太阴。"明白了"太阳"即大阳，阳大之谓；"太阴"即大阴，那么，大阴能不能理解为和大阳一样，是阴气大但还不隆盛呢？不能。大阴之大，在表示秋冬或者夜晚阴气之多少的时候，也就是说在少阴、太阴、厥阴这样的语言环境中，大（太）阴之"大"的意义不同于大（太）阳之"大"。大阴即极阴，阴隆盛的意思。因为在表示秋冬阴气多少的时候，七月阴开始曰少阴，"少"和"多"相对而言，是阴不多的意思。三月阴衰竭，阴阳气逆转曰厥阴，那么表示阴气隆盛的只有大阴了，大阴之"大"就是极、狠的意思。《诗·鲁颂·闷宫》："奄有龟蒙，遂荒大东。"

汉·郑玄注:"大东,极东,海邦近海之国也。"《汉书·霍光传》:"长公主大以是怨广。"长公主因此很埋怨霍光。太阴在三阴中阴气最盛,这从医经中连续讲三阴三阳时把太阴和阳明排列在同样位置,也可得到证明。《太素》卷十九《知形志所宜》:"足阳明、太阴为表里,少阳、厥阴为表里,太阳、少阴为表里,是谓足之阴阳也;手阳明、太阴为表里,少阳、心主为表里,太阳、少阴为表里,是谓手之阴阳也。"三阳的顺序是阳明、少阳、太阳;三阴的顺序是太阴、厥阴、少阴。十一月太阴为阴气隆,五月阳明为阳气隆;九月少阳为阳衰竭,三月厥阴为阴衰竭;一月太阳为阳始盛,七月少阴为阴始盛。故太阴、阳明相为表里,俱多血多气。古人以六腑法天阳,五脏法地阴,春夏为阳,秋冬为阴,昼为阳,夜为阴,春夏秋冬、白天夜晚阴阳之气不等明矣。人体内营卫阴阳之气随四时阴阳之气的变化而变化,一日中,随着昼阳夜阴阴阳气之多少而变化。

名不正则言不顺。若基本概念界定不准确,那么在此基础上推论出来的所有结论都是值得怀疑的。所以,本书从《黄帝内经》中最基本的概念气、阴阳、三阴三阳开始，界定这些概念的内涵及在古书中的使用方法，为尽可能准确理解《黄帝内经》的理论体系奠定基础。《黄帝内经》中的理论体系，是先秦到汉代众多医家在长期的临床实践中总结出来的经验，他们不具备把理论玄虚化的动机，因而他们总结出来的理论，一定是质朴的，符合仰观天象、俯察地理、验之于人的那个时代特点的。无论中外医学，都要揭示人体的生理病理活动规律，并利用这些规律延年去疾。男阳女阴媾精，新的生命诞生。人生于地，水谷是生命生长延续的根本。胃纳水谷，为生命活动提供了所有的营养物质和功能。故胃为五脏六腑之海，五脏六腑皆禀气于胃。所谓"禀气于胃"，即从胃纳水谷中获得营养和功能。水谷入胃，化为津液，其清者上升，浊者下降。中焦泌上升的清者津液为营血，营血走五脏行脉内，通过经络把营养物质及五脏的功能由内而外输布到四肢百骸，然后夜晚由外而内回流到五脏。血液在经络内周流不休，如环无端。上焦泌上升的清者津液为卫气，卫气出六腑行脉外。天亮的时候携属性阴静的营血由三阴经外出合三阳经，夜晚阳衰阴主，营血携阳卫之气由外而内。营卫阴阳相随相伴，生命得以健康成长。营卫阴阳，是人生命活动中最根本的阴阳，所以本书首列营气章、卫气章、和于阴阳章。五脏之道皆出于经隧。五脏六腑的功能需要通过布于周身内外的经络来实现，所以杨上善曰："气血为其宗本，经络导其源流。"故本书后列经络各章。人生天地间，外有贼风邪气，内有饮食五味，七情六欲，不可能无病。《黄帝内经》作为一部医学著作，病因学说自然是其必须加以阐述的基本内容。邪之所犯，不越内外。贼风邪气三阳受之，阳受之不亟治入六腑；饮食七情色欲阴受之，阴受之不亟治入五脏。古人把病因和邪所犯的路径都阐述得清清楚楚。病因病机清楚之后，后面就是诊断和治疗。古人没有 B 超等现代仪器来诊断疾病，但古人自有古人的办法。古人通过归纳总结人体生理活动产生的正常象，比较因病邪所犯而产生的异常象，通过正常象和异常象的对比，然后司外揣内，由异常象而判断疾病的病因、病位及病性。由象而推知到了病因病位之后，后面自然是治疗方法，表现在《伤寒论》中就是症状群（象）后某某汤主之。由于本人的水平精力有限，《黄帝内经》所阐释的病因、病象及其治疗方法的内容尚无力总结，这里抛砖引玉，以俟来哲。

本书在结构上分三部分：第一部分，相关医经及杨注对古代中医理论阐释的现代语言形式的总结。这个总结放在每个章节的最前面。写作原则是，所有结论都依据《黄帝内经太素》，以及作者对经和注的解读。每章的文字和按语，基本上是作者对医经原文的翻译，杨注中通俗易懂者，直接引用，个别难懂晦涩者，则用现代汉语加以改写，力图保持杨上善医学思想的原貌。为了保持《黄帝内经太素》学术思想的特性，一般不旁及他家学术思想。由于中医理论博大精深，中医经典对中医理论的阐述往往散见于不同篇章，有的只有只言片语，再加上文字古奥，限于作者水平，对有关理论的总结不免挂一漏万，甚至会有理解错误的现象。第二部分，相关医经选读。这一部分是上面章节理论的来源。上面的结论来源于有关的《黄帝内经太素》及杨上善的阐释。列出相关医经的原文和杨注，既是用以说明前面章节结论的理论依据，也是深度阅读的扩展。所选医经，尽可能保证完整性，不随意删减有关内容。对医经词义的阐释采用历史语言学的方法，遵循词具有时代性，词在一定的语言环境中才有意义且是唯一的原则。对"气""阴阳"这些词不泛泛而谈，尽可能落实其在具体语言环境中的意义。第三部分，按语。相关医经选读后面附的按语，是作者对该段医经及杨注的解读。形式上类似于原文的翻译，又不完全等同于翻译。因为翻译需要逐句对译，但有些地方作者认为比较简单不需要翻译，或者为了避免重复常有所省略。其次，有的地方需要适当扩充发挥一下，或者是同一问题而医经和杨注散见于不同之处，需要适当集中论述才能更全面，因而加以调整集中，这也是翻译的形式做不到的，故采用了不同于翻译的按语形式。为了简要概括《黄帝内经太素》的学术思想，也为了提高该书的适读性，在按语中对医经中的有些字词只做简要的阐释，不做过多的考证和引证。对于《黄帝内经太素》中文字和今本《素问》《灵枢》《针灸甲乙经》不同之处，根据作者的理解，直接在按语中采用相应的版本而不对原文做任何改动。

本书"相关医经选读"部分引用的《黄帝内经太素》原文，采用科学技术文献出版社2000年8月第1版，王洪图、李云增补点校的《黄帝内经太素》。该书以萧延平民国十三年（1924）刻本为底本，以小曾户丈夫监修，日本筑地书馆影印之仁和寺卷子本为主校本，参校以王雪苔先生据 1971 年日本盛文堂汉方医书颁布会重刻本节选影印的《残卷复刻黄帝内经太素》，及人民卫生出版社 1965 年铅印本《黄帝内经太素》。萧延平原书未收之内容，以人民卫生出版社 1956 年影印明代顾从德本《黄帝内经素问》、人民卫生出版社 1956 年影印明代赵府居敬堂刊本《黄帝内经灵枢》加以校勘，有些章节还参校人民卫生出版社 1956 年影印明代《医统正脉》本《针灸甲乙经》。本书引用的《黄帝内经太素》原文，参校了学苑出版社 2006 年 3 月第 1 版，钱超尘、李云校正的《〈黄帝内经太素〉新校正》一书。在参校过程中，订正了萧延平本释读的个别讹字。由于本书不是校勘类著作，为了保持体例一致，没有特别加注予以说明。

　　"相关医经选读"原文部分的体例依照科学技术文献出版社 2008 年 8 月第 1 版，王洪图、李云增补点校的《黄帝内经太素》，即：①凡经文一律用黑体字排印，凡杨上善注文、"平按"（萧延平按语）及"编者按"（王洪图、李云按语），均以宋体字排印，以示区别。②凡书中所佚之字，均以"□"标示，每个"□"表示一个汉字；遇书中佚文字数不详者，则以"□……□"表示。拟补的内容及标题以"[ ]"括之。同时，对于《太素》和《素问》《灵枢》《针灸甲乙经》的异文，影响经文意义阐释的，本文在解释的过程中，直接采用作者认为是正确的版本，而不做过多的考证。

本书得以出版问梓，非常感谢国家中医药管理局中医药文化建设与科学普及专家委员会委员、中华中医药学会学术顾问、中国健康管理产学研联盟指导专家温长路先生的鼓励和褒奖。温老的鼓励，让我克服种种困难，在假期酷暑一个人在办公室不断地核对修订，以使本书更早问世。感谢学科李成文教授的鼓励和支持，感谢本书的编辑徐珊女士对本书内容的完善和本书的出版所付出的大量辛劳。

李具双

2016 年 3 月 28 日

目　录 ❧

第一章　概　说

第一章　概述

第一节　《太素》在《内经》版本系统中的地位和价值

　　《黄帝内经太素》是我国现存最早的古本《黄帝内经》全注本。班固《汉书·艺文志》载《黄帝内经》18卷，东汉张仲景《伤寒杂病论·序》指出其"勤求古训，博采众方，撰用《素问》《九卷》《八十一难》《阴阳大论》《胎胪药录》，并平脉辨证，为《伤寒杂病论》合十六卷"，而未言及《黄帝内经》之名，说明《黄帝内经》已经以别的名称流传。晋·皇甫谧《针灸甲乙经·叙》云："按《七略》《艺文志》：《黄帝内经》十八卷。今有《针经》九卷、《素问》九卷，二九十八卷，即《内经》也。"说明在晋代，古本《黄帝内经》分为《素问》九卷、《针经》九卷分别流传。南朝梁全元起作《素问训解》，唐·王冰《素问》注出，《素问训解》逐渐亡佚。《内经》的另一部分《针经》的流传则时隐时现。北宋嘉祐二年（1057）政府设立校正医书局，命林亿与掌禹锡、苏颂等校定《嘉祐补注神农本草》20卷。又于神宗熙宁年间（1068～1077）与高保衡、孙兆等共同完成《素问》《难经》《伤寒论》等唐以前医书的校订并刊印，为保存古代医学文献和促进医药传播作出了重要贡献。但《灵枢》一书，似也曾在校定计划之中，如嘉祐二年（1057）《补注本草奏敕》所记，当时计划校订的有"《神农本草》《灵枢》《太素》《甲乙经》《素问》及《广济》《千金》《外台秘要》等书"。但据现存文献记载，未见有官方校正此书之说及传世之本。又《素问·调经论》"神气乃平"林亿等新校正云："按今《素问》注中引《针经》者，多《灵枢》之文，但以《灵枢》今不全，故未得尽知也。"据此至少可以说明，林亿等校正医书局诸人校正医书时，所用《灵枢》传本已不全。也可能因其不全，林亿等最终放弃了对《灵枢》的校订。今存《灵枢》一书，乃南宋高宗绍兴二十五年（1155）四川锦官史崧校正本。详该书自序云："仆本愚昧，自髫迄壮，潜心斯道，颇涉其理，辄不自揣，参对诸书，再行校正，家藏旧本《灵枢》九卷，共八十一篇，增修音释，附于卷末，勒为二十四卷。"至此，《灵枢》传本的文字和结构才基本定型，从而取代了以前各种纷杂的《灵枢》传本并广泛流传至今。

古本《黄帝内经》的另一个传本，即隋·杨上善《黄帝内经太素》。该书问世以后，以抄本的形式在社会上流传。南宋以降，《太素》在中国逐渐失其传。唐代正是中日文化交流的频繁时期，《太素》成书后不久，便流传到日本，受到日本医学界的高度重视，并被日本政府规定为医生必读之书。据今《太素》仁和寺本每卷之末抄写题记，丹波赖基于日本仁安元年（1168），用两年的时间抄毕《太素》30卷。该抄本藏于御宫仁和寺，后逐渐也不为人所知。清代中后期，在日本仁和寺逐渐发现了丹波赖基抄本《太素》25卷，亡佚5卷。丹波元胤《医籍考》："仁安三年（1170），丹波赖基传钞宪基家本者，盖六百五十年前物，而人间稀有之宝牒也。"19世纪末叶，中国驻日使馆官员杨守敬携手抄本《太素》23卷以归，至此，这一失传已久，弥足珍贵的中医经典终于回到了她的故乡。

《黄帝内经太素》久佚复出，引起了国内学界的高度重视，吸引了一批学者潜心研究，不断涌现出高质量的研究著作，尤其在《太素》的校勘整理方面。民国黄陂萧延平，集20年之力，呕心沥血，以《素问》《灵枢》《针灸甲乙经》等书精校抄本《太素》，于1924年刊行兰陵堂本《黄帝内经太素》23卷。1965年，刘衡如先生对兰陵堂本《太素》加以重校，由人民卫生出版社重排印行。2005年，卫生部"十一部重点古籍整理项目"之《黄帝内经太素校注》由人民卫生出版社出版。该书以萧氏兰陵堂本为底本，以东洋医学丛书收录影印仁和寺本为主校本，对《太素》进行校注，并加提要和按语。2006年，学苑出版社出版钱超尘、李云《黄帝内经太素新校正》，该书为国内首次以东洋医学丛书收录影印仁和寺25卷本为底本，以多种《太素》《素问》《灵枢》《针灸甲乙经》等为校本，对《太素》进行全面校勘。在对《太素》的综合研究方面，1998年，人民卫生出版社出版了钱超尘先生的力作《黄帝内经太素研究》。钱先生从"太素研究的回顾与前瞻""杨上善撰注太素时代研究""太素底本研究"等10个方面对《黄帝内经太素》的有关方面进行了深入研究，把《太素》的研究推上了一个新的台阶。钱先生指出："杨上善《太素》原文不仅是《内经》原文最近古貌者，而且杨上善注也是现存《内经》古注最早最系统者。杨注涉及范围极广，举凡中医理论之所有方面，几乎均有繁简不等之论述，这些论述，不仅较确切地阐述了《太素》原文的含义，而且对《太素》原文的理论进行了广泛深入而系统的发挥与阐释。我们应该对杨上善在注释中的阐释与发挥倍加重视，它不仅反映了杨上善在医学理论、医疗实践上达到的高度，而且反映了杨上善对其前代医学成就继承的高度。对《太素》的医学思想进行多层次多角度的研究，将使我们对唐初以前我国中医学理论达到的水平、取得的进展有一个清晰的认识。"

对于《黄帝内经太素》成书年代及杨上善的生平，萧延平《黄帝内经太素例言》有比较详细的考证："新、旧《唐志》杨上善《黄帝内经太素》三十卷（郑樵《通志》同），《宋志》仅存三卷。《宋史》修于元，其散佚南宋、金、元间，故自金、元以降，惟王履《溯洄集》一书征引，余不多见，今则中国并《宋志》所载三卷而亦不存。此书乃假杨惺吾氏所获日本唐人卷子钞本影写卷，高七寸五分强弱，每行十六七字不等，计缺第一、第四、第七、第

十六、第十八、第二十、第二十一凡七卷，又残缺一册，
共十三纸，尾间有以仁和寺御所藏本影写字样。考日本森
立之《经籍访古志》，《黄帝内经太素》三十卷，唐通直郎
太子文学杨上善奉敕撰注，所缺凡七卷，卷第与杨氏钞本
同，下注传写仁和三年旧钞本。按日本仁和三年，当中国
唐僖宗光启三年（887）。杨氏钞本，即据仁和寺宫御所藏
本影写，其为唐人卷子钞本无疑。""杨上善爵里时代，正
史无征，据林亿等《重广补校素问·序》云，隋·杨上善
纂而为《太素》，又据李濂《医史》，徐春甫《医统》，并云
杨上善隋大业中为太医侍御，述《内经》为《太素》，顾
《隋志》无其书。杨氏《日本访书志》，据本书残卷中，丙
字避唐太祖讳作景，以为唐人，复据《唐六典》，谓隋无太
子文学之官，唐咸庆中始置，杨氏奉敕撰注称太子文学，
当为咸庆以后人。余则更有一说，足证明其为唐人者，检
本书杨注，凡引老子之言，均称玄元皇帝，考新、旧《唐
书·本纪》，追号老子为玄元皇帝，在高宗乾封元年（666）
二月，则杨为唐人，更无疑义。再查隋大业距唐乾封不过
五十余载，自来医家多享大年（史称孙思邈生于后周，中
间历隋逮唐，至永淳元年始卒，寿百余岁），或上善初仕隋
为太医侍御，后侍唐为太子文学，亦未可知。总之太子文
学，隋即无此官，唐封老子为玄元皇帝，又在乾封元年，
则杨书当成于乾封以后，可断言矣。"

　　《黄帝内经太素》是现传最早，保存古本《黄帝内经》

旧貌最多的著作。《黄帝内经》是古代的医学论文集，里面收集的论文非一人所作，也非一时所作。中医的基本理论往往散见于不同篇章，早期的医家在整理注释《黄帝内经》的时候，都对古本《黄帝内经》的篇章结构进行大幅度的调整整合，比如唐·王冰在注《素问》的时候，大量地调整了六朝全元起本《素问》的结构，据宋·林亿等人的注，王冰深感"世本纰缪，篇目重迭"，其校注《素问》时，首先对旧本的篇章结构进行了大量的移易。林亿等人"新校正"1338 条注文，其中涉及王冰迁移全元起本内容的条文就达 88 条之众。可以说，是对古本《素问》的结构，按照王冰的医学思想，进行了大规模的调整。杨上善注古本《黄帝内经》的重要工作也是按照其学术思想，调整古本《黄帝内经》的篇章结构，其方法是：设类分篇，系统《内经》理论。因为《内经》是集不同时期众多作者医学论文之大成，在篇目卷次、内容结构方面存在着不够系统、不够紧凑等诸多问题。杨上善类编《素问》《九卷》，先按其经文内容的不同，设立大类，每类之下又细分篇目，使《内经》的原文编排与学术内容趋于条理化、系统化。《太素》30 卷，杨氏共分为 21 大类，先论养生、阴阳、人合、脏腑等内容，后论人体的生理、病理、设方、病证等内容，通过对古本《黄帝内经》篇章的重新安排和组合，以体现杨上善对中医理论的理解。

杨上善据古本《素问》《九卷》类编并注释而成《黄

帝内经太素》，有别于皇甫谧《针灸甲乙经》类编《素问》《针经》《明堂》。与今本《素问》《灵枢》相勘，杨上善类编《太素》除了删除少数重复的内容外，多整篇、整段地收录古本《素问》《针经》。钱超尘先生《黄帝内经太素研究》一书设《太素》与《素问》《灵枢》章句对应谱，对《太素》与《素问》《灵枢》的关系进行了系统全面的研究，经过比勘后指出："《太素》之中《素问》，以全元起《素问训解》为底本确切无疑。经与《素问》对勘，《太素》全者48篇，不全者16篇，佚者10篇，合计74篇。若加上'七大论'，恰为81篇。"《太素》尚保留《灵枢》全文者52篇，残阙者17篇，已佚者12篇。合计81篇，与《灵枢》篇数合。"

杨上善为隋唐时期的著名医家，去汉魏六朝不远，学有渊源。汉唐时期经师治学，多有师承，对经文的解说强调言必有据，不以意解经。杨上善学精于医，除了注《太素》，还有《黄帝内经明堂类成》一书，惜只有残卷传于世。《太素》即是全本《黄帝内经》的类编，而编注者又精通医学，去古未远，其对《内经》《明堂》的注解必学有渊源，因而，《黄帝内经太素》不仅全面反映了杨上善的医学思想，也在一定程度上反映了隋唐时期中医理论所达到的高度。

研究唐初以前的医学著作，不免存在语言文字方面的障碍，因而字词的训释，是我们沟通古今、了解先圣思想的桥梁。明·陈第《毛诗古音考·自序》:"盖时有古今,地有南北,字有更革,音有转移,亦势所必至,故以今之音读古之作,不免乖刺而不入。"地有南北,则有语言之隔,需要翻译;时有古今,则有时代之隔,需要训诂。因而,训诂是我们沟通古今,继承先人文化遗产的工具。笔者从《太素》最基本的概念"气"和"阴阳"开始,用语言学和文献学的方法界定气、阴阳概念的内涵。因为对基本概念阐释有误的话,那么在此基础上推论出的所有结论都值得商榷。《黄帝内经太素》一书中,"气"乃凡象之称,即各种现象都曰气。如书中《六气》篇的六气:精、气、津、液、血、脉;《九气》篇"百病生于气"的九气:怒、喜、悲、恐、寒、热、忧、劳、思。《素问·四气调神大论》中的四气:春、夏、秋、冬。中药的四气:温、凉、寒、热。这些明确谓之"气"的词包括了各种现象,迥别于现在教科书所谓的气是精微的运动不息的物质这样的定义。只有准确地理解"气"在《太素》中的用法和意义,才能正确地理解和阐释《黄帝内经太素》的意义。如《太素》卷十二《营卫气别》:"气从太阴出,注于阳明,上行注足阳明,下行至跗上,注大指间,与太阴合。"从太阴肺出的"气"是什么?不能泛泛地解释为精微的物质。凡气皆象,但在具体的语言环境中,一定有具体所指。这里的气,就指营血。中焦泌水谷津液化而赤,注入手太阴肺经,营血在经络中由三阴经外出合三阳经,再由足三阳经下行合足三阴经，最后合手太阴肺经，完成循环。所以杨注明确指出："气，营气也。营气起于中焦，并胃口出上焦之后，注手太阴、手阳明，乃之足阳明也。"如果不明白气乃凡象之称，在具体的语言环境中必须明确所指何象，对中医经典中"气"的解释，则不免穿凿附会。同样，对阴阳概念的解释也是如此。从训诂学的角度看，《黄帝内经太素》中阴阳与表里、内外、左右这类词一样，是为事物属性分类的。这一类词，脱离了具体的语言环境，就只有泛泛的分类意义，没有具体的意思。比如表里，只有在具体的语言环境中才知道是为什么事物分类以及表里的具体所在。《太素》卷五《阴阳合》："且夫阴阳之者，有名而无形，故数之可十，离之可百，散之可千，推之可万，此之谓也。"阴阳之所以能"数之可十，离之可百，散之可千，推之可万"，是因为其"有名而无形"。一般事物的概念有名，且有形和实，谓之名副其实。但有一些概念，只有名而无对应的形或者实。比如语言中的代词，为事物分类的词等，这些词不放在具体的语言环境中不知道所指为何。阴阳也是如此。我们可以说天为阳、地为阴，男为阳、女为阴，腑为阳、脏为阴，背为阳、胸为阴，东方为阳、西方为阴等。但在阐释古代语言的时候，必须明确指出阴、阳为何物分类，才能明确其具体的意义，做到字词落实。比如《太素》卷三《调阴阳》："阴之生，本在五味；阴之五官，阳（伤）在五味。"这里的"阴"必须落实其为何物分类，才能准确解释其意义。就人体的阴阳分类来说，可以是表为阳、里为阴，背为阳、胸为阴，六腑为阳、五脏为阴，腰以上为阳、腰以下为阴等。这里的"阴"，是为脏腑分类。五脏象地为阴，六腑法天为阳。人以五味长养五脏，所以作为阴阳属性为阴的五脏，其生长的根本在于五味和调。五脏开窍于五官，所以五味失调，伤五脏，外显于五官。这样把"阴"的词义具体化，才能准确理解经文。

今本《黄帝内经太素》亡佚五卷及《叙》。杨上善的另一部著作《黄帝内经明堂类成》则保存下来了《叙》和卷一。杨上善在序文中指出："气血为其宗本，经络导其源流，呼吸运其阴阳，营卫通其表里，始终相袭，上下分驰，亦有溪谷，荥输井原经合，虚实相倾，躁静交竟，而昼夜不息，循环无穷。"该句话系统概括了杨上善对中医理论的深刻理解，也反映了唐以前医家对中医理论的认识。人体内最根本的阴阳是气血阴阳。五脏出阴气，阴气走脉内，周流全身以成一身之形；六腑发阳气，阳气走脉外的肌肤腠理，头面四末，用以温煦肌肤，抵御病邪。五脏阴气、六腑阳气发挥其功能的渠道是经络，故曰"经络导其源流"。营血在内为里，卫阳在外为表，表里相随，上下分驰，如环无端，周流不休。营卫之气发于表，腧穴乃其应，故曰"亦有溪谷，荥输井原经合"。所以，古本医经的理论体系，首先阐述了人体的生理活动，即生命是如何得以成长延续的。男女媾精，新的生命诞生。人生于地，后

天的饮食则是其生命活动的根本。医经云，胃为五脏六腑
之海。五脏六腑皆禀气于胃。所谓"禀气于胃"，即从胃纳
水谷中获得所需的营养和功能。水谷入胃，化为津液，其
清者上行，浊者糟粕下行排出体外。上行的清者津液经过
中焦泌津液化而赤为营血，注入手太阴肺经，行于经络之
内，其功能如河渠中水在经脉内静默流动以滋养五脏六腑、
四肢百骸。由于营血出五脏，功能是长养身体以成形，故
血液就其功能而言又曰营气。上焦泌津液，使其如雾露之
溉，行于经络之外，走三阳经所在的头面四末、肌肤腠理，
功能是温煦肌肤、抵御病邪。故就其功能而言曰卫气。卫
气的特性不同于走脉内的营血，卫气滑悍剽急，天亮日阳
的时候自五脏径出于目，目张阳气布散，夜阴的时候入五
脏，活力减弱。故根据卫气的这个特点，又曰悍气；其浮
行脉外，又曰浮气；其出自阳性的六腑，布于人体阳表的
头面四末、肌肤腠理，故又曰阳气。营血行脉中，卫气行
脉外，阴阳相随，流注不休，如环无端。阴阳和谐则无病，
阴阳失调则灾病生。其次，阐述了邪犯人体的方式。邪犯
人体，不越内外。贼风邪气三阳受之，阳受之不亟治入六
腑；饮食、男女、忧思不节三阴受之，阴受之不亟治入五
脏。营卫阴阳平衡，是生命健康的关键，阴阳失衡，是疾
病产生的根本。营阴卫阳，是人体中阴阳的根本。所以书
中首列《营气》章，阐释《太素》关于营气的来源、生成、
运动区间与功能，以及营气与五脏的关系。《卫气》章则

归纳了卫气的来源、生成，以及卫气运行的区间、卫气的
功能。《和于阴阳》一章阐释《太素》关于阴阳平衡的重
要性及阴阳失衡所致的虚实寒热四象。营行脉中，卫行脉
外，营卫相随。一个行脉中，一个行脉外，二者运行的方
向是否一致？营阴能不能入卫阳？卫阳能不能入营阴？《太
素》对这些问题都做了明确的阐述。《太素》卷十二《营卫
气行》："营卫相随，阴阳已和，清浊不相干，如是则顺而
治。"杨注云："营在脉中，卫在脉外，内外相顺，故曰相
随，非相随行，相随和也。"营阴、卫阳并不是相随同方向
而行，而是"相随和"。胃纳水谷生津液，其清者为营，营
行脉中；浊者为卫，卫行脉外。营血入五脏，走脉内，由
三阴经合三阳经，再由三阳经合三阴经，周流不息，灌注
不休。卫气浮行脉外，如雾露之溉，天亮日阳的时候携营
血由内而外，径自出于目，目张阳气布散于三阳经所在的
肌肤腠理、头面四末、温养肌肤、肥腠理、泽皮毛、御病
邪。如果阳热的卫气入脉内，寒凉的营气出脉中，则是清
浊相干，阴阳不和。二者各行其道，相随不离，互相滋养。
阴不可以无阳，无阳则寒凝血滞；阳不可以无阴，无阴则
阳无以生长。卫气、营气如同天地阴阳，无阳化气万物无
以茂长；无阴滋养万物无以成形。所以阴为阳之宅，阳为
阴之卫。卫阳之气温养肌肤，固护于外，则邪无以入，从
而使阴气内固；五脏藏精，内养五脏六腑，外强肌肉筋骨，
形强则阳卫之气旺。所以，营卫阴阳的关键是阴气营血周

流和顺，使骨正筋柔，腠理得密；卫气温煦肌肤，外护阴精不失，抵御病邪不侵，各司其职，身体得安，命得长久。二者不和，则致祸夭，像自然界春天没有秋天，冬天没有夏天。

五脏之道皆出于经隧，即五脏的功能都通过经络发挥。五脏气发三阴经，或者说三阴经行五脏血气；六腑气发三阳经，三阳经行六腑血气。贼风邪气外犯三阳，不亟治入六腑；饮食、男女、忧思不节入三阴，不亟治入五脏。经络沟通五脏六腑，使表里相袭，上下分驰。故立《经络概论》章介绍经络有关的概念和内容。《三阴脉发五脏气》《三阳脉发六腑气》两章，分别介绍五脏阴脉、六腑阳脉的标本，所发之气在肌表的腧穴，以及该脉所生之病、该脉异动所产生的病症。本书认为，是动病为该脉异动产生的病症，或者说这些病症能使该脉异常搏动。十二脉皆有动，太阴、阳明常动不休，而其他经脉邪加于其经才动。五脏三阴脉所生诸病，其主为心、肝、脾、肺、肾五脏，而六腑三阳脉所生诸病，其主不是六腑，而是津、血、液、筋、气、骨。

按我们对《黄帝内经太素》的理解，古本《黄帝内经》的基本理论体系，除了上面讲的人体生理活动、病因及产生疾病的方式两方面之外，还有两部分重要的内容：人体五脏六腑正常的象和产生疾病之后异常的象。古人司外揣内，即由显于外的象，判断病因病机。因而，第三部分是人体正常与异常之象；第四部分为保持正常象、解除异常象的方法。后两部分因本人能力所限，暂无力总结，以俟来哲。

第二节　阴阳概念的界定

　　阴阳是中医理论中最基本的概念，后人对阴阳的概念及关系作了详细的论述并写入中医基础理论教科书，但我们这里并不准备沿用惯常对阴阳概念的解释，而是根据中医经典中运用阴、阳概念的具体情况，利用历史语言学的方法，对有关概念进行阐释。在《黄帝内经太素》一书中，阴阳主要是古代汉语中为事物属性分类的词，和左右、表里、上下等词一样，为事物的属性分类用以进一步揭示事物的属性、特点。对事物的分类层级越深入，表示对事物的属性认识越深刻。依据训诂学的方法，对这类词的解释，必须放到具体的语言环境中去，只有在特定的语言环境中，为事物属性分类的词才有确切的意义，就好比古代汉语中的代词"之""其"这一类的词，只有放到具体的语言环境中去，找出代指的是什么，才能准确的解释。阴阳的概念在医经中也应该这样去解释，在具体的上下文中确定阴阳的具体意义，而不是仅仅解释阴阳的分类意义。

　　《太素》卷五《阴阳合》："且夫阴阳之者，有名而无形，故数之可十，离之可百，散之可千，推之可万，此之谓也。"杨注云："五行次第阴阳，以甲为厥阴；上下天地阴阳，以甲为阳者，良以阴阳之道无形无状，裁成造化，理物无穷，可施名以名实，故数之可十，推之可万也。"

　　阴阳何以有名而无形？有名而无形何以能离之可百，散之可千，推而广之可以无数呢？自然界的事物一般是有名有形，有名有实，但也有事物是有名而无形、实。汉·刘熙《释名·释语言》："名，明也。名实事使分明也。"名就是表明事物之实从而使事物能相互分明以区别。形或者实就是与名相对应的实体。《庄子·逍遥游》："名者，实之宾也。"唐·成玄英疏："实便是内、主；名便是外、是宾。"成玄英的意思是，"实"是事物的本体，像家庭的主人；"名"是事物的外在符号，像家庭来的宾客。形、实与名相符叫名副其实，反之则是名不副实。古代医家指出，阴阳作为一个概念，它有名称，但没有具体的形质，由于"名"和"形"不能对应，所以形、名不相符，即"有名而无形"。形、名不相符的概念何以能"数之可十，离之可百，散之可千，推之可万"呢？这是因为语言中有一组词，并不用以表示事物的概念，而是用来给事物属性分类，如表里、上下、好坏、左右等。这些给事物属性分类的词，脱离了具体的语言环境，只有其"名"，而无其"实"，只有在具体的语言环境中名、实（形）才相符合。如"表"，外之称，但具体是什么东西的外部，在什么地方，是没有形可见，没有实可察的，只有在具体的语言环境中，才能知道指的是什么地方。事物无限，故对事物的内外、表里分类也是无限的，即"数之可十，离之可百，散之可千，推之可万"。杨上善对阴阳何以有名而无形有具体的解释，他指出："良以阴阳之道无形无状，裁成造化，理物无穷，可施名以名实，故数之可十，推之可万也。"就是说，阴阳之理，说的是一些无形无状的事物，即这组概念不是直接表示具体的事物，而是表示事物属性分类。由于自然造化万物，物理无穷，因而阴阳可以对无穷无尽的事物施以名，而一旦为具体的事物施以名，它就有了名和形实。事物无穷，因而阴阳也无穷。阴阳的概念，只有在具体的环境中有明确的所指，才有名有形，名实相符。阴阳为事物的属性分类，由于分类可以分无数的层级，从理论上来说，就是大到无外，小到无内，也就是杨上善所谓"阴阳之理，大而无外，细入无间，毫末之形，并阴阳雕刻，故其数者，不可胜数也"，形成"阴中有阴，阳中有阳，阳中有阴，阴中有阳"。阴阳是给事物属性分类，其具体的意义只有在特定的语言环境中才能确定，脱离了这个具体环境就没有任何意义。如表里，理论上可以无限地分，但具体指的是什么，需要具体的语言环境，也只有在特定的语言环境中才有具体的意义。

那么，《太素》中主要对哪些事物运用了阴阳分类？古代的医学，没有现代生理、生化等学科的支撑，只能道法自然，取类比象，以大量的自然现象和人类自身长期积累的经验来逆推人的生理、病理变化。天乾为阳，阳光雨露无形而沐浴滋润人和自然万物生生不息，故阳化气，滋润万物；地坤，有形可见，生长万物，所以地阴成形。阴阳交合万物乃生，无阳则物无以生，无阴则物无以成形。人法自然，六腑象于天，为阳，胃纳五谷，其气布于四末、头面，温煦固护。五脏象于地，为阴成形。血液，精膏，津液布于周身以成骨髓肌肉。六腑之气如同天气，与五脏阴气合而为人，生乃不止。但阴阳并不等同于天地、日月，也不等同于脏腑、气血，阴阳可以为无穷无尽的事物分类，是"有名而无形"，只有在具体的环境中，明确阴阳是为什么事物分类才能确指其意义，也只有在具体的语言环境中阴阳才是有名也有形实的。

《黄帝内经太素》是医学著作，不是普通的社会学著作，因而只有和人体生理病理相关的事物才涉及对它们的分类，而这种分类不外两个方面：天地自然和人身。自然界中，天地日月阴阳：天为阳，地为阴，日为阳，月为阴；水火阴阳：火为阳，水为阴；四时阴阳：春夏为阳，秋冬为阴；昼夜阴阳：白天为阳，夜晚为阴；寒热阴阳：暑热为阳，寒凉为阴；气味阴阳：辛甘发散为阳，酸苦涌泄为阴；四方阴阳：东方阳，其精并于上，西方阴，其精并于下；一州之阴阳：清以北者为阴，湖以北者为阴中之阴，漳以南者为阳，河以北至漳者为阳中阴，漯以南至江者为阳中之太阳等。

由于阴阳是对事物属性的二分法，因而阴阳中还可以分阴阳，理论上是大到无外，小到无内。比如昼夜阴阳，昼为阳夜为阴，但"阴中有阴，阳中有阳。平旦至日中，天之阳，阳中之阳也；日中至昏，天之阳，阳中之阴也；合夜至鸡鸣，天之阴，阴中之阴也；鸡鸣至平旦，天之阴，阴中之阳也"。对人体来说，杨上善在《太素》卷三《阴阳大论》"故清阳出上窍，浊阴出下窍"注中指出："夫阴阳者，有名而无形也，所以数之可十，离之可百，散之可千，推之可万，故有上下清浊阴阳、内外表里阴阳等，变化无穷也。内外者，脉内营气称为清阴，脉外卫气名为浊阳，是则阴清阳浊者也。言上下者，清阳为天，浊阴为地，是则阳清阴浊者也。彼说内外清浊阴阳，此言上下清浊阴阳也。"也就是说，人体可以有上下清浊阴阳、内外表里阴阳，细分下去，是变化无穷的。常见的有脏腑阴阳：腑为阳，脏为阴；经络阴阳：行腑气的为阳经，行脏气的为阴经；气血阴阳：营气行脉内为阴，卫气行脉外为阳。此外，还有表里阴阳、内外阴阳、脉象阴阳、脉位阴阳、疾病阴阳等。因为阴阳如同内外、左右、表里这些词，它是为事物属性分类的，因而"有名而无实"。若泛泛地问阴阳是什么？阴阳什么也不是。阴阳是天还是地？是漯以南还是湖以北？是尺脉还是寸脉？是寸口还是人迎？更为关键的是，阴阳是对事物属性的二分，阴阳中还有阴阳，而且从不同的角度来看，同一事物，其阴阳的属性也是不同的，如脏器阴阳："其于五脏也，心为阳中之太阳，肺为阳中之少阴，肝为阴中之少阳，脾为阴中之至阴，肾为阴中之太阴。"（《太素》卷五《阴阳合》）但如果以四时配五脏分，则"肝、心为牡，副阳也；脾、肺、肾等牝，副阴也。肝春、心夏、肺秋、肾冬，即连四时也"。肝以位置的上下分阴阳，则位置在膈下为阴，但肝又为木脏，为春，故肝春和心夏为阳，是牡脏，肺秋肾冬属阴，为牝脏。

阴阳本身没有任何意义，即"有名而无形"，可以为人和自然界无穷无尽的事物分类，大到无外，小到无内。脱离了具体的语言环境，则阴阳就无所指，更不可能有什么理论。要讨论阴阳有什么意义，就需要根据具体的语言环境，看它为什么事物分类，把"名"和"形（实）"结合起来，特别是在《太素》这部讲述中医基本理论的著作里面，必须明确阴阳在每个句子里面讲的是什么，才能进一步分析先圣所阐述的道理，不然都会有凿空附会之嫌。把阴阳在具体的语言环境中的意义落实，是我们后面分析《黄帝内经太素》的基本出发点。

第三节 《太素》中"气"概念的界定

气和阴阳一样，是中医理论中最基本的概念，教科书解释说，气是"人体内活力很强运动不息的极细微物质"。用历史语言学和文献学的方法来阐释《黄帝内经太素》中"气"的用法和意义，远非教科书定义得那么简单。在秦汉时期的语言中，"气"由本义云气引申为凡象之称。《说文·气部》："气，云气也，象形。"清·段玉裁注："气本云气，引申为凡气之称。"气的本义是流动不居的云气，云气在古人看来是一种自然现象，在古人的思维中，各种事物都是一种现象，所以引申为段注所谓的"凡气之称"。这个"凡气"包括哪些呢？《说文·雨部》："云，山川气也。""霚，地气发天不应曰霚。""霃，天气下地不应曰霃"。"霓，青赤，或白色，阴气也。"《说文新附》："霞，赤云气也。"《玉篇·雨部》："霄，云气也。"《说文·火部》："烟，火气也。"云、雾、霄、霞、霓、烟，都是自然界的现象，这些"象"都是气。《说文·气部》："氛，气也。"段注："统言则祥氛二字皆兼吉凶，析言则祥吉氛凶耳。"即氛可以指祥气与凶气。可见，不仅自然界的现象称"气"，某种状态也叫"气"，如喜、怒、哀、乐等。《左传·昭公元年》中提到的六气："六气曰：阴、阳、风、雨、晦、明也。"即天、地、风、雨、白天、夜晚六种古人习见的象，是各种象中之大而明显者，曰六气。人高兴了叫喜气，怒叫怒气等。张载《正蒙·乾称》下："凡可状，皆有也；凡有，皆象也；凡象，皆气也。"即一切可以表述的都是有，都是存在；一切存在都曰象；一切象都是气。象，即现象，大者如天地、日月、星辰、山川，小者指人饮食入胃产生的各种精微物质及各个器官的功能，如脉气、腑气、脏气等。一言以蔽之，天地之间所有的象，不论是物质形态还是非物质形态的，皆可以曰气。

《太素》中，"气"可以指各种"象"。《六气》篇中的六气指精、气、津、液、血、脉；《九气》篇中的九气指怒、喜、悲、恐、寒、热、忧、劳、思；致痹症的三气指风、寒、湿。《素问·四气调神大论》所谓的四气指春、夏、秋、冬；五脏气为噫、咳、语、吞、欠；六腑气为怒、逆、哕、泄、溺、水。把《太素》中明确谓之"气"的词汇集起来，即精、气、津、液、血、脉、怒、喜、悲、恐、寒、热、忧、劳、思、风、寒、湿、春、夏、秋、冬、噫，咳，语，吞，欠、逆、哕、泄、遗、溺、水等。分析这些明确谓"气"的词，很容易发现它们是指自然界和人所具有的各种现象，这些"象"有物质性的，但更多的则是非物质的。如果把《太素》中以"气"为名标称的象都定义为精微的物质，则不免以偏概全。"气"的概念内涵界定不准确，那么由此推导的所有关于"气"的结论都是值得商榷的。

在中医经典著作中，"气"乃凡象之称，那么，常见的由"气"构成的双音节词基本用法及其表达的意义是怎样的呢？通过研究，我们发现，"气"与前面的名词结合构成双音节词，"气"字用以强调前面的名词是现象，或这个名词显于外的功能属性，而不是强调它的形态结构。如《太素》卷十《任脉》："士人有其伤于阴，阴气绝而不起，阴不用，然其须不去，其故何也？"句中单独用"阴"，为名词，指阴器，即男人的生殖器。在名词"阴"的后面加上词缀"气"构成双音节词，则用以强调前面名词"阴"的功能，或者说是显于外的特点。士人生殖器受损伤，生殖器的功能丧失而不能勃起，失去了生殖器的性交、生殖功能，谓"阴气绝而不起"。

在这里"气"字已经虚化了，和《伤寒论》里面的词缀"家"用法基本相同。我们统计了《太素》中相对固定的以"气"为词缀的构词，计59个，其中"气"字前面是名词的有天气、地气、春气、夏气、秋气、冬气、人气、水气、风气、雷气、雨气、云气；脏气、腑气、血气、心气、肝气、脾气、肺气、肾气、胃气、胆气、经气、脉气、输气、精气、肌气、痈气、疟气、疝气；谷气、食气、酒气。以上词组按内容又可以分为两类：一是自然界中的各种现象。天地是最大的象，也是最大的气，是气之大者，天阳气，地阴气。其次是季节的变化产生的春、夏、秋、冬四气；再次是天地阴阳四时产生的各种现象，如风、雨、雷、电、云、寒、热等，以及人的生理病理所产生的各种象，皆曰气。天气、地气、春气等不能解释为天的气、地的气、春的气，即不能解释为偏正词组。这里的"气"和《伤寒论》中的"家"一样已经虚化了，用以强调前面的词是象，不是事物的形态结构。"天气"是指天产生的可以观察到的各种象，比如阴、晴、雨、旸等现象。"地气"是地产生的象或功能，"春气"是春天产生的象或者功能，而不是春天的构成。同样，肝气是肝产生的显于外，通过望、闻、问、切可以观察感知到的象或者功能，脾气是脾显于外的象或者功能。中华民族的思维特点是象思维，即由象把握事物的本质，而不是着眼于对事物的形态结构进行解剖分析。加词缀"气"与不加的区别是：不加词缀"气"也能表示象，但容易引起歧义；加了词缀"气"，使词义具体化，明确表示的是象或者显于外的功能，表达的意思更具体，在交流中不再容易引起歧义。比如单言肝，可能是指肝的本体结构形态，也可能指肝显于外的象。"肝气"则不同于肝，肝气指肝这个脏器具有的"象"，换言之，是肝所具有的显于外的功能属性，通过望、闻、问、切可以感知到。肝后面加"气"，明确了是肝的象，不再是肝的本体即肝的形态结构，意义明确，不再有歧义。经气不同于"经"，经气指经脉显于外，通过望、闻、问、切可以感知的象。而"经"指经脉，在古代汉语中，"经"既可以指经脉的形态结构，也可以指经脉显于外的象。不加词缀"气"则需要在上下文中揣摩，意义不明确。同样，春，不等于春气，春气不是指春的本体结构，而是指春所具有的象，比如阳光和煦、万物茁壮成长等现象，也可以说是具有强调前面的名词的功能。中国古人的思维特点是由象观察事物的本质，即医经所谓"司外揣内"。

"气"的这个用法，和《伤寒论》中"家"的用法基本相同，都是词缀。语言学界公认"家"可以做词缀，如奴家、洒家、女儿家、作家等。这里的"家"不再是实词"家庭"的含义，而是和前面的词根结合构成某一类人：

汗家，重发汗，必恍惚心乱。(《伤寒论》)"汗家"，指素来发汗多的人。

喘家，做桂枝汤，加厚朴、杏子佳。(《伤寒论》)"喘家"，指有喘疾的病人。

阳明之为病，胃家实是也。(《伤寒论》)"胃家"，就是胃。

以脾家实，腐秽当去故也。(《伤寒论》)"脾家"，就是"脾"。

"气"作为词缀，比"家"的应用还要广泛，比如风气、习气、喜气、怒气、脾气、热气、冷气、阳气、阴气、浪气、天气、雨气等，值得我们研究。

非名词类和"气"结合构成双音节词，所表达的意义如下："气"字前面的词表示的也是象，强调的是某事物的功能属性，产生这个功能属性的本体在该词组之外，即另有本体。如怒气，产生"怒"这个现象的本体是肝，在词之外。喜气，喜不是产生喜象的本体，其本体是心。和肝气、心气这类名词加词缀"气"的形式比较，"肝气"中产生肝的正常和异常象的主体是词根"肝"，产生心象的主体是名词"心"，非名词类所标识的象，产生象的本体在词之外，或者说另有本体。明确这一规律，对于我们理解中医经典著作非常重要，因为中医的术语中有不少这类词，如何理解这类所表达的意义，甚至牵涉到对中医理论体系的理解。我们统计了《太素》中"气"字前面不是名词的主要有神气、恶气、生气、营气、卫气、浮气、悍气、热气、寒气、湿气、真气、清气、浊气、暴气、逆气、邪气、淫气、阳气、阴气、肥气、大气等。按我们的理解，不能把这些词中的"气"解释为精微的物质，从构词角度看，就是不能解释为偏正词组，而应该把"气"理解为和"家"一样，是词缀。其功能是标识前面的词是象，不是事物的形态结构。"气"附着在名词后面，标识前面的名词就是产生象的本体，附着在非名词后面，也标识前面的词是象，但产生这个象的本体在这个词组之外。比如悍气，表示不同于营气的一种现象，它不在脉内运行，而是走脉外，能迅速到达肌肤腠理四末，并且其活跃度在白天和夜晚还有不同。产生这个象或者功能的本体不是"悍"，"悍"是现象，加词缀"气"用以明确表示是象。产生这个象的本体在词之外，即以胃为代表的六腑。当然，在中医经典中，词缀"气"可以省略，如浊气、寒气、邪气、淫气等在具体的语言环境中可以省略为浊、寒、邪、淫等。药物有四气：温、凉、寒、热，即温气、凉气、寒气、热气。温、凉、寒、热是形容词，是对药物属性特点的描述，是药物显于外的象，是古人在当时的条件下所能感知到的。加词缀"气"，使前面的词根表示的象这一意义更加明确，产生这些象的主体在词之外。

通过界定"气"在双音节词中为词缀，对于我们后面研究《黄帝内经太素》具有十分重要的意义。首先，在以"气"为词尾的双音节词中，气字不能解释为实词，即解释为人体内活力很强运动不息的极细微物质。这样理解不符合汉语构词特点，也不能准确理解中医经典著作所记载的深刻含义。从构词角度看，不论是名词加"气"还是非名词加"气"构成的双音节词，都不能理解为偏正结构，即"气"不是中心词，而是词缀，表示事物的象。如果是偏正结构，即"气"字受前面的词修饰限定，那么被修饰的中心词一定有明确的概念内涵和外延，如悍匪、热风、凉水、毛笔之类，它们属于偏正词组，意义明确而没有歧义。如果错误地把医经中的"N+气"构词形式解释为偏正词组，如肝气解释为肝的气，肾气解释为肾的气，脾气解释为脾的气，那么中医理论中就会出现许多不知名的精微物质。推而广之会出现很多错误的结论，如喜气是喜的气、洋气是洋的气、神气是神的气、阳气是阳性的气、阴气是阴性的气，将营气、卫气、浮气、悍气等理解为营养的精微物质、护卫温煦的精微物质、虚浮的精微物质、滑急的精微物质。换句话说，科学技术发展到今天，这么多的精微物质到底是什么物质？这样解释不仅在训诂上是错误的，也会使中医理论混乱。其次，"气"可以理解为与《伤寒论》中的"家"一样，都是词缀，能帮助我们准确理解古医经，揭示某些疾病的病因。中医经典著作中，有相当多以"气"为词尾的词，营气、卫气、浮气、悍气、阴气、阳气、脉气、腑气等，如果解释为具有独立意义的实词，不仅容易引起理论的混乱，还不能揭示某些疾病的病因病机。以"营气"为例，教科书都解释为具有丰富营养功能的物质，那么这种物质是什么物质？和其他的如卫气、脉气、浮气等有什么区别？营气的来源、生成、运动方式如何？营气为病，治病则必求其本，这个本是不是不知名的细微物质？把"气"解释为实词不能很好地回答这些问题，相反，按古代汉语构词规律释为"象"，则能很好地解释这些问题。水谷入胃，化为津液，津液之精专者变化而赤为血，血入手太阴肺经，循经脉流注，五脏六腑都受血的滋养，血的这个显于外的营养功能曰营气、曰荣气。营、荣后面加词缀"气"，用以强调营、荣为血显于外的象，这个象通过望、闻、问、切可以感而知之。产生营、荣功能的本体是血液，不是什么不知名的极细微物质。治病必求其本，营之为病，求之于血，进一步探求则为产生血的六腑，而不是责之于什么极细微物质。

第二章　营　气

第一节　血来源于胃纳水谷，功能是营

杨上善在《黄帝内经明堂·序》中指出："气血为其宗本，经络导其源流，呼吸运其阴阳，营卫通其表里，始终相袭，上下分驰。"这句话概括了杨上善对中医理论体系精髓的理解。我们以此为纲，梳理《黄帝内经太素》所揭示的理论体系。人类生命活动最基本的要素是气和血，血阴气阳，阴阳平衡，人的生命活动才能得以顺利进行。《太素》卷二《六气》："何谓血？岐伯曰：中焦受血于汁，变化而赤，是谓血。"杨注云："五谷精汁在于中焦，注手太阴脉中，变赤循脉而行，以奉生身，谓之为血也。""中焦受血于汁"，《针灸甲乙经》作"中焦受汁"，当以《针灸甲乙经》为是。男女构精奠定了人类生命的基本信息和物质基础，后天的饮食则是生命活动得以延续的必要条件。所以中医理论认为，胃为五脏六腑之海，五脏六腑之气皆来源于胃纳五谷。具体的过程是，水谷进入人体胃部以后，经过胃的消化腐熟，产生了三样东西：糟粕、津液、宗气。清津上行，糟粕下行排出体外。上行的津液进入中焦，即"中焦受汁"之后，经过中焦"泌津液"，用今天的术语来说，就是经过中焦对胃所纳水谷津液进行气化，使其变为红色，注入经脉，这种由水谷津液变而赤的液态物质就是血。那么，诞生于两千年前的中医经典，是怎样阐释血液进入经脉并流动不休，以及血液的功能作用呢？

《太素》卷五《十二水》："经脉者，受血而营之。"杨注云："营气从中焦，并胃口出上焦之后，所谓受气，泌糟粕，承津液，化津液精微，注之肺脉中，化而为血，流十二脉中，以奉生身，故生身之贵，无过血也。故营气独行于十二经道营身，故曰营气。营气行经，如雾者也。经中血者，如渠中水也。故十二经受血各营也。"

《太素》卷八《经脉连环》谓肝足厥阴之脉，"其支者，从目系下颊里，环唇内；其支者，复从肝别贯鬲，上注肺。"杨注："肺脉手太阴从中焦起，以次四脏六腑之脉皆相接而起，唯足厥阴脉还回从肝注于肺中，不接手太阴脉何也？但脉之所生，禀于血气，血气所生，起中焦仓廪，故手太阴脉从于中焦，受血气已，注诸经脉。中焦乃是手太阴受血气处，非是脉次相接之处，故脉环周，至足厥阴，注入脉中，与手太阴脉相接而行，不入中焦也。"

任何一门医学都要回答这样几个基本的问题：人是怎样健康生长的？又是如何得病的？如何判断疾病？怎样治疗疾病？人是怎样健康生长的也就是人的生理过程，祖国医学指出，男女阴阳构精，阴精阳精相合孕而脑髓生，骨为躯干，经脉形成，通行血气，以长养一身。筋脉纲维四肢，约束百体。肉为墙体，盛裹筋骨，壅罗脏腑。皮肤长成，腠理坚实。

人成以后，呱呱落地，受气于谷。(《太素》卷八《经脉连环》)而祖国医学研究的重点，则是人生于地之后，是如何通过饮食水谷而得以健康生长的。水谷入胃，什么东西被吸收了，什么东西被排除了，《太素》及杨注都有深入的阐述：

1. 血液来源于胃纳水谷。人离开母体呱呱落地之后，所有的营养皆来源于饮食，故有胃为五脏六腑之海一说。但仅仅靠胃还不能完成升清和降浊的功能，即不能完成营养的吸收和糟粕的排除。胃以外的六腑及其他器官参与完成了这一任务。六腑总的功能是化谷行津液，而其他器官则各司其职。具体来说，胃受五谷，小肠盛受，大肠传导，胆为主决断，三焦司决渎，膀胱主津液。正是在六腑各个器官共同作用下，才做到津液布扬，使营养上行滋养全身，糟粕下行排出体外。营卫的生成和糟粕的排出，最终的主司器官是三焦。

2. 血液由中焦泌水谷津液变而成，其形态如水，活动区域是脉内，具体的就是"流十二脉中"，功能是"奉生身"，即滋养全身。因为血液所特有的营养四肢百骸的功能，所以又叫营气。谷气津液有五味，各以其味入五脏并长养之。津液之精专者上行经过中焦泌津液而为营血，营血在脉内。营血形成的关键是中焦泌五谷津液，没有中焦的气化，津液不能变化而赤入手太阴肺经。胃纳五谷，产生五谷精汁或者叫五谷精膏，亦曰津液，经过中焦的受汁气化变而赤，先注入手太阴肺脉，然后循经络在脉内流注。

作为病理现象，一个人如果脱血，那么其经脉就空虚，杨注云："脉中无血，故空虚。"血的载体是脉，或者曰经隧、经渠，或者曰大络，主要指十二经脉，脉就是古人在当时条件下发现的血管。古人认为脉是血液聚集的地方（《太素》卷十六《杂诊》："脉者，血之府"，杨注云："谷入于胃，化而为血，行于经脉，以奉生身，故经脉以为血之腑之也。"），经脉的作用就是容纳血液，使其在脉内循行不至于四溢。（《太素》卷二《六气》："何谓脉？岐伯曰：壅遏营气，令毋所避，是谓脉。"杨注云："盛壅营血之气，日夜营身五十周，不令避散，故谓之脉也。"）由于脉伏行于膝理，多不可见，只是在手足腕踝处才能触摸到其搏动；而人们于分肉间常见的都是络。这些都充分说明，古人认识到了血液流动在脉管里面，认为大的脉管主要有十二个，还有一些小的如络等，血是中焦化谷而成流动在脉里的液体，故有血脉相连之说。

3. 血液在经络内循环流动，周流不休。胃纳水谷，中焦泌水谷津液化而为营血，营血注入手太阴肺经。血液自手太阴肺经开始流注，故经云"气从太阴始"，即营血从手太阴肺经开始流注。在中医学理论体系中，血液生成之后先入五脏，五脏之气出三阴经，营血由三阴经从内而外合于三阳经，夜晚的时候行于三阳经的血气下足合于三阴经，即五脏六腑通过三阴经三阳经相互连接。具体为：肺手太阴经外出合手阳明、足阳明，夜晚下足合手太阴脾，由脾注心；心手少阴外出合手太阳、足太阳，夜晚下足合足少阴肾，由肾注心；心主手厥阴外出合手少阳、足少阳，夜晚下足合足厥阴肝，由肝注肺。杨上善解释了何以肺、脾、心、肾四脏都分别与其相表里的六腑通过三阴经、三阳经相接而起，"唯足厥阴脉还回从肝注于肺中"，复出太阴，不接手太阴经所起之处中焦，是因为中焦不是三阴经三阳经相接之处。手太阴、手少阴由内而外，晚上由外而内注于心，至厥阴心主而逆转，由厥阴肝注肺，这样不停地使新旧血液由内而外，周流不休。

4.血的来源是胃纳五谷，其功用是营养周身不休。腑化谷，水谷津液生成了人体生命活动中的最重要的两种东西：营血和卫气。《太素》卷十二《营卫气别》指出，血"上注于肺"，杨注明确指出，是"注入手太阴脉中，变赤称血"。血的功用是"奉生身"，即奉养生长身体。血独行于经隧。经隧，就是经络；隧，道也，血液流行的道路。这种运行于经隧的血又叫营气。血为啥又叫营气？杨上善指出："人眼受血，所以能视，手之受血，所以能握，足之受血，所以能步，身之所贵，莫先于血，故得行于十二经络之道，以营于身，故曰营气也。"流动在血管里赤的叫血，其功用是奉养生身，也就是营养全身以成形，故就其功能来说叫营气。营是血的功能，将这个功能具体化，就是加词缀"气"曰营气。在古代医学理论体系中，由于受当时科学技术水平的限制，事物的本体并不是医学关注的最重要对象，而其功能，也就是其表现于外，能通过望、闻、问、切观察感知到的"象"才是重点研究的对象。在中医体系中，作为本体的血液，没有血液的功能"营"重要，所以，早期中医理论研究的重点不是营气产生的本体血，而是血的象，是血形于外，古人可以通过望、闻、问、切感知的营养功能。所以，医经对营气的解释，和对血的解释完全相同。《太素》卷十二《营卫气行》："营气者，泌其津液，注之于脉，化而为血，以营四末，内注五脏六腑，以应刻数焉。"营气是三焦分泌六腑所纳五谷津液，注入脉内后变红而为血，用来营养四末，并内注五脏六腑的一种液态物质。杨上善注得更具体："营气起于中焦，泌五谷津液，注于肺脉手太阴中，化而为血，循脉营于手足，回五脏六腑之中。"杨注补充指出了营气是起于中焦，是由中焦泌五谷津液而生成的，血液的流动由内而外，循环往复，还回到五脏六腑，周流不休。这里医经给营气下的定义，和前面讲的血液的形成完全一样，同时也说明，古人对血的认识，是认识其营养功能，即营养四末手足、五脏六腑。所以营气乃血的异名，是就血的功用而言。血是本体，营是其功用。把营气当作偏义词组，认为营气就是流动在脉里有营养的精微物质，这种说法是不符合古人认识的，起码唐代医家不是这样认识的。需要指出的是，如果营气是流动在脉里的精微营养物质，那么血也流动在脉里。血液是什么？血和营气有什么区别？后代的中医理论，由于把作为词缀的"气"都解为"精微的物质",所以中医理论中的气就多得不得了,而这些"气"到底是什么精微物质,也是莫衷一是,从而使中医理论更加玄虚。

在《伤寒论》等医学著作中,营气还写作"荣气"。从文字上看,"荣"是"营"的通假字。荣气和营气的意思完全相同。《说文·宫部》:"营,帀居也。"段玉裁注:"帀居谓环绕而居,如帀营曰阛,军垒曰营是也。""营"本义是四围垒土而居,军队垒居以防偷袭,也曰营。用以指脉象,喻其如营垒一样沉而实,如"冬脉如营"。营在早期文献中并无营养之义。荣,《尔雅·释草》:"木谓之华,草谓之荣。""荣"统言草木的花,引申为繁茂、昌盛之义。《太素·顺养》:"春三月,此谓发陈,天地俱生,万物以荣。"由繁茂生长引申为滋养、营养之义,即中医所指人体的营养作用,为动词。如《太素·营卫气行》:"营气者,泌其津液,注之于脉,化以为血,以营四末。""营四末"即营养四末。"营""荣"均从"荧"得声,古韵同,声母近,所以在"滋养"这个义项上,二字古代通用。《太素·本神论》:"刺必中其荣。"唐·王冰注:"针入至血,谓之中荣。"此"荣"是指血,即营血。《太素》卷二十四《本神论》:"刺必中其营。""营",《素问》《针灸甲乙经》作"荣"。营,血也,"中荣",就是指刺出血,如《太素》卷十二《营卫气行》:"刺营者出血,刺卫者出气,刺寒痹者内热。"《伤寒论》第50条:"脉浮紧者,法当身疼痛,宜以汗解之；假令尺中迟者，不可发汗。何以知然，荣气不足，血少故也。"荣气不足与血少互言，荣气不足即营气不足，亦即脉内血少。

总之，营血的来源是胃纳水谷，营血的生成是由于中焦泌津液，中焦是血液形成的组织器官。中焦生成血液后注入手太阴肺经，营血运行的起始点是手太阴肺经。三阴经属五脏络六腑，三阳经属六腑络五脏。阴经阳经沟通表里。血液在十二经脉中依次相注，其环回之时，"至足厥阴，注入脉中，与手太阴脉相接而行，不入中焦"。血液要发挥其营周身的功能，需要像河渠中的水那样流动，由大的经脉进入小的络脉、孙脉，最后回流到肝，由肝到肺，这样运动不息，循环不休。血液运动的载体是经络，没有经络，营血无以承托，从而由内而外，由外而内，周流不休。但是，营血生成于中焦，注入五脏。五脏象地属性阴，阴性静、凉。所以营血的运行不仅需要阳卫的温煦，还要有外力推动，没有推动力则会瘀滞行缓，而肺的鼓动是推动营血运行的动力。肺朝百脉，即肺在胸中气海之气的推动下，一呼一吸，推动营血如潮汐那样到达四肢百骸的络脉孙脉，"毛脉合精"，无数的毛脉即络脉、孙脉，在日阳结束夜阴开始的时候由外到内，回流五脏六腑，循环不休。故云"呼吸运其阴阳"，即呼吸使营卫二气得以运行。这样营卫之气贯通人体表里，周流不休，滋养四肢百骸不息，护卫温煦不止。病邪伤害人体最关键的也是这两个系统，抓住了气、血就抓住了人体生命活动的根本，也就抓住了防止、去除疾病的关键。

任何一门医学都要回答人是如何吸收营养和排除糟粕的。能否科学合理地回答这个问题，是衡量一门医学是否认识了人类生理代谢规律的标志，中国古代医学同样要回答这些问题。《太素》及杨注对营养的吸收和糟粕的排除有比较详尽的论述，营血、卫气的生成和运行，以及糟粕的排除，很好地解释了人体的生理活动。在当时的科学技术条件下，中华先人能有如此的认识，实在令人敬服。

【相关医经选读】

岐伯答曰：人受气于谷，谷入于胃，以传肺，五脏六腑，皆以受气。人之受气，受谷气也。肺以□气，故谷之精气传之与肺。

——《太素》卷十二《营卫气别》

按：凡气皆象，气可以指各种物质形态及该物质显于外的功能属性。人从谷物那里获得各种营养物质和功能，原理是饮食谷物进入人的胃部以后，化为津液，津液之精专者即有营养的部分经过中焦的气化变而赤，经手太阴肺经流注，故五脏六腑、四肢百骸都因此受营血的滋养。

五脏者，所以藏精神血气魂魄者也。六腑者，所以化

谷而行津液者也。此人之所以具受于天也，愚智贤不肖，毋以相倚也。五脏藏神，六腑化谷，此乃天之命分，愚智虽殊，得之不相依倚也。津液，即泣汗涎涕唾也。平按："谷"上，《灵枢》有水字。"液者"二字原缺，谨据《灵枢》补入。"愚"上，《灵枢》有"无"字。

——《太素》卷六《五脏命分》

按：五脏藏五精舍五神，心藏脉舍神，肝藏血舍魂，肺藏气舍魄，脾藏营舍意，肾藏精舍志。六腑是用来腐熟水谷，化生津液，并使津液布行的组织器官。天阳化气，地阴成形。人法自然而有五脏六腑的功能，无论是愚智贤不肖，都不能使阴阳偏依。

黄帝曰：人之夭寿各不同，或夭，或寿，或卒死，或病久，愿闻其道。问有四意：夭、寿、卒死、病久。平按：《灵枢》"人之夭寿"作"人之寿夭"；"或夭，或寿"作"夭寿"。**岐伯曰：**答中答其得寿，余三略之。得寿有九：**五脏坚固，**谓五脏形，坚而不虚，固而不变，得寿一也。**血脉和调，**谓血常和，脉常调，得寿二也。**肌肉解利，**谓外肌内肉，各有分利，得寿三。**皮肤致密，**致，大利反。谓皮腠闭密，肌肤致实，得寿四。**营卫之行，不失其常，**谓营卫气，一日一夜，各循其道，行五十周，营卫其身，而无错失，得寿五。**呼吸微徐，**谓吐纳气，微微不粗，徐徐不疾，得寿六。**气以度行，**呼吸定息，气行六寸，以循度数，日夜百刻，得寿七。**六腑化谷，**胃受五谷，小肠盛受，大肠传导，胆为中精决，三焦司决渎，膀胱主津液，共化五谷，以奉生身，得寿八。**津液布扬，**所谓泣、汗、涎、涕、唾等，布扬诸窍，得寿九也。平按：注"涎"，袁刻作"液"。**各如其常，故能久长。**上之九种营身之事，各各无失，守常不已，故得寿命长生久视也。平按："久长"，《灵枢》作"长久"。

——《太素》卷二《寿限》

按：人长寿的关键：五脏坚固，血脉和调，肌肉滑利，皮肤致密。营行脉中，卫行脉外，不失其常。呼吸微徐，不慢不急。六腑化谷，使津液布扬。以上各项皆能如其常，则生命久长。

黄帝问于岐伯曰：经脉十二者，外合于十二经水，而内属于五脏六腑。天下凡有八十一州，此中国，州之一也，名为赤县神州。每一州之外，有一重海水环之，海之外，有一重大山绕之，如此三重海，三重山，环而围绕，人居其内，名曰一州。一州之内，凡有十二大水，自外小山、小水不可胜数。人身亦尔，大脉总有十二，以外大络、小络亦不可数。天下八十一州之中，唯取中国一州之地，用法人身十二经脉内属脏腑，以人之生在此州中，禀此州地

形气者也。夫十二经水者，其大小、深浅、广狭、远近各
不同，五脏六腑之高下、小大，受谷之多少亦不等，相应
奈何？问其十二经脉取法所由也。夫经水者，受水而行之；
此问其脏腑经络各有司主调养所由。十二经水，各从其源
受水，输之于海，故曰受水行也。五脏者，合神气魂魄而
藏；五脏合五神之气，心合于神，肝合于魂，肺合于魄，
脾合于营，肾合于精，五脏与五精神气合而藏之也。平按：
"藏"下，《灵枢》《甲乙》均有"之"字，袁刻同。六腑
者，受谷而行之，受气而扬之；胃受五谷成熟，传入小肠，
小肠盛受也。小肠传入大肠，大肠传导也。大肠传入广肠，
广肠传出也。胃下别汁，出膀胱之胞，传阴下泄也。胆为
中精，有木精三合，藏而不泻。此即五腑受谷行之者也。
五腑与三焦共气，故六腑受气，三焦行之为原，故曰扬也。
平按：注"成熟"，"熟"字袁刻误作"热"。"别汁，出膀
胱"五字，原缺不完，平细玩虫蚀剩处，与此五字相近，
谨拟作此，袁刻作"膀胱，膀胱"四字。经脉者，受血而
营之。合而以治奈何？刺之深浅，灸之壮数，可得闻乎？
营气从中焦并胃口，出上焦之后，所谓受气，泌糟粕，承
津液，化津液精微，注之肺脉之中，化而为血，流十二脉
中，以奉生身，故生身之贵，无过血也。故营气独得行于
十二经道营身，故曰营气。营气行经，如雾者也。经中血
者，如渠中水也。故十二经受血各营也。平按：注"津液"
上一字，下半虫蚀不全，袁刻作"成"，细玩上半剩处，确

非成字，宜空一格。

——《太素》卷五《十二水》

按：人法自然。人体的十二经脉，外合自然界的十二河水，而内连人体的五脏六腑。自然界的十二河水有大小、深浅、广狭、远近的不同，而人体的五脏六腑有高下、大小、纳谷多少的不等，如何与自然界的十二水相应呢？自然界的十二水，从其源受水输之于海而流动不休。人五脏的功能是藏精舍神；六腑的功能是受纳并腐熟水谷，然后熟谷传入小肠，小肠传入大肠，大肠传入广肠。胃下别出的水液，出膀胱之胞，传阴下泄。胆为中正之官，藏精而不泻。胃、小肠、大肠、膀胱、胆共同作用使水谷运行腐熟，但把水谷化为津液并生清降浊的关键组织器官是三焦。六腑协同化谷生津液，清者上行，浊者糟粕下行。清者经上焦泌津液化而为卫气；中焦泌津液化而赤为营血，注于手太阴肺脉中，流于十二脉，周流五脏六腑、四肢百骸以奉生身，故生身之贵，无过于血。营血行经脉中滋养周身，如水行河渠之中，所以十二经受血而各营。血液的这个营养功能，曰营气。浊者经下焦泌别汁而为溲便。

五谷入于胃也，其糟粕、津液、宗气，分为三隧。宗，总也。隧，道也。糟粕、津液、总气，分为三隧。**故**

45

宗气积于胸中，出于喉咙，以贯心肺而行呼吸焉。糟粕津液，浊秽下流，以为溲便。其清者宗气，积于膻中，名曰气海，其气贯于心肺，出入喉咙之中而行呼吸，一也。平按："心肺"，《灵枢》作"心脉"。**营气者，泌其津液，注之于脉，化而为血，以营四末，内注五脏六腑，以应刻数焉。**营气起于中焦，泌五谷津液，注于肺脉手太阴中，化而为血，循脉营于手足，回五脏六腑之中，旋还以应刻数，二也。

——《太素》卷十二《营卫气行》

按：五谷进入胃，经过腐熟化为三道：糟粕、津液、宗气。清者上行，浊者糟粕下行。五谷所生宗气上行胸中，积于膻中，名曰气海，其气贯于心肺，出入喉咙之中而行呼吸。上行的清者津液入中焦，中焦泌五谷津液，化而为血，注于肺脉手太阴中，循脉营于手足，回五脏六腑之中，还回以应刻数。

第二节　气从太阴出，阴阳相贯

营血形成之后是从何处开始运行？循行的路线如何？行于脉内的营气和走于脉外的卫气，也即阴气和阳气的关系怎样？气乃凡象之称。所有的象都曰气。气从太阴出，即营血从手太阴肺经开始运行。胃纳水谷，化而为津液，中焦泌胃所纳五谷津液变而赤的液体是血，血行于脉内。什么是脉？像河堤那样阻止营血外溢，让营血在脉内无所逃避循脉而行，这样的组织器官就是脉。血注入手太阴肺脉，然后循经络在脉内流动，功能是营养五脏六腑，四肢周身。营是血的营养功能，是血的象，加词缀"气"构成双音词，明确标识词根"营"是血形于外的象，即血的功能。津液化而为血，以奉生身，"独得行于经隧，命曰营气"。也就是说，津液变为血之后，其功能是养生身，因为这个功能特点，又叫营气。我们讨论营气的运行，实际上是讨论"营"这个功能产生的本体——血的循行。血运行的处所是脉络之内。血液在脉络之内运行，就存在运行的起始和循环的问题。

营血为液态，在经脉内循行，其循行的路线是自手太阴肺经开始，经手三阳、足阳明，最后由足厥阴注肺，完成循环。营血运行的动力是胸中气海之气——宗气的推动。手太阴肺脉的脉口在寸口。脉口的脉动，是由于宗气随喉咙一呼一吸的推和引。手太阴脉上下行，要由胸中气海之气，出肺循喉咙，呼出吸入，以息往来。也就是说，营血的运行，靠积于胸中的宗气推动，具体的鼓动器官是肺。肺司呼吸，推动手太阴肺脉动，呼吸不已，手太阴脉动不止，血液在经络中就会流动不息。肺主气，营血在肺的鼓动下推动谷精即营血流溢五脏、布散六腑。其具体的路径是（表2-1）：

手太阴肺经——手阳明大肠经——足阳明胃经——足太阴脾经——从脾注心；

手少阴心经——手太阳小肠经——足太阳膀胱经——足少阴肾经——从肾注心；

手厥阴心主经——手少阳三焦经——足少阳胆经——足厥阴肝经——从肝注肺，别者入督脉，下注肺，复出太阴，周而复始，流注不息。

营气、卫气从阴阳属性来分，营血属阴，卫气属阳。营阴行脉内，卫气行脉外，二者没法相连，自然不能相贯。所以营卫气是相随的。阴性的营血天亮随卫气由内而外，傍晚日落的时候携阳卫由外而内，与伴随其外的阳卫之气相随相伴，互相滋养，不能相离，相离则为病。所谓"阴阳相贯，如环无端"是指血流其中的三阴经、三阳经相连相贯。三阴经布于体内，三阳经布于体表。阳经外，阴经内，内外相贯，如环无端，血液在脉内周流不止，营身不休。

表 2-1　营气运行图

营气起于中焦，下络大肠，上膈属肺	手三阴经	手三阳经	足三阳经	足三阴经注胸中		手三阴经
	手太阴肺经 →	手阳明大肠经 →	足阳明胃经 →	足太阴脾经	注心中	手少阴心经
	手少阴心经 →	手太阳小肠经 →	足太阳膀胱经 →	足少阴肾经	注心中	手厥阴心主经
	手厥阴心主经 →	手少阳三焦经 →	足少阳胆经 →	足厥阴肝经	注肺中，别者入督脉，下注肺	手太阴肺经
				昼夜营身五十周，平旦会于两手太阴中		

【相关医经选读】

黄帝问岐伯曰：人焉受气？人之生也，禀气而生，未知禀受何气？阴阳焉会？未知所受阴阳□□□□□□？何气为营？何气为卫？营安从生？卫于焉会？问营卫知名之所由，□□□气生处。**老壮不同气，阴阳异位，愿闻其会。**问□□□。**岐伯答曰：人受气于谷，谷入于胃，以传肺，五脏六腑，皆以受气，**人之受气，受谷气也。肺以□气，故谷之精气传之与肺。□□气传与脏腑，故脏腑皆受气于肺也。**其清者为营，浊者为卫，**谷之清气为营，谷之浊气为卫。**营在脉中，卫在脉外，**清血之气在于脉中，[周身不住]以营于身，故曰营气。谷之浊气在于脉外，亦周身不住卫身，故曰卫气也。**营周不休，**营气法天，营身不息，故曰不休。**五十而复大会。**营气营身五十周已，大会于两手太阴中也。**阴阳相贯，如环毋端。**营气起于中焦，下络大肠，上膈属肺，以肺系横出掖下，至于大指、次指之端，入手阳明，从手阳明入足阳明，次入足太阴，次入手少阴，次入手太阳，次入足太阳，次入足[少阴，次入]手心主，次入手[少]阳，次入足少阳，次入足厥阴，还[手太阴，阴]阳[相]贯，终而复始，与天地同纪，[故]曰如环无端也。

——《太素》卷十二《营卫气别》

按：人禀气生，五脏六腑皆禀气于胃。那么，人是如何受营卫之气的？营卫阴阳又是怎样始，又分别在哪里会？什么气叫营？营从哪里产生？什么气叫卫？卫在哪里聚集？老年人和青壮年的营卫阴阳之气强弱不同，营气出自脏阴，卫气出自腑阳，五脏六腑阴阳不同，营、卫气分别是如何大会的呢？岐伯曰：人从水谷受得生命所需之气。水谷入胃，化而为津液，其清者上升，浊者下降排出体外。津液与宗气为清，清者上升。糟粕为浊，浊者下行。中焦泌津液变而赤为营血，入手太阴肺经，周流五脏，由内而外营养全身。五脏六腑得营血的营养得以发挥各自的功能，故五脏六腑都从肺受营血之气的营养。从清浊来分，五脏法地成形属性阴，其气为清。营血出五脏，肺受胃所纳五谷之清气，入手太阴肺经行经络之内，故清者为营；六腑象天化气属性为阳，其气为浊。卫气出六腑，走肌肤腠理、头面四末，故浊者为卫。营血运行于脉中，卫气运行于脉外。营血在脉中白天随卫气由内而外，自三阴经合三阳经，再从三阳经下行足合三阴经入内，行阳二十五度；夜晚携阳卫由三阳经入三阴经，行阴二十五度，合而五十度，会于两手太阴肺经。营血行脉中，由手三阴出而合手三阳，由内而外；手三阳上头合足三阳，足三阳下于足合足三阴，再由外而内；足三阴入内合于手三阴。三阴经三阳经阴阳相贯，循环往复，周流不休，如环无端。

黄帝曰：营气之道，内谷为宝。……留于肺内，则其道□。**谷入于胃，乃传之于肺，流溢于中，布散于外，流溢脏腑之中，布散□络之脉也。精专者，行于经隧，常营毋已，终而复始，是谓天地之纪。谷入于胃，化其精**

微，上注于肺，清者为营，浊者为卫，营在脉中，卫在脉外，日夜行身，营五十周，如环无端，此为天地之纲纪也。**故气从太阴出，注阳明，至肝，从肝上注肺，□……□手足阳明，次□……□脉还注□□。上循喉咙，入颃颡之窍，究于畜门。**言太阴别络入泉腋少阴之前，入走肺，散之太阳，上出缺盆，循喉咙上行，合阳明，故营气从脾入此，肺脉上循喉咙至颃颡，究于畜门。颃颡，上枯浪反，下苏朗反。口中□□也。口中肺系上双穴……喉咙至此……**其支别者，上额循颠下项中，循脊入骶，是督脉也。络阴器，上过毛中，入脐中，上循腹里，入缺盆，下注肺中，复出太阴。**其手太阴别至此，合阳明已，更别起一脉也。上额循颠下项，循脊入于□骶之骨也。骶，脊穷骨也，丁礼反。入络阴器，上行过毛入脐，循腹里，入于缺盆，下注肺中，复出太阴。若准《素问》□□□□□□□□□□□□□□也。

——《太素》卷十《督脉》

按：营血生成的根本，是胃能纳谷生津液。饮食水谷进入胃以后，经过胃的腐熟，化而为津液，津液之精专者入中焦，经过中焦的气化变化而赤为营血，血液注入手太阴肺经，然后由五脏阴脉注入六腑阳脉，三阴脉三阳脉相贯相连，营血之气内滋五脏六腑，外通过经脉、络脉、孙脉营养四肢百骸。血液在脉内运动不休，营养周身不息，终而复始，循环往复，这是营气运行的根本规律。所以，营血从手太阴肺经开始循环运动，天亮随卫气由内而外，到达手太阴肺脉的脉口，然后合手阳明，由手三阳合足三阳，由足三阳合足三阴，最后由足厥阴肝脉流注到手太阴肺脉，完成一个循环。

黄帝曰：宗气之道，内谷为宝。人之生也，以气为宗。宗气之道，无贵内谷。内谷即肠□□也，肠胃宗气，生身最重，故名宝也。**谷入于胃，乃传之于肺，流溢于中，布散于外，**谷入胃已，精浊下流，清精注肺，肺得其气，流溢五脏，布散六腑也。**精专者行于经隧，常营毋已，终而复始，是谓天地之纪。**精专血气，常营无已，名曰营气也。**故气从太阴出，注于阳明，上行注足阳明，下行至跗上，注大指间，与太阴合，**以下言营行十二经脉也。气，营气也。营气起于中焦，并胃口出上焦之后，注手太阴、手阳明，乃之足阳明也。平按："出"下，《甲乙》有"循臂内上廉"五字。注"于阳明"，《灵枢》《甲乙》作"注手阳明"。上行抵脾，从脾注心中。循手少阴出掖下臂，注小指之端，合手太阳，上行乘掖出颐内，注目内眦，上颠下项，合足太阳，循脊下尻，行注小指之端，足太阴脉注心中，从心中循手少阴脉行也。合者，合手小指端也。上颠下项者，十二经中，手太阳脉支者，别颊上颐抵鼻至目内眦；手太阳脉，起目内眦。此言上颠者，循手太阳气至目内眦，合足太阳之气，与之共行，上顶下项，然后称合，理亦无违也。平按："抵脾"，《灵枢》作"抵髀"。"掖"，《灵枢》《甲乙》均作"腋"，下同，不再举。"下臂，注小指之端"，《灵枢》无"之端"二字。"尻"下，《灵枢》《甲乙》有"下"字。**循足心，注足少阴，上行注肾，从肾注心。外散于胸中，循心注** [平按："注"，《灵枢》《甲乙》作"主"。] **脉出掖下臂，入两筋之间，入掌中，出中指之端，** [平按：《甲乙》作"手中指"。] **还注小指、次指之端，合手少阳，上行注膻中，散于三焦，从三焦注胆，** [平按："胆"，《甲乙》作"膻"。] **出胁注足少阳，下行至跗上，复从跗注大指间，合足厥阴，上行至肝。从肝上注肺，上循喉咙，入颃颡之窍，究于畜门。其别者，** [平按：《灵枢》《甲乙》作"其支别者"。] **上额循颠下项中，循脊入骶，是督脉也，络阴器，上过毛中，入脐中，上循腹里，入缺盆，下注肺中，复出太阴。此营气之行逆顺之常也。**问曰：肝脉足厥阴，上贯膈，布胁肋，循喉咙之后，上入颃颡，连目系，上出额，与督脉会于颠。此言足厥阴脉循喉咙，究于畜门，循颠入骶等是督脉者，未知督脉与足厥阴同异何如？答曰：足厥阴脉从肝上注肺，上循喉咙，上至于颠，与督脉会。督脉自从畜门上额至颠，下项入骶，与厥阴不同。此言别者上额循颠之言，乃是营气行足厥阴至畜门，别于厥阴之脉，循督上额至颠，下项入骶络阴器，上循腹里入缺盆，复别于督脉，注于肺中，复出手太阴之脉，此是营气循列度数常行之道，与足厥阴及督脉各异也。颃颡，当会厌上双孔。畜门，鼻孔也。逆顺者，在手循阴而出，循阳而入；在足循阴而入，循阳而出，此为营气行逆顺常也。平按："此营气之行"，《甲乙》作"此营气之所行也"。

黄帝曰：愿闻营卫之所行，皆何道从行？岐伯答曰：**营出于中焦，卫出于上焦。**夫三焦者，上焦在胃上口，主内而不出，其理在膻中；中焦在胃中口，不上不下，主腐熟水谷，其理在脐旁；下焦在脐下，当膀胱上口，主分别清浊，主出而不内，其理在脐下一寸。故营出中焦者，出胃中口也；卫出上焦者，出胃上口也。平按："从行"，《灵枢》作"从来"；《甲乙》作"从始"，无"岐伯答"三字。**黄帝曰：愿闻三焦之所出。**前问营卫二气所出，出于三焦，未知上焦卫气出在何处？故致斯问。平按：《甲乙》无"黄帝曰：愿闻"至下"岐伯曰"十三字。**岐伯曰：上焦出于胃上口，并咽以上贯膈，布胸中，走掖，循太阴之分而行，还注阳明，上至舌，**咽胃之际，名胃上口。胃之上口出气，即循咽上布于胸中，从胸中之掖，循肺脉手太阴行至大指、次指之端，注手阳明脉，循指上廉上至下齿中。气到于舌，故曰上至舌也。此则上焦所出与卫气同，所行之道与营共行也。平按："布"上，《灵枢》《甲乙》有"而"字。"还注阳明"，《灵枢》作"还至阳明"，《甲乙》作"还至手阳明"。注"从胸中"，"从"字袁刻作"循"。**下足阳明，**其脉还出侠口交人中，左之右，右之左，上侠鼻孔与足阳明合。足阳明下行至足太阴等，与营气俱行也。平按："下足阳明"，《甲乙》作"下注足阳明"。注"交人中"，"交"字袁刻误作"夹"。**常与营俱行于阳二十五度，行于阴亦二十五度，一周也，故五十周而复大会于手太阴。**营气行昼，故即行阳也；行夜，故即行阴也。其气循二十八脉十六丈二尺，昼行二十五周，夜行二十五周，故一日一夜行五十周，平旦会手太阴脉也。一度有一周，五十周为日夜一大周矣。上焦卫气循营气行，终而复始，常行无已也。平按："行于阳"二句，《甲乙》作"行于阴阳各二十五度"；"一周也"作"为一周"；"故"下有"日夜"二字；"复"下有"始"字。

——《太素》卷十二《营卫气别》

按：古本《黄帝内经》非一时一人所著，中医理论体系散见于不同的篇章中。因为非一时一人所著，同一理论，在不同的篇章中阐述有详有略，有的地方甚至是重复，所以唐初杨上善和唐代中期的王冰，在整理的时候都依据自己对中医理论体系的理解，对古本《黄帝内经》理论体系进行进一步的归纳整理，具体表现是打散原来的篇章顺序，对原来的文章进行重新归纳、拆分，剔除重复。杨上善在《黄帝内经太素》中，基本上剔除了原来重复的篇章，但少数重要的篇章，比如论述营卫气生成、运行规律的文章，虽然内容上有重复，但因其重要，也保留了下来。本节收录的这两段文字，有详略之分，也列在这里。

凡气皆象。气可以指各种象。这里从太阴出的"气"是什么呢？杨注明确指出，这里的气，是营气，也就是营血。胃纳五谷生成的津液，经过中焦泌津液，变而赤为血液注入手太阴肺经。运行于手太阴肺经的营血之气，在阴尽阳起也就是夜尽天亮的时候由内而外，出大指之端，然后合手阳明大肠经，上行至头面。手阳明经起于大指次指端商阳，出鼻之迎香。由手阳明合足阳明胃。足阳明胃经起鼻之承泣，下行至跗，注足中指厉兑。然后由阳经注入阴经，携卫阳之气由外而内。具体的顺序是：

（1）手太阴肺经出合手阳明，手阳明上行至头合足阳明，足阳明下行至足合足太阴。足太阴脾起于足大指端隐白，上行入腹属脾络胃，然后从脾注心。

（2）手少阴心经，起于心中，出掌内小指端少腑，合手太阳小肠。手太阳小肠起于小指端少泽，其直者上行注目内眦却入耳中；手太阳合足太阳膀胱，足太阳起目内睛明，下行注足小指端至阴，合足少阴肾。足少阴起于涌泉，贯肝入肺，然后从肾注心。

（3）手厥阴心包经，起于腹，上手指中冲，合手少阳三焦。手少阳三焦起于手小指关冲，上行至目，合足少阳胆。足少阳起于目，下行足小指窍阴，合足厥阴肝。足厥阴起于足趾大敦，上行入腹中，合手太阴肺。营血之气从手太阴出，复入手太阴，完成循环，周而复始，流注不休。

营血之气运行的逆顺规律：营血顺行脉，即顺三阴经三阳经循行，而不能逆行。在手循阴而出，循阳而入：手之三阴脉，从脏受得血气，流动到终极手指端之后，变而为阳，名手三阳；手之三阳至头，屈曲向足，至足趾端，从阳之阴。在足循阴而入，循阳而出：足之三阴从足走腹，再由腹至手三阴走手三阳，上头为足三阳，完成循环。阴脉营其脏，属脏络腑；阳脉荣其腑，属腑络脏，阴阳之脉相贯相连，流注不休，如环无端。

黄帝问道：想听听营卫气的运行都是从何处开始的？岐伯说：上焦在胃上口，功能是主纳而不出，其理在膻中。所谓卫气出上焦，就是卫气从胃上口开始生成。上焦泌津液而使其如雾露之溉，以滋养全身。中焦在胃中口，位置不上不下，主腐熟水谷，其理在脐旁。所谓营血出中焦，就是营血从胃中口开始生成。胃中口又曰中焦。中焦泌水谷津液，化而赤注入手太阴肺经流注全身。黄帝说：想听听三焦之气所出，亦即营血、卫气、溲液的来源及运行通道。岐伯说：上焦之气即卫气，卫气出自于胃的上口，连咽上贯膈，布胸中。夜晚阴尽白天日阳的时候由内而外，走腋，循肺脉手太阴之分上行于头，合足阳明然后下行至足太阴等。卫气行脉外，与营气俱行于昼阳二十五度，行于夜阴二十五度，为一个周始，故五十度于平旦复会于手太阴肺经。

　　足阳明，胃脉也。胃者，五脏六腑之海也。谷入于胃，
变为糟粕、津液、宗气，分为三隧，泌津液注之于脉，化
而为血，以营四末，内注五脏六腑，以应刻数，名为营气。
其出悍气慓疾，先行四末分肉皮肤之间，昼夜不休者，名
为卫气。营出中焦，卫出上焦也。大气抟而不行，名为宗
气，积于胸中，命曰气海，出于肺，循喉咙，呼则出，吸
则入也。故胃为五脏六腑之海也。平按："足阳明"，《灵
枢》作"是明"二字。**其清气上注于肺，气从太阴而行之，**
胃之清气，上注于肺，从手太阴一经之脉上下而行。平按：
"肺"下，《灵枢》《甲乙经》重"肺"字。**其行也，以息
往来。**其手太阴脉上下行也，要由胸中气海之气，出肺循
喉咙，呼出吸入，以息往来，故手太阴脉得上下行。**故人
一呼脉再动，一吸脉亦再动，呼吸不已，故动而不止。**脉，
手太阴脉也。人受谷气，积于胸中，呼则推于手太阴，以
为二动，吸则引于手太阴，复为二动，命为气海，呼吸不
已，故手太阴动不止也。

——《太素》卷九《脉行同异》

　　按：足阳明是胃脉，胃是五脏六腑海。人以谷气生，
饮食入胃，变为糟粕、津液、宗气三道。津液、宗气上行
为清。中焦泌津液化而赤为营血，血液上注于手太阴肺经，
营血之气从手太阴肺经开始循行流注，周而复始。所以说，
营血之气从手太阴肺脉开始运行。但营血入五脏，属性为

阴，阴的特性是静、寒。所以营血的运行需要阳卫之气的温煦和胸中气海之气即宗气的推动。宗气出肺循喉咙，呼则出，吸则入。呼则推于手太阴，吸则引于手太阴。呼吸不已，手太阴脉动不止，血液在经络中流动不息。

岐伯曰：气之不得毋行也，阴阳一气，相注如环，故不得毋行也。**如水之流，如日月之行不休，故阴脉营其脏，阳脉荣其腑，如环之无端，莫知其纪，终而复始。**三阴之脉，营脏注阳；三阳之脉，营腑注阴。阴阳相注如环，比水之流，日月之行，终而复始，莫知其纪也。

——《太素》卷十《阴阳乔脉》

按：所谓"气不得毋行"，即营血需要循三阴经、三阳经流注，不能乱行。三阴之脉属脏络腑，手之三阴经，从脏走手合手三阳经，手三阳经上头合足三阳经，故曰阴脉营其脏注阳。所谓注阳，就是由五脏三阴脉注六腑三阳脉。足之三阳脉属腑络脏，足三阳经自头目下行至足合足三阴经，足之三阴脉逆行向心流注，合手三阴经，故曰阳脉荣其腑注阴。所谓注阴，就是六腑三阳脉，流注于五脏三阴脉。三阳经三阴经联络脏腑，营血在阴脉、阳脉中上下流注，故曰"阴阳一气，相注如环"。

黄帝曰：阴之与阳也，异名同类，上下相会，阴阳异

名，同为气类，三阳为表居上，三阴为里在下，表里气通，故曰相会。**经络之相贯，如环无端。**三阴之经络脉别走入于三阳，三阳之经络脉别走入于三阴，阴阳之气旋回，周而复始，故曰无端。

——《太素》卷二十七《邪中》

按：何以言阴、阳异名而同类？阴阳名异，但同为气。气，象也。营血阴气走五脏行脉内，卫气出六腑走脉外肌肤腠理。营血不能溢出脉络，卫阳不能聚于脉内，营气、卫气相随而行而不相贯，相贯则为病。三阴经、三阳经也名异而同类，三阳经处于人体阳表，居上；三阴经位于里，在下。三阴之经络别走入于三阳经，属脏络腑；三阳之经络别走入于三阴经，属腑络脏，脏腑通过经络相连，三阴脉三阳脉相贯，如环无端，五脏六腑相连。营血之气流注于经脉之内，在周身周流不休，营养五脏六腑，四肢百骸。卫阳之气随行于脉络之外，温煦肌肤，抵御病邪。

　　凡此五脏六腑十二经水者，皆外有源泉而内有所禀，此皆外内相贯，如环无端，人经亦然。十二经水，如江出岷山，河出昆仑，即外有源也。流入于海，即内有所禀也。水至于海已，上为天河，复从源出，流入于海，即为外内相贯，如环无端也。人经亦尔，足三阴脉从足指起，即外有源也。上行络腑属脏，比之入海，即内有所禀也。以为手三阴脉，从胸至手，变为手三阳脉，从手而起，即外有源也。上行络脏属腑，即内有所禀也。上头以为足三阳脉，从头之下足，复变为足三阴脉，即外内相贯，如环无端也。

——《太素》卷五《十二水》

按：五脏六腑与十二经脉和自然界的十二经水一样，都是外有源泉，内有秉承，阴阳相贯，表里相连，如环无端，流注不休。何以言？足三阴脉从足趾起，即外有源。逆行上至胸，阴经属脏络腑，如河水入海，即内有所禀；手三阴脉从胸走手，顺行，合手之三阳脉，从手而起，即外有源。手三阳脉从手走头合足三阳，足三阳脉下行合足三阴脉。阳经属腑络脏，即内有所禀。三阴经、三阳经内外相贯，脏腑相连，营血在脉内流注不休，如环无端。

第三节 营气与五脏——五脏出阴气

血液之所以曰营气，是因为具有营养功能。而营养功能得以发挥的关键是五脏。营血入五脏以滋养五脏，同时把五脏的功能通过脉络布散到四肢百骸。五脏为阴，脉内也为阴，故携带了五脏功能的血液又曰阴气。五脏是怎样通过营血把其功能由脉络布散于外而得以发挥的呢?

道法自然。脏者藏也,五脏法地,属性为阴。阴静而阳躁,阴清而阳浊。自然界最大的阴阳是天地。天阳地阴,天阳化气,地阴成形。人法自然。男为阳为父,女为阴为母,男施女受,形质乃成。天地气交,万物化生,物生于地;男女构精,共成一形,形成于母。譬之于脏腑,阳,六腑也,六腑化谷,以生卫气;阴,五脏也,五脏藏精,以成形体。天阳地阴乃生化万物之纲纪,血气阴阳乃人生命之源。六腑法天化气为阳,卫阳之气周流头面四末,温煦肌肤腠理,抵御外邪而为卫;五脏象地藏精血,营血为阴,营血周流经络以养身,主静,所以五脏藏精舍神。血、气和顺,五脏六腑安康,人乃无病。人体气血阴阳如同天地阴阳。阴阳互根,二者相依不能乖离,失去平衡则为病,所以阴阳是万物生死的根本。天阳化生万物,比如四季中春夏生起万物;六腑阳气充身泽毛,温煦营血使生命得以成长。地阴成形长养万物,比如秋冬长熟万物;营血出五脏,其功能象地,营血充足,人得以生长。

五脏的基本功能是藏精而不泄。五脏藏六腑纳谷所生成的津液之专精者营血,津液充足则五脏得滋养,五脏强则五脏之气发经络,由经络布散四肢百骸,人得强健而无病,故五脏不可伤,伤则阴虚无气以养四肢百骸。五脏藏精属阴,六腑化气为阳。脏藏精,精舍神,神不可伤,伤五神则脏精失其守。脏无神守则脏伤阴虚无气,无气即无营血滋养则五脏六腑、四肢百骸，故阴虚则致死。所以不死之道，以养五神为先。那么，五脏所藏何精？五脏精虚的表现又是什么呢？血、脉、营、气、精，分别为五脏所藏，谓之五脏精。藏，蓄也。分别舍五气：魂、神、意、魄、志。肝负责储藏中焦泌水谷津液所化生的血，血舍魂。肝气虚则恐，实则怒；心藏脉，脉舍神，心气虚则悲，实则笑不休。脾藏营，营舍意，脾气虚则四肢不用，五脏不安；实则胀，经溲不利。肺藏气，气舍魄，肺气虚则息利少气，实则喘喝胸凭仰息。肾藏精，精舍志，肾气虚则厥，实则胀，五脏不安。心为君主之官，统管一身血脉；肝藏血，肾藏精，脾主运化，肺主气，推动气血的运行。总之，人之所生，受气于谷；谷之所注者胃也；胃者，水谷气血之海也；海之所行云雨者，天下也；胃之所出气血者，经隧也；经隧者，五脏六腑之大络也。五脏藏精，所藏之精乃为中焦泌津液化而赤的营血。胃者五脏六腑之海。人体的阴精和功能总的来源都是六腑化谷所生津液。要让营血营养全身，需脾为胃运化津液使上行，肝储藏这种精专的血液，肾得营血滋养生成生殖之精和人体所需的骨髓、脑髓之精等，心统帅一身的经络，肺司气，鼓动血液如潮汐般周流全身。经过五脏共同的生化作用而使在脉内运行的营血，不仅能滋养五脏六腑四肢百骸，而且把五脏的功能携于外并使之实现。五脏的属性是阴，五脏气故曰阴气，阴气走体内脉络，内为阴，行三阴经，三阴为阴。阴气的功用是营养身体使之生长，故又曰营。经云："阴者主脏，阴受气于五脏。"杨注云："阴气主于五脏，在内。"即阴气来源于五脏，三阴经从五脏受营血之气。换句话说，就是营血阴气来自五脏，三阴经布于人体的内里，受五脏之气，日阳天亮的时候随阳卫由内而外，用以荣全身、濡关节、肥肌肤。故眼有血而能视，手得血而能卧，足得血而能步，皮毛腠理得血而致密润泽，筋骨得血而坚强。由于营血入五脏后，携带了五脏的功能，又曰脏气。不论是曰脏气还是阴气，其功能都是养神与成形。具体来说，胃纳水谷生津液，中焦泌津液化而赤为营血，注入手太阴肺经，血液依次在经络中流动，谷气之清而浊者即营血归心，由心统帅十二经脉滋养全身。经脉把水谷精微输布到肝，由肝经布散淫溢到筋，故肝主筋。水谷津液通过经络输布到肾，肾得滋养而生肾精，精气四布，骨髓生，毛发长，成人之后而有生殖之功能。注入手太阴肺经的营血之气，经过经络游弋上输于脾，脾气散精归于肺，通过肺气的鼓动，输布到周身从而实现长肉生肌，四肢得用。总之，经气亦即营血阴气的运行归于肺气的推动，是肺的行气功能，使百脉像潮水那样周期性地波动，使营血经过肝、心、脾、肾散布到皮毛孙络，无数的孙络把精气聚合，通过营气夜行于阴回流到五脏六腑，循环不休，如环无端。这一切都归于宗气的推动。肺的功能是行气布散精，以使四脏精周流全身。

【相关医经选读】

所谓五脏者,藏精神而不泻者也,故满而不能实。精神适于脏中不离,故不泻而满也。虽满常虚,故不实。平按:"精神",《素问》作"精气"。新校正云:"接全元起本及《甲乙经》《太素》精气作精神。"与此正合。**六腑者,实而不能满。所以然者,水谷之入口则胃实而肠虚,食下则肠实而胃虚,故曰实而不满。**肠胃更满,故为实也;更虚,故不满也。饱食未消,肠中未有糟粕,即胃实肠虚也;食消以下于肠,胃中未有食入,即肠实胃虚也。以其胃虚,故气得上也;以其肠虚,故气得下也。气得上下,神气宣通,长生久视。平按:"六腑者"下,《素问》《甲乙》均有"传化物而不藏"句。

——《太素》卷六《脏腑气液》

按:五脏藏精属阴,六腑化气为阳。五脏象地,大地包孕万物,纳百川含五岳,而不患其多,人之五脏亦如此,故藏而不泻。所谓藏而不泻,谓五脏得胃纳水谷化生的营血源源不断的滋养,宜不停地蓄藏精而不宜妄泻。五脏藏精,精血充盈则五脏强,五脏强则四肢百骸强。五脏所藏之精宜充盈而不宜虚,特点是虽满常虚,故不实。六腑的功能是传化水谷,其特点是实而不能满。为什么是这样的呢?因为水谷入口则胃实,胃实则肠虚;食下则肠实而胃虚，肠胃更实更虚，满而不虚则为病，故曰六腑的特点是"实而不能满"。

　　是故，五脏主藏精者也，人肾有二：左为肾脏，右为命门。命门藏精，精者五脏精液，故五脏藏精。**不可伤，伤则守失而阴虚，阴虚则无气，无气则死矣。**五脏之神不可伤也，伤五神者，则神去无守，脏守失也。六腑为阳，五脏为阴，脏无神守，故阴虚也。阴脏气无，遂致死也。故不死之道者，养五神也。人皆怵惕思虑，则以伤神；悲哀动中，日亡魂性；喜乐无极，神魄散扬；愁忧不解，志意悗乱；盛怒无止，失志多忘；恐惧惊神，伤精痿骨。其以千端之祸，害此一生，终以万品欲情，潦乱真性，仍服金石贵宝，摧斯易往之躯，多求神仙芳草，日役百年之命。昔彭、聃以道怡性，寿命遐长；秦、武采药求仙，早升霞气。故广成子语黄帝曰："来，吾语汝至道。无视无听，抱神以静，形将自正也。必静必清，无劳汝形，无摇汝精，心无所知，神将守形，可以长生。故我修身千二百岁，人皆尽死，而我独存。得吾道者，上为皇，下为王；失吾道者，上见光，下为土。"是知安国安人之道，莫大怡神，亡神亡国之灾，无出情欲。故岐伯以斯至道，上答黄轩，述千古之遗风，拯万叶之荼苦也。平按："守失"，《灵枢》《甲乙》作"失守"。注"痿骨"下原缺一字，据下文"终以"，"终"字，此疑作"始"。又注"遗风"，别本作"道

67

风"。是故用针者，察观病人之能，以知精神魂魄之存亡得失之意，五脏已伤，针不可以治之也。上古但有汤液之为而不用针，至黄帝贼邪伤物，故用针石，并药灸等杂合行之，以除疾病。疗病之要，必本其人五神存亡，可得可失，死生之意，然后命诸针药，以行调养。若其人纵逸，五神以伤，愚医不候神气存亡，更加针药，必其早夭不待时也。平按："察观"，《甲乙》作"观察"。"能"，《灵枢》《甲乙》均作"熊"。**肝藏血，血舍魂，肝气虚则恐，实则怒。**肝、心、脾、肺、肾，谓之五脏，藏五精气也。血、脉、营、气、精，谓之五精气，舍五神也。肝主于筋，人卧之时，血归于肝，故魂得舍血也。肾为水脏，主于恐惧；肝为木脏，主怒也。水以生木，故肝子虚者，肾母乘之，故肝虚恐也。**心藏脉，脉舍神，心气虚则悲，实则笑不休。**肝为木脏，主悲哀也；心为火脏，主于笑也。木以生火，故火子虚者，木母乘之，故心虚悲者也。**脾藏营，营舍意，脾气虚则四肢不用，五脏不安，实则胀，经溲不利。**溲，小留反。营，血肉也。脾主水谷，脏腑之主，虚则阳脏四肢不用，阴脏不安。实则胀满及女子月经并大小便不利，故以他乘致病也。平按：此段《灵枢》在"心藏脉"之上。"则胀"，《灵枢》作"则腹胀"。"经溲"，《甲乙》作"泾溲"。**肺藏气，气舍魄，肺气虚则息利少气，实则喘喝胸凭仰息。**肺主五脏谷气，亦不受他乘，故虚则喘息利而少气，实则胸满息难也。平按："息利"，《灵枢》作"鼻塞不利"，《甲乙经》作"鼻息不利"。"胸凭"，《灵枢》作"胸盈"，《甲乙》作"凭"，注云："《九墟》作盈。"**肾藏精，精舍志，肾气虚则厥，实则胀，五脏不安。**肺为金脏，主于狂厥；肾为水脏，主于水胀。五脏不安，金以生水，故水子虚者，金母乘之，故狂厥逆也。平按："志"，《甲乙》作"气"。**必审察五脏之病形，以知其气之虚实而谨调之。**医疗之道，先识五脏气之虚实，及知虚实所生之脏，然后命乎针药，谨而调之。平按：《灵枢》无"察"字；"而谨调之"作"谨而调之也"。

——《太素》卷六 [《五脏精神》]

按：五脏主藏五精舍神神，神不可伤，神伤则脏失其守。脏无神守则脏阴虚，阴虚精亏无以滋养五脏六腑、四肢百骸，遂致死。无气，精血虚也。所以养生之道，在于养五神。神安于其舍，则脏和。怵惕思虑，则伤神；悲哀动中，亡魂性；喜乐无极，神魄散扬；愁忧不解，志意悗乱；盛怒无止，失志多忘；恐惧惊神，伤精痿骨。善于用针刺技术的人，观察病人的形态，知五精是否受伤，五神是否亡失。如果精伤阴虚神亡失，则仅用针刺不可以治之。肝藏血，血舍魂，肝气虚则恐，实则怒。心藏脉，脉舍神，心气虚则悲，实则笑不休。脾藏营，营舍意。营乃血的功能，脾虚不能造血生肉，则四肢不用，五脏不安；实则胀满及女人月经及大小便不利。肺藏气，气舍魄。胃纳五谷生津液，津液化而赤为营血，入手太阴肺经，以营五脏六腑、四肢百骸，故肺藏营血之气。肺气虚则呼吸无力；实则喘喝胸俯仰息难。肾藏精，精舍志。肾气虚则骨痿无力则厥，实则水胀，五脏不安。所以医疗之道，必先审查五脏气之虚实及虚实所生之病态，然后用针药调之。

问曰：见真脏曰死，何也？ 无余物和杂，故名真也。五脏之气皆胃气和之，不得独用。如至刚不得独用，独用即折，和柔用之即固也。五脏之气，和于胃气，即得长生；若真独见，无和胃气，必死期也。欲知五脏真见为死、和胃为生者，于寸口诊手太阴，即可知之也。见者如弦是肝脉也，微弦为平好也。微弦，谓弦之少也，三分有一分为微，二分胃气与一分弦气俱动，为微弦也。三分并是弦气，竟无胃气，为见真脏也。见真脏死，其理至妙，请陈其理，故曰何也。平按：《素问》新校正引此注甚详。**答曰：五脏者皆禀气于胃，胃者五脏之本也。五脏不能自致于手太阴，必因于胃气，乃能至手太阴。** 胃受水谷，变化精气而资五脏，故五脏得至手太阴寸口，见于微弦也。**故五脏各以其时，自为而至手太阴。** 五脏主于五时，至其时也，其脏有病之甚者，胃气不与之居，不因胃气，以呼吸之力，独自至于太阴寸口，见于真弦也。平按："自"字原缺，谨依《素问》补。注"不与之居"，别本"居"作"俱"。**故邪气胜者精气衰。** 真脏脉弦不微，无胃气者，则知肝病胜也。

肝病邪胜，则胃谷精气衰。**故病甚者，胃气不能与之俱至于手太阴，故真脏之气独见。独见者，为病胜脏也，故曰死。黄帝曰：善。**真见病甚，故致死也。平按：自"问曰：见真脏"至此，新校正谓："全元起本在《太阴阳明表里篇》中，此乃王氏所移。"今检《素问·太阴阳明论篇》，前后均在此篇，惟此一段在《玉机真脏论》中，其为王氏所移益信。

——《太素》卷六《脏腑气液》

按：于寸口诊手太阴脉，无胃气和，曰见真脏，见真脏死不治。何也？五脏精气的来源是胃纳五谷，即禀于胃。胃纳五谷生四道：营气、卫气、宗气、糟粕。足阳明胃为表，足太阴脾为里。胃纳水谷生津液，脾为胃行津液，津液行则五脏六腑得滋养，故胃者五脏六腑之本。五脏藏精，精者，中焦泌津液化而赤注手太阴肺经的血液也。肝，蓄藏血；心，主导血的运行；肺，主气，鼓动血液的运行；肾，藏胃纳五谷所化之精膏。五脏得精血滋养并将其功能通过血液布散到周身。所以，脉诊可知五脏气的强弱。那么，五脏的功能是怎样到达手太阴脉寸口并被诊出来的呢？营血在肺气的鼓动下昼日随卫气行阳二十五度，夜晚携卫气入内行阴二十五度。但五脏精得以循环流注，必因于胃气：一，胃纳谷生津液，是五脏六腑之源；没有津液滋养，则五脏不能通过血液实现其功能，胸中气海之气虚衰则肺无力鼓动血液周流。二，五脏的功能不能自己到达寸口，必借助于胃气。即卫气日阳活跃，带动温煦营血活跃外出，把营血滋养后的五脏精气变现于寸口，故诊寸口得五脏气。脏气需要有胃气和，没有胃气和为真脏现，真脏现死不治。五脏主五时，其气与胃气和，随卫气而至手太阴脉口。如春肝脉弦，夏心脉钩，秋肺脉浮，冬肾脉营，各有四时之脉。真脏脉现，为邪气胜，谷精气衰。所以邪气胜病甚者，胃气不能与五脏气俱至于手太阴寸口，胃气不与之居，不因胃气，乃是因呼吸之力，独自至于太阴寸口，真脏独现。真脏独现，不见主时之脉，是病胜脏。

黄帝问曰：人有精气津液，四肢九窍，五脏十六部，三百六十五节，乃生百病。百病之生，皆有虚实。今夫子乃言有余有五，不足亦有五，何以生之乎？ 九窍、五脏以为十四，四肢合手足，故有十六部。如此人身之数，皆有虚实，有余不足者，是亦众多，未知生病，其数何如也。平按："百病之生"，袁刻脱"百"字。**岐伯对曰：皆生于五脏。** 五脏为身之内主，用摄身病，无邪不尽，故曰皆生五脏者也。平按：自上节"人有精气"至"皆生于五脏"，《甲乙》无。**夫心藏神，** 心藏神者，心藏于脉以舍神。今藏神者，言所舍也。**肺藏气，** 肺藏气者，肺藏于气，气以舍魄。今藏气者，言其舍也。**肝藏血，** 血藏于肝以舍魂。今藏血者，亦言其舍。平按："魂"下，袁刻多"魄"字。**脾**

藏肉，脾藏肉者，脾主于肉，故曰藏肉，非正藏肉，脾于营以为正也。脾藏营，营以舍意及智二神，以脾营血，谷气最大，故二神舍也。平按：注"智"，袁刻作"志"。**肾藏志，而此成形。**肾藏志者，肾藏于精，精以舍志。今藏志者，言所舍也。肾有二枚，在左为肾，在右为命门。肾以藏志，命门藏精，故曰肾藏精者也。《八十一难》"精"亦名"神"，故有七神。又此五脏，心藏脉者，脉通经络血气者也。脾藏营者，通营之血气者也。肝藏血者，言其血有发眼之明也。五神藏于五脏，而共成身形也。平按：《甲乙》无"而此成形"四字。**志意通，内连骨髓，而成身形五脏。**意是脾神，通于营气；志是肾神，通于三焦原气别使。皆以内连骨髓，成身形以及五脏，故意志者，所以御精神，收魂魄者也。平按：《甲乙》"通"下有"达"字；"而成身形五脏"作"而成形"三字。**五脏之道，皆出于经隧，以行血气，**五脏之道，皆出于十二经络之隧，以行营卫血气也。平按："隧"，《甲乙》作"渠"，下同。**血气不和，百病乃变化而生于血气，故守经隧焉。**营卫不和，百病还生血气之中，故守经隧以调血气者也。平按：《素问》《甲乙》"化变"作"变化"；"而生"下无"于血气"三字。

——《太素》卷二十四《虚实补泻》

按：人有精气津液、四肢九窍、五脏十六部、三百六十五节，从而产生各种疾病。各种疾病，都有虚实之分。神、气、血、形、志皆有虚实，何以生之？岐伯曰：
皆生于五脏。心藏脉舍神，肺藏气舍魄，肝藏血舍魂，脾
藏营舍意，肾藏精舍志，五脏协同把营血布扬于五脏六腑，
四肢百骸，共成一身之形。脾意通于胃，助胃行水谷津液；
肾志通于三焦，皆内外表里相连，以成身形。所以，五脏
的功能，都通过十二经络实现，也就是都从十二经隧出。
为什么呢？因为经络是用来行营血的。胃纳水谷生津液，
津液之精专者营血入肺经走五脏以滋养五脏，同时通过经
络实现五脏的功能。营在脉中，卫在脉外，营卫不和，百
病乃变化生于血气，故治病守经隧以调血气。

食气入于胃，散精于肝，淫气筋。食气入胃，胃之血
气之精散入五脏，而独言肝，以肝为木，东方春气为物之
先故也。淫溢气，为筋者也。编者按："入于胃"，《素问》
作"入胃"；"筋"前有"于"字。**食入于胃，浊气归心，**
胃气分二：清者为气，浊者为血。心主于血，故浊归于心
也。**淫精于脉，脉气留经，**心之精甚，停留十二大经中也。
经气归于肺，肺以主气，故二经脉之气皆归于肺也，故肺
主气也。**肺朝百脉，**十二经脉、奇经八脉、十五大络等络
脉，皆集肺脉两手太阴寸口而朝之。**输精于皮毛。**肺气行
于孙络，通输精气至皮毛中也。**毛脉合精，行气于腑。**毛
脉即孙脉也，谓孙络者，即精气和合，行于六腑，皆肺气
也。**腑精神，留于四脏，**六腑贮于水谷，水谷之气化为精

神，留在四脏之中，亦肺气之所行者也。编者按："神"字后，《素问》有"明"字。**气归于权衡以平，气口成寸，以决死生。**权衡，谓阴阳也。以其阴阳之平，平于气口之脉，成九分为寸，候五脏六腑之脉，以决死生也。编者按：权衡二字，《素问》重。**饮食入于胃，游溢精气，上输于脾。脾气散精，上归于（脾）肺，**沟溢，通水处也。深八尺曰溢，四尺曰沟。饮食入胃，津液游于肺中，比之游溢。精气上输与脾，脾受气已，上输与肺。有字为溢，与溢同。从胃流气入脾，非散溢也。编者按："食"字《素问》无；"游溢"作"游溢"；"脾肺"作"肺"。注"字"字，疑"本"字之误。**肺调水道，下输膀胱，**肺以主气，通津液，浊者下行，输与膀胱为溲也。**水精四布。**水精，血气也。肺行血气，布于四脏也。**五经并行，合于四时五脏阴阳，动静揆度，此以为常。**四脏经脉并肺，脏经以为五经也。五脏经并行于气，以外合四时之气，内应五脏阴阳动静，以应法度也。揆应度，应法度也。

——《太素》卷十六《脉论》

按：血液是如何在肺气的鼓动下，从手太阴肺经开始，由内而外，再由外而内，回流到心，然后再从肺经开始循环的呢？饮食入胃，化为津液，清者营血上行，浊者糟粕下行。上行的清者又分清浊。脉内的营血为清阴，脉外的卫气为浊阳。然清中有浊，浊中有清。上行的清者之中，行脉外腠理、头面四末的卫气为清阳，故曰清阳发腠理，清阳实四肢。营血走脉内滋养五脏，故曰浊阴走五脏，浊气归心。饮食入胃生成的精专营血，经过经络归心主管。心主一身血脉。营血在脉内流动，浸淫布散滋养四肢百骸。肺主行血气，血液的流动不仅自手太阴肺脉开始，而且需要肺的鼓动。肺主气的动力源自于水谷津液生成积于胸中气海的宗气。宗气充沛，推动肺鼓动血液流动有力。肺的鼓动使十二经络、奇经八脉、十五大络脉等经络内的血液及滋养五脏后所产生的五脏功能，像潮汐那样天亮日阳由内而外，从三阴经到三阳经，把精华物质及五脏的功能由大的经脉输布到小的络脉、孙脉，传布到皮毛。日中之后，阳盛极而衰，阴逐渐强盛。经过日阳卫气温养的营阴，从无数的络脉、孙脉中聚合血脉的精华，在夜阴开始的时候由外到内，由三阳经到三阴经，再回行到六腑。即出由三阴脉走五脏，由内而外，然后输布于人体肌表。入则由头面四末的三阳经由外入内，夜阴的时候进入五脏，三阳经属腑络脏。日阳的时候随卫气由内出外，循环不休。六腑化谷生成的精专营血，通过散精于肝，上行游溢于脾，浊阴营血归于心，布精于肾，留于肝、脾、心、肾四脏并滋养之。何以言四脏，而不是五脏呢？因为肺主行营血之气，而非化精，经气的运行归于肺气的推动，肺动力的强弱源自胸中气海的宗气的强弱。宗气强则肺鼓动强而有力。肺的行气功能，使百脉中营血像潮水那样周期性波动，把胃所纳的五谷精微，经过肝、心、脾、肾布散周身，从而把携带了五脏功能的"精"——营血，输送布散到皮毛孙络，无数的孙络把精气聚合，在日入阳衰阴盛的时候随营气由外而内，由足三阳合足三阴回流五脏，日阳的时候再由内而外，出手太阴肺经，周而复始，循环不休。肺不散精，肺的功能是行营血之气，以使四脏精周流全身。所以下文言："五经并行，合于四时五脏阴阳，动静揆度，此以为常。"

黄帝曰：气口何以独为五脏主气？谓九候各候五脏之气，何因气口独主五脏六腑十二经脉等气也。平按:《素问》《甲乙》"主"下无"气"字。**岐伯曰：胃者，水谷之海也，六腑之大也。五味入口，藏于胃以养五气，气口亦太阴也。是以五脏六腑之气味，皆出于胃，变见于气口。**胃为水谷之海，六腑之长，出五味以养脏腑。血气、卫气行手太阴脉至于气口，五脏六腑善恶，皆是卫气所将而来，会手太阴，见于气口，故曰变见也。平按:《素问》《甲乙》"大"下有"源"字；"五气"作"五脏气"。**故五脏气入于鼻，藏于心肺，心肺有病，而鼻为之不利也。**谷入于胃，以养五脏，上熏入鼻，藏于心肺，鼻中出入，鼻为肺官，故心肺有病，鼻气不利也。**故曰：凡治病者，必察其上下，适其脉候，观其志意，与其病能。乃拘于鬼神者，不可与言至治。**疗病之要，必须上察人迎，下诊寸口，适于脉候。又观志意有无，无志意者，不可为巫。及说疗疾，复观其人病态，能可疗以不。若人风寒暑湿为病，乃情系鬼神，斯亦不可与言也。平按：《素问》"察其上下"作"察其下"三字；"脉"下无"候"字；"病"下无"能"字。袁刻"能"误作"熊"。《素问》新校正云："按《太素》作必察其上下，适其脉候，观其志意，与其病能。"与此正合。**恶于镵石者，不可与言至巧。治病不许治者，病不必治也，治之无功矣。**镵，仕监反，铍也。其病非针石不为而恶之者，纵岐、黄无所施其功。其病可疗而不许疗者，纵仓、扁不可为其功也。平按："镵"，原抄作"镜"，据注应作"镵"，《素问》作"针"。

凡刺之道，毕于终始，明知终始，五脏为纪，阴阳定矣。凡刺之道，其要须穷阴阳气之终始。人之阴阳气终始者，必本五脏以为纲纪，以五脏藏神居身，故为阴阳气之纲纪，即阴阳定矣。**阴者主脏，阳者主腑，**阴气主于五脏，在内；阳气主于六腑，在外也。**阳受气于四末，阴受气于五脏。**清阳实于四肢，浊阴者走于六腑，故阳受气于四末也。清阴起于五脏，浊阳者营于四肢，故阴受气于五脏也。平按：《甲乙》"末"作"肢"。**故泻者迎之，补者随之，知迎知随，气可令和。**和气之方，**必通阴阳，**故补泻之道，阴阳之气，实而来者，迎而泻之，虚而去者，随而补之，人能知此随、迎、补、泻之要，则阴阳气和，有疾可愈也。**五脏为阴，六腑为阳，传之后代，以血为盟，敬之者昌，**

慢之者亡，无道行私，必得夭殃。敬其传方，令守道去私
也。平按：《灵枢》"后代"作"后世"。《甲乙》无"传之
后代"以下六句。

——《太素》卷十四《人迎脉口诊》

按：寸口何以能独候五脏之气呢？营阴出五脏，卫阳
出六腑，但五脏六腑之气皆禀于胃。五味入口，各以其味
走五脏以长养之。气口即手太阴肺经动于外的寸口。肺气
鼓动营血走五脏以长养之，同时把五脏的功能通过经脉送
达四肢百骸。"五脏之道皆出于经隧"，五脏功能的实现，
是通过布满周身、联结五脏六腑的经隧来实现。水谷津液
生成营卫。营卫之气和调，则寸口之脉平。五脏六腑功能
好坏皆出于胃。日阳的时候阳卫携营阴由内而出，会于手
太阴，现于寸口。故寸口为诊五脏阴脉之处，能候善恶、
决死生。五脏气上熏于鼻，藏于心肺，鼻为肺官，心肺有
病，鼻为之不利。医生治病，一定要诊查病人的人迎、脉
口，诊其脉候，观其志意与其病态。被鬼神迷信思想所拘
泥的人，不可与之言高明的治疗技术。厌恶针石者，不可
与之言精妙的针刺技术。病不让医生治疗的，他的病一定
治不好，就是治疗也没有功效。

针刺的关键，在于明晓五脏营血阴气、六腑卫气运行
的起始。营气出五脏为阴，卫气出六腑为阳。三阴经属五
脏络六腑，三阳经属六腑络五脏，因而五脏六腑是阴阳之

气运行的终始。营气自手太阴肺脉开始出五脏，由三阴经合三阳经，三阳经入内合三阴经，如环无端。卫气行脉外，阴阳相随相伴。五脏主发阴气，三阴经从五脏受得营血之气；六腑主发阳气，三阳经从四末受得阳卫之气。所以，补泻的规律，实而来者迎而泻之，虚而去者随而补之。明知随、迎、补、泻之要，则可令阴阳营卫之气和调。和气的根本，在于明白五脏为阴，发营血阴气；六腑为阳，发温煦肌肤的阳卫之气。

第四节　阴受邪入五脏

贼风邪气为外邪，外邪害人三阳经受之，三阳经受之不治则入六腑。饮食男女、情志不节为内邪，内邪害人三阴经受之，三阴经受之不治则入五脏，入五脏则满闭塞，七窍不通，下飧泄肠澼。饮食、药物有阴阳水火之分。"水为阴，火为阳；阳为气，阴为味。味归形，形归气。"五谷为食，其性有水火寒热之分。食物中水冷凉性的为阴，食物中火热阳性的为阳。按阴阳属性来划分，气阳味阴。火热阳性的食物用来化气，为卫；水冷阴性的食物用来成形，为营血。所以五味为阴化津液，津液之精专者为营血以成形；形强则气盛。水寒阴性的五味为营血入五脏，由三阴

经入三阳经，在经脉中周流四肢百骸，长养五脏六腑，濡
润四肢关节，生肌肤筋骨；火热阳性的食物主化气，阳卫
之气行脉外实四肢，发腠理，温煦肌肤，抵御外邪。谷有
五味，各以其味入五脏。谷味酸，先走肝；谷味苦，先走
心；谷味甘，先走脾；谷味辛，先走肺；谷味咸，先走肾。
五味不和，内伤五脏。所以五味者，各走其脏，得中则益，
伤多则损。味过于酸，则肝气津泄；咸走肾，肾主骨，味
过于咸则肾伤，肾伤则骨痿困顿，肌肉短缩；味过于苦则
致心气喘满；甘入脾以资脾气，甘味过则致脾土湿濡，胃
气厚盛。五脏藏五精，血、脉、营、气、精。五精舍五神，
魂、神、意、魄、志。五脏之气通于七窍，所以五脏不和
则七窍不通。肺气通于鼻，肺功能正常则鼻能嗅气味；心
气通于舌，心的功能正常则舌能知五味；肝气通于目，肝
功能正常则目能辨五色；脾气通于口，脾的功能正常则口
能知五谷；肾气通于耳，肾的功能正常则耳听五音。五脏
之气发三阴经，阴经属五脏络六腑，故六阴脉受邪入五脏。
邪在脏则阴脉不和，血流瘀滞，致阴气独盛。阴气大盛则
不和于阳，阳气不能营阴，阴脉关闭，其病曰关。情志不
节则伤精，精伤五脏伤。怵惕思虑则伤心，心伤则肌肉瘦
削；悲哀动中则伤肝，肝伤则狂，人不清明，宗筋挛缩，
两胁骨举。喜乐无极则伤肺，肺伤则狂，皮肉焦枯；忧愁
不解则伤脾，脾伤则不能运化水谷，病四肢无力；盛怒则
伤肾，肾伤则腰脊不能俯仰。所以，五脏主藏五精不可伤，

脏精伤则神失守。神躁则精伤，精伤则阴脏虚无气，无气则死。所以五味调和以养精，五神和洽以养神。

【相关医经选读】

问曰：太阴、阳明，表里也，脾胃脉也，生病异何也？足太阴、足阳明脾胃二脉，诸经之海，生病受益，以为根本，故别举为问也。平按："太阴"上，《甲乙》有"足"字。"表里"上，《素问》《甲乙》有"为"字。"生病异"，《甲乙》作"生病异者"，《素问》作"生病而异者"。答曰：阴阳异位，更虚更实，更逆更顺，或从内，或从外，所从不同，故病异名。太阴为阴，阳明为阳，即异位也。春夏阳明为实，太阴为虚；秋冬太阴为实，阳明为虚。即更虚实也。春夏太阴为逆，阳明为顺；秋冬阳明为逆，太阴为顺也。手三阴，从内向外也；手三阳，从外向内也。足之三阴，从内向外；足之三阳，从外向内也。十二经脉阴阳六种不同，生病固亦多也。平按："更实更虚，更逆更顺"，《素问》作"更虚更实，更逆更从"。又按：《素问》新校正所引杨注，与此正合。黄帝曰：愿闻其异状。问其病异。答曰：阳者，天气也，主外；阴者，地气也，主内。故阳道实，阴道虚。阳为天气主外，故阳道实也。阴为地气主内，故阴道虚也。故犯贼风虚邪者，阳受之；食饮不节，起居不时者，阴受之。风寒暑湿虚邪外入膝理，则六阳之脉受之。饮食男女不节，则六阴受之。平按：《甲乙》

"阳受之"下有"则入腑"三字；"阴受之"下有"则入脏"三字，本书在下。**阳受之则入六腑，阴受之则入五脏。**六阳受于外邪，传入六腑；六阴受于内邪，传入五脏也。**入六腑则身热不时卧，上为喘呼；**六腑阳气在外，故身热也。阳盛昼眠不得至夜，故不时卧也。阳气盛于上，故上为喘呼也。平按："不时卧"，《甲乙》作"不得眠"。**入五脏则膜满闭塞，下为飧泄，久为肠澼。**阴邪在中，实则膜胀肠满，闭塞不通，虚则下利肠澼。**故喉主天气，咽主地气。**肺为天也，喉出肺中之气呼吸，故主天；脾为地，咽出脾胃噫气，故主地。**故阳受风气，阴受湿气。**风从上下，故阳受之；湿从下上，故阴受。**故阴气从足上行至头，而下循臂至指端；阳气从手上行至头，而下至足。**足三阴脉，从足至头，走头下胸，横出腋下，循臂至指端，为手三阴脉也。变为手三阳脉，从手指端上行至头，下行至足，为足三阳。阴阳相注，如环无端。平按：两"下"字下，《素问》《甲乙》均有"行"字。**故曰：阳病者，上行极而下行；阴病者，下行极而上行。故伤于风者，上先受之；伤于湿者，下先受之。**阳病者，三阴之脉上行至头极已为阳，受风热已下行；阴病者，三阳之脉下行至足极已为寒，受寒湿已上行。故伤风上先受之，伤湿下先受之。平按："而下行""而上行"，两"行"字，《素问》《甲乙》无。注"风热已"，"已"字袁刻作"矣"。

——《太素》卷六《脏腑气液》

按：足太阴脾、足阳明胃互为表里，其生病不同的原因是什么呢？太阴脾属脏，在里为阴，阳明胃属腑，在表为阳，表里阴阳异位。表实者里必虚，里实者表必虚。春夏阳明为实，太阴为虚；秋冬太阴为实，阳明为虚。二者更虚更实。五脏发阴气，营气顺行脉；六腑发阳气，卫气逆行脉。三阴脉从内向外，三阳脉从外向内。太阴属脏络腑，阳明属腑络脏，所从不同，故病异名。六腑法天为阳，主外。六腑化谷生卫气，卫气宜实不宜虚，实乃能固护肌表、温煦四末、抵御贼风邪气，所以"阳道实"。贼风虚邪外入腠理，三阳脉受之，三阳脉属六腑络五脏，故三阳脉受病邪迁延入六腑。卫气司开阖、御病邪，邪入三阳，气门闭则身热，阳盛不得眠，呼吸喘粗。喉出肺中呼吸之气，主天为阳，风为阳邪，从上而下，故伤于风者上先受之。阳气日阳由内外出，从手三阳上头合足三阳，足三阳下行至足。所以，阳病上行至头极而下行。五脏法地为阴，主内。五脏藏五精舍五神以成一身之形，饮食男女、七情忧伤皆伤阴，五脏功能易伤而致虚，故"阴道虚"。饮食不节，起居不时，好色无度，三阴脉受之。三阴脉属五脏络六腑，故三阴脉受邪迁延不治入五脏，入五脏则阴寒内盛，不和于阳，病满闭塞，下为飧泄，久为肠澼。脾为地，咽出脾胃噫气，故主地气。湿为阴邪，从下而上。阴受湿气，伤于湿者，下先受之。足三阴脉，从足至头，走头下胸，横出腋下，循臂至指端。所以阴病者下行至足极而上行。

84

黄帝曰：愿闻谷气有五味，其入五脏，分别奈何？谷气津液，味有五种，各入其五脏，别之奈何？**伯高曰：胃者，五脏六腑之海也，水谷皆入于胃，五脏六腑皆禀于胃。**胃受水谷，变化以滋五脏六腑，五脏六腑皆受其气，故曰皆禀也。平按：《甲乙经》"伯高曰"作"岐伯对曰"；无"水谷"二字。"禀"下，《灵枢》有"气"字。**五味各走其所喜：谷味酸，先走肝；谷味苦，先走心；谷味甘，先走脾；谷味辛，先走肺；谷味咸，先走肾。**五味所喜，谓津液变为五味，则五性有殊，性有五行，故各喜走同性之脏。平按：《甲乙经》自"谷味酸"以下至"走肾"，文法与此不同，而义意相类。**谷气津液已行，营卫大通，乃化糟粕，以次传下。**水谷化为津液，清气犹如雾露，名营卫，行脉内外，无所滞碍，故曰大通。其澄浊者，名为糟粕。泌别汁入于膀胱，故曰以次传下也。粕，颇洛反。平按：《甲乙经》"谷气"下有"营卫俱行"四字；"糟粕"上无"化"字。

——《太素》卷二《调食》

按：谷气有酸苦甘辛咸五味，五味分别入五脏。胃是五脏六腑之源，所有的饮食水谷都要进入胃，五脏六腑皆受水谷津液的滋养。五谷入胃后化为津液，蕴含五味精华的精专营血入手太阴肺经，携五味精华各以所喜入五脏并长养之。如谷味酸，先走肝；谷味苦，先走心；谷味甘，先走脾；谷味辛，先走肺；谷味咸，先走肾。这样，水谷五味入胃后化为津液，其清者上行，浊者糟粕下行排出体外。清而阴者营血走脉内，滋养五脏六腑、四肢肌肤；浊而阳者行脉外，如雾露之溉，日阳径至于头面四末，夜阴入五脏。阴者营气，阳者卫气各行其道，阴阳相随，无所滞碍，营卫大通。这样清者上行，糟粕下行，清升浊降，依次传下。

　　黄帝问少俞曰：五味之入于口也，各有所走，各有所病。酸走筋，多食之，令人癃；力中反，淋也，篆字癃也。平按：癃，《汉书·高祖本记》"年老癃病勿遗"，作"癃"，乃古文"癃"字也。**咸走血，多食之令人渴；辛走气，多食之令人洞心；**大贡反，心气流泄疾。**苦走骨，多食之令人变欧；甘走肉，多食之令人心悗。余知其然也，不知其何由，愿闻其故。**五味各走五脏所生，益其筋、血、气、骨、肉等，不足皆有所少，有余并招于病，其理是要，故请闻之。平按：《灵枢》"欧"作"呕"，下同。**少俞对曰：酸入胃，其气涩以收，上之两焦，弗能出入也，**涩，所救反，不滑也。酸味性为涩收，故上行两焦，不能与营俱出而行，复不能自反还入于胃也。**不出则留于胃中，胃中和温，即下注膀胱，膀胱之胞薄以濡，得酸即缩卷约而不通，水道不通，故癃。**既不能出胃，因胃气热，下渗膀胱之中，膀胱皮薄而又耎，故得酸则缩约不通，所以成病为癃。癃，淋也。胞，苞盛尿也。平按:《灵枢》"濡"作"懦"。**阴者，积筋之所终也，故酸入走筋。**人阴器，一身诸筋终聚之处，故酸入走于此阴器。**黄帝曰:咸走血，多食之令人渴，何也? 少俞曰:咸入于胃，其气上走中焦，注于脉，则血气走之，血与咸相得则血凁，血凁则胃汁注之，注之则胃中竭，竭则咽路焦，故舌干善渴。**肾主于骨，咸味走骨，言走血者，以血为水也。咸味之气，走于中焦血脉之中，以咸与血相得，即涩而不中，胃汁注之，因即胃中枯竭，咽焦舌干，所以渴也。咽为下食，又通于涎，故为路也。凁，音俟，水厓，义当凝也。平按:《灵枢》"血凁，血凁"四字，作"凝，凝"二字;"汁"上有"中"字;"舌"下有"本"字。**血脉者，中焦之道也，故咸入而走血矣。**血脉从中焦而起，以通血气，故胃之咸味，走于血也。**黄帝曰:辛走气，多食之，令人洞心，何也? 少俞曰:辛入于胃，其气走于上焦，上焦者，受气而营诸阳者也，**洞，通泄也。辛气剽悍，走于上焦，上焦卫气行于脉外，营腠理诸阳。**姜韭之气熏之，营卫之气不时受之，久留心下，故洞心。**以姜、韭之气辛熏，营卫之气非时受之，则辛气久留心下，故令心气洞泄也。**辛者，与气俱行，故辛入而与汗俱出矣。**辛走卫气，即与卫气俱行，故辛入胃，即与卫气汗俱出也。**黄帝曰:苦走骨，多食之令人变欧，何也? 少俞曰:苦入于胃，五谷之气皆不能胜苦，苦入下管，三焦之道皆闭而不通，故变欧。**苦是火味，计其走血以取资骨令坚，故苦走骨也。苦味坚强，五谷之气不能胜之，故入三焦，则营卫不通，下焦复约，所以食之还出，名曰变欧也。平按:《灵枢》"管"作"脘"。

——《太素》卷二《调食》

按：人以五味长养五脏，谷味酸，先走肝；谷味苦，先走心；谷味甘，先走脾；谷味辛，先走肺；谷味咸，先走肾。但味过则为病。酸入肝走筋，多食之令人癃；咸入肾走血，多食之令人渴；辛入肺走气，多食之令人洞心；苦入心走骨，多食之令人呕；甘入脾走肉，多食之令人心闷。酸走筋，多食之令人癃，是因为酸味性涩收，其上行两焦之后，不能与营俱出而行，又不能自返还入于胃。既不能出胃，因胃气热，下渗膀胱之中，膀胱皮薄而软，故得酸则缩约不通，成病为癃。阴器，为一身诸筋终聚之处，故酸入走于阴器。咸走血，多食盐令人渴，是为什么呢？咸进入胃以后，咸气随津液上行中焦，中焦化津液化而赤为营血，注入手太阴肺脉而流注周身。走脉中之血气与咸相得则涩而不中和，血涩则胃汁注之以中和，胃汁不断注之则胃中水液枯竭，致咽焦舌干，所以渴。脉，是中焦营血之气运行的通道，所以咸味入胃而走于血。辛味走气，吃多了令人洞心，这是为什么呢？上焦泌水谷津液而为卫气，卫气如雾露之溉，走脉外的肌肤腠理四末，所以清阳发腠理，清阳实四肢。辛入于胃，其气走于上焦。上焦的功能是受六腑阳气并温养三阳所处的头面四末、肌肤腠理，姜、韭之气辛熏，营卫之气不能按时受纳辛气，则辛气久留心下，故令洞心。同时，辛气发散，与卫气俱行于三阳经，所以辛入而与汗俱出。苦走骨，多食苦物令人呕是为什么呢？苦入于胃，苦气坚强，五谷之气不能胜之，故入于三焦后，营卫之道不通，下焦约缩，所以食之还出，令人呕。

水为阴，火为阳，五谷为食中水冷，谓之阴也；食中火热，谓之阳也。**阳为气，阴为味。**食中火热，发谷五气也；食中水冷，发谷五味也。**味归形，**五味各入于脏，以成一形。**形归气，**阴形阳气者也。**气归精，**气生五味精等。精食气，五味精华，五气变焉。**形食味，**得于形者，以食为味。**味伤形，**五味各走其脏，淫则各伤其脏。编者按："味伤形"之前，《素问》《甲乙经》均有"化生精，气生形"六字。**气伤精，精化于气，**精本从气化，有气淫还，各伤其精也。**气伤于味。**食中气盛，定伤五味。**味出下窍，气出上窍。**五味糟粕为大小便也，谷气不行经隧者，积于胸中，成于吐纳也。**味厚为阴，薄为阴之阳；**夫阴阳之道，推之可万也。如五味是阴，味之厚薄亦是阴阳，故味之厚者，阴中之阴，味薄者，阴中之阳也。**气厚为阳，薄为阳之阴；**五气是阳，气之厚薄又是阴阳，故气之厚者，阳中之阳，气之薄者，阳中之阴也。上下、贵贱、吉凶、福祸等，万物皆然。**味厚则泄，薄则通。气薄则泄，厚则发。**味厚气薄，则上下吐泄；味薄气厚，则上下通发。**壮火之气衰，少火之气壮。**壮盛火热之气，盛必衰也。少微火暖之气，必为壮盛。此阴阳之□也。**壮火食气，气食少火。壮火散气，少火生气。**壮火壮盛，食气必衰；气食少火，气得所壮。故得壮火之盛，必散于气；少火之微，定聚生气也。**气味辛甘发散为阳，酸苦涌泄为阴。**气之味也，厚是辛甘，辛甘阴之厚者发散，薄为阳也。酸苦薄者为阳，下涌泄者为阴也。**阴胜则阳病，阳胜则阴病。**夫阴阳和，物生者也。今阳虚者，阴必并之，阴并阳者，是则阴胜，故阳病也。阴虚亦尔。**阴病则热，阳病则寒。**阴病阳胜，故热；阳病阴胜，故寒也。**重热则寒，重阴则热。**谓阴阳极。**寒伤形，热伤气。**形者，和阴也；气者，和阳也。寒甚有伤于形，热甚伤夺其气，斯之常。**气伤痛，**卫气行于肤肉之中，邪气客于肤肉，壅遏卫气，迫于分肉，故痛。**形伤肿。**既迫痛伤形，即便为肿也。**故先痛而后肿者，气伤形也；**先邪伤卫气致痛，后形肿者，谓卫气伤及于形也。**先肿而后痛者，形伤气也。**邪先客于皮肤为肿，而后壅卫气为痛者，谓形伤及于气也。

——《太素》卷三《阴阳大论》

按：天为阳，阳化气，性热躁；地为阴，阴成形，性寒静。六腑法天为阳，出卫气走脉外，其性剽悍滑急，温煦而为固；五脏法地为阴，出营血，其性静凉，走脉内，养五脏六腑、四肢百骸。人以饮食生，饮食水谷有寒凉、火热之分，以成营卫之气。谷物性寒生冷的为阴，性热生火的为阳。阴为味，成营血，注入五脏，走脉内，以成形，故"水为阴，阴为味，味归形"。《广雅·释诂三》："归，遗也。"即馈也，养也。食物中水冷凉性的为阴，阴凉的水谷以其五味各入五脏以长养之，以成一身之形。形强则气盛，故曰"形归气"。形虽由饮食五味养成（形食于味），但五味过则为害，伤其脏，脏伤则形伤（味伤形）。五谷中性火热的为阳，阳热食物化而为气，气行脉外，走头面四末、温腠理。故云：清阳发腠理，清阳实四肢。就气、味二者的关系来说，卫阳气强为阴之守，气强则精血旺（气归精）；精血强为阳之宅，精生形强则阳气足（精食气）。阴精营血，其性寒凉，须由阳火之气温煦才能行（精化于气），但阳火过当则有伤于精（气伤精）。五味糟粕出下窍，五味阳精上走孔窍。味为阴，味之厚者，为阴中之阴，功用是泄（味厚则泄）；味之薄者，为阴中之阳，功用是通（薄则通）。气为阳，气之厚者，为阳中之阳，功用是发（厚则发）；气之薄者，为阳中之阴，功用是泄（薄则泄）。壮盛火热之气，盛极必衰，所以壮火伤气，壮火散气。少微火暖之气，必为壮盛，故少火之微，定聚生气。五味之中，辛甘为阳，功能是发散；酸苦为阴，功能是涌泄。阴胜则阳病，阳病则寒。阳胜则阴病，阴病则热。营阴卫阳，和则为平。阳卫虚衰，不能温煦肌肤，则营阴寒于外，故卫阳病则寒。反之，卫阳过于固护，腠理密闭，阳热不能外泄而致外热，故阳胜则热。热极而寒，寒极而热。寒甚伤形，形伤为肿。热甚伤夺其气，致卫气壅遏，迫于分肉则痛。邪气伤于腠理致卫气不通而痛，继之以伤形而致肿，这是卫气受伤连及于形；反之，如果先肿后痛，则是邪先客于皮肤为肿，而后壅卫气为痛者，谓形伤及于气也。（表 2-2）

表 2-2　气味的阴阳属性及功能

阴阳分类	食物属性	水火特性	气味属性	生理功能	药理功能	所出所入	所伤
阴	食物凉性	水	味为阴	味归形：五味各入于脏，以成一形	味之厚：阴中之阴；功用：味厚则泄（吐泻）上下 谓之薄：阴中之阳；功用：味薄则通（上下通利）	营血出五脏，走脉内	味伤形：五味各走其脏，淫则各伤其脏
阳	食物热性	火	气为阳	热性食物入六腑化气，阳气实四肢，阳气发腠理	气之厚：阳中之阳；功用：气厚则发（浓者能发热） 气之薄：阳中之阴；功用：气薄则泄（气薄泄于表）	卫阳出六腑，走脉外	气伤精：阳火过则伤精

阴之生，**本在五味。**身内五脏之阴，因五味而生也。平按：《素问》"生"上有"所"字。**阴之五官，阳在五味。**五脏，阴之官也。谓眼、耳、鼻、口、舌等五官之阳，本于五味者也。故五味内滋五脏，五官于是用强也。平按：《素问》"官"作"宫"；"阳"作"伤"。**是故味过酸，肝气以津，肺气乃绝；**夫五味者，各走其脏，得中则益，伤多则损。故伤酸者，能令肝气下流，膀胱胞薄，遂成于癃漏泄病也。肺气克肝，今肝气津泄，则肺无所克，故肺气无用也。平按："肺"，《素问》作"脾"。**味过于咸，则大骨气劳，短肌气抑；**咸以资骨，今咸过伤骨，则脾无所克，故肌肉短小，脾气壅抑也。平按：《素问》"肌"下有"心"字。**味过苦，心气喘满，色黑，肾不卫；**苦以资心，今苦过伤心，喘满呕吐，则肾气无力，故色黑而不能卫也。平按：《素问》"苦"作"甘"；"肾不卫"作"肾气不衡"。**味过于甘，脾气濡，胃气乃厚；**甘以资脾气，今甘过伤脾气濡，令心闷胃气厚盛也。平按：《素问》"甘"作"苦"；"濡"上有"不"字。**味过于辛，筋脉沮弛，精神乃英。**辛以资肺，今辛多伤肺，肺以主气，筋之气坏，泄于皮毛也。心神克肺气沮泄，神气英盛，浮散无用也。平按："英"，《素问》作"央"，王注作"久"字解。新校正谓："此论味过所伤，不宜作精神长久解，央乃殃也，此古文简略，字多假借用也。"其说为长。**是故谨和五味，则骨正筋柔，气血以流，腠理以密。**谓五味各得其所者，则咸能资骨，故骨正也；酸能资筋，故筋柔也；辛能资气，故气流也；苦能资血，故血流也；甘能资肉，故腠理密也。

——《太素》卷三《调阴阳》

按：阳为气，阴为味。味归形，形归气。五味生精血以成形，精不足者补之以味。五脏的生养，其根本在五味。五脏开窍于眼、耳、鼻、口、舌五官。五味为阴，各走其道以资五脏，五味太过则为病，故"伤在五味"。这里的"阳"当以《素问》作"伤"。所以味过酸则伤肝，肝气过克脾，致脾气绝（这里采用《素问》"肺"作"脾"）；味过于咸则伤肾，肾主骨，肾伤则骨痿肌缩；肾水过则克心火，致心气抑；味过于甘则伤脾，土气盛，而水受制，水虚不能制火，故心气喘满。水受土制，外现色黑，肾气不平（依《素问》"苦"作"甘"，"肾不卫"作"肾气不衡"）味过于苦，则心火伤伐肺金，致脾气不濡，胃气厚盛（采用《素问》"甘"作"苦"，"濡"上有"不"字）。味过于辛在伤肺，肺气乘肝木，致筋脉沮弛，精神耗伤。所以要谨慎地和调五味，五味和则五脏得养，五脏强则气血得以滋养筋骨，使骨正筋柔；气血流畅，濡养腠理，则腠理致密。

肝悲哀动中则伤魂，肝，脏也。悲哀太甚伤肝，故曰动中。肝伤则魂伤。平按："肝"上，《灵枢》有"脾忧愁"至"死于春"一段，本书在后。**魂伤则狂忘不精，不敢正**

当人，魂既伤已，肝肾亦伤，故狂及忘不精，不敢当人也。平按：“狂忘”《甲乙》作“狂妄”。“不精，不敢正当人”《甲乙》作“其精不守”，注：“一本作‘不精，不精则不正当’。”《灵枢》作“狂忘不精，不精则不正当人”。注“故”下缺二字，“及”下缺一字，袁刻作“故狂妄不精”，与原钞不合。**缩而挛筋，两胁骨举，**肝足厥阴脉环阴器，故魂肝伤，宗筋缩也。肝又主诸筋，故挛也。肝在两胁，故肝病两胁骨举也。平按：“缩”上《灵枢》有“阴”字。“骨举”《灵枢》作“骨不举”；《甲乙》作“令人阴缩而筋挛，两胁肋骨不举”。**毛悴色夭，死于秋。**秋，木死时也。**肺喜乐无极则伤魄，**肺，脏也。喜乐，心喜乘肺，无极伤魄也。平按：“无极”《甲乙》作“乐极”。**魄伤则狂，狂者意不存人，皮革焦，**魄伤则伤脏，故发狂病也。以乐荡神，故狂病意不当人。以肺病，皮革焦也。平按：“人，皮革焦”《甲乙》作“其人皮革焦”。**毛悴色夭，死于夏。**夏，金死时。**脾愁忧而不解则伤意，意伤则悗乱，四肢不举，**肺来乘脾，故忧愁不已伤意，发狂悗乱，并脾病四肢不举也。平按：“悗”《甲乙》作“闷”。**毛悴色夭，死于春。**春，土死时也。问曰：脾主愁忧。又云：精气并于肝则忧，即肝为忧也。《素问》云：心在变动为忧，即心为忧也。肺在志为忧也，即肺为忧。其义何也？答曰：脾为四脏之本，意主愁忧。故心在变动为忧，即意之忧也。或在肺志为忧，亦意之忧也。若在肾志为忧，亦是意之忧也。故愁忧所在，皆属脾也。平按:"心之忧在心变动，肺之忧在肺之志"，详《素问·阴阳应象大论》新校正引杨注，又见《甲乙经·精神五脏论》所引杨注。按《甲乙经》云:肝之与肾，脾之与肺，互相成也。脾者土也，四脏皆受成焉。故恐发于肝而成于肾，爰发于脾而成于肝。又云:心之与肺，脾之与心，亦互相成也。故喜变于心而成于肺，思发于脾而成于心，一过其节，二脏俱伤，此经互言其义耳。又新校正谓:"《甲乙经》具有此说，取五志迭相胜而为言，各举一则，义俱不足，两见之则互相成义也。"**肾盛怒而不止则伤志**，肝来乘肾，故不已伤志也。**志伤则善忘其前言，腰脊不可以俯仰屈伸**，肾志伤，故喜忘。肾在腰脊之中，故肾病不可俯仰屈伸也。平按:"善"，《灵枢》《甲乙》均作"喜"。"屈伸"二字《甲乙》无。**毛悴色夭，死于季夏**。季夏，水死时也。**恐惧而不解则伤精**，恐惧起自命门，故不解伤精也。**精伤则骨痠痿厥，精□□**。精为骨髓之液，故精伤则骨痠疼及骨痿也。平按:"厥精"下原缺二字，《灵枢》《甲乙》作"时自下"三字。**是故五脏，主藏精者也**，人肾有二:左为肾脏，右为命门。命门藏精，精者五脏精液，故五脏藏精。**不可伤，伤则守失而阴虚，阴虚则无气，无气则死矣**。五脏之神不可伤也，伤五神者，则神去无守，脏守失也。六腑为阳，五脏为阴，脏无神守，故阴虚也。阴脏气无，遂致死也。故不死之道者，养五神也。人皆怵惕思虑，则以伤神;悲哀动中，日亡魂性;喜乐无极，神魄散扬；愁忧不解，志意悗乱；盛怒无止，失志多忘；恐惧惊神，伤精痿骨。其以千端之祸，害此一生，终以万品欲情，潦乱真性，仍服金石贵宝，摧斯易生之躯；多求神仙芳草，日役百年之命。昔彭、聃以道怡性，寿命遐长；秦、武采药求仙，早升霞气。故广成子语黄帝曰："来，吾语汝至道。无视止听，抱神以静，形将自正也。必静必清，无劳汝形，无摇汝精，心无所知，神将守形，可以长生。故我修身千二百岁，人皆尽死，而我独存。得吾道者，上为皇，下为王；失吾道者，上见光，下为土。"是知安国安人之道，莫大怡神，亡神亡国之灾，无出情欲。故岐伯以斯至道，上答黄轩，述千古之遗风，拯万叶之荼苦也。平按："守失"，《灵枢》《甲乙》作"失守"。注"痿骨"下原缺一字，据下文"终以"，"终"字，此疑作"始"。又注"遗风"，别本作"道风"。

——《太素》卷六 [《五脏精神》]

按：悲哀太甚则伤肝。肝藏血舍魂，魂伤则狂妄不精明，精明失则狂妄不正，其人当阴缩挛筋、两胁骨举、毛发枯萎、面色灰暗，死于秋。肺藏魄，心喜无度则伤魄，魄伤则狂，意中无虑及旁人、皮肤燥枯、肤色灰暗、死于夏。忧愁不解伤脾意，意伤气闷乱。脾气不舒则不能为胃行津液，四肢不得濡养则四肢不举、毛发枯萎、面色灰暗，死于春。肝肾为子母，盛怒则伤肾志，志意伤则善忘；肾藏精主骨，肾伤则腰脊不可俯仰、四肢不得屈伸、毛发枯萎、面色灰暗，死于夏。恐惧不止则伤精，肾精伤则骨酸骨痿。所以，五脏主藏精，不可伤。精伤则神失守而阴虚，阴虚无气则死。

五脏常内阅于上，在七窍。阅，余说反，简也。其和气上于七窍，能知臭、味、色、谷、音等五物，各有五别也。平按："在七窍"，《灵枢》作"七窍也"。**肺气通于鼻，鼻和则鼻能知臭香矣；**肺脉手太阴正别及络皆不至于鼻，而别之入于手阳明脉中，上侠鼻孔，故得肺气通于鼻也。又气有不循经者，积于胸中，上肺循喉咙而成呼吸，故通于鼻也。鼻为肺窍，故肺气和者，则鼻得和气，故鼻知臭香。《素问》言有五臭，经无五香。香，脾之臭也。平按："鼻和"，《灵枢》作"肺和"。"臭香"，《甲乙》作"香臭"。**心气通于舌，舌和则舌能知五味矣；**舌虽非窍，手少阴别脉循经入心中，上系舌本，故得心气通舌也。《素问》"赤色入通于心，开窍于耳"者，肾者水也，心者火也，水火相济，心气通耳，故以窍言之，即心以耳为窍。又手太阳心之表，脉入于耳中，故心开窍在于耳也。平按："舌和"，《灵枢》作"心和"。**肝气通于目，目和则目能辨五色；**肝脉足厥阴上颃颡也，连目系，故得通于目系。平按："目和"，《灵枢》作"肝和"。《甲乙》"辨"作"视"。**脾气通于口，口和则口能知五谷矣；**脾足太阴脉上膈侠咽，连舌本，散舌下，故得气通口也。谷有五味，舌已知之，五谷之别，口知之也，故食麦之者，不言菽也。平按："口和"，《灵枢》作"脾和"。《甲乙》"知"作"别"；"谷"下有"味"字。注"麦之"，"之"字疑衍。**肾气通于耳，耳和则耳能闻五音矣**。手足少阳、手足太阳及足阳明络皆入耳中。手少阳、足少阳、手太阳，此三正经入于耳中。足太阳脉在耳上角，又入脑中，即亦络入于耳。足阳明耳前上行，亦可络入耳中。手阳明络别入耳中。计正经及络手足六阳皆入耳中。经说"五络入耳中"，疑足太阳络不至于耳也。平按："耳和"，《灵枢》作"肾和"。**五脏不和则七窍不通，六腑不和则留为痈疽**。五脏主藏精神，其脉手足六阴，络于六腑，属于五脏。六腑主贮水谷，其脉手足六阳，络于五脏，属于六腑。七窍者，精神户牖也。故六阴受邪入脏，则五脏不和，五脏不和，则七窍不通利也。六阳受邪入腑，则六腑不和，六腑不和，则阳气留处处为痈疽。平按："七窍"，《甲乙》作"九窍"。"留为痈疽"，《甲乙》作"留结为痈"，《灵枢》无"疽"字。注"处处"，下"处"字疑衍。**故邪在腑则阳脉不利，阳脉不利则气留之，气留之则阳气盛矣**。故外邪循脉入腑，则腑内不调，流于阳脉，阳脉涩而不利，阳气留停，不和于阴，故阳独盛也。平按："不利"，《灵枢》《甲乙》作"不和"。**阳气太盛则阴脉不利，阴脉不利则气（血）留之，气（血）留之则阴气盛矣。阴气太盛，则阳气弗能营也，故曰关**。阴气和阳，故阴气和利也。阳气盛不和于阴，则阴气涩也。阴气涩而停留，则阴气独而盛也。阴脉别走和阳，故阳得通也。阴既独盛不和于阳，则阳气不能营阴，故阴脉关闭也。平按："阳气大盛"，《甲乙》作"邪在脏"三字。"不利"，《甲乙》作"不和"。"气留"，两"气"字，《灵枢》《甲乙》均作"血"。"弗能营"，《甲乙》作"不得相营"。**阳气太盛，则阴气弗得营也，故曰格。阴阳俱盛，弗得相营也，故曰关格。**阳气独盛，不和于阴，则阴脉不能营阳，以阳拒格，故名格。平按：自上节"故曰关"及本节"阳气大盛，则阴气弗得营也"，《甲乙》无。**关格者，不得尽期而死矣。**阴阳脉有关格，即以其时与之短期，不可极乎天寿者也。

——《太素》卷六《脏腑气液》

按：脏者藏也，脏藏于内而其气显于外。五脏藏五精舍五神，其气通于七窍，五脏不和则七窍不通。肺气通于鼻，肺功能正常则鼻能嗅气味；心气通于舌，心的功能正常则舌能知五味；肝气通于目，肝功能正常则目能辨五色；脾气通于口，脾的功能正常则口能知五谷；肾气通于耳，肾的功能正常则耳能听五音。七窍乃五脏之门户，五脏不和则七窍不通利。五脏之气发三阴经，阴经属五脏络六腑，故六阴脉受邪入五脏。邪在脏则阴脉不利，阴脉不利血流瘀滞，致阴气独盛。阴气大盛则不和于阳，阳气不能营阴，阴脉关闭，其病曰关。六腑纳谷化津液，出卫气，卫气发三阳经。故六腑不和则阳气留滞，留而不动发为痈疽。邪入六腑则阳脉涩而不利，阳脉涩而不利则阳气留滞不和于阴，致阳气独盛。阴阳和调乃为平。如果阳气独盛，不和于阴，则阴脉不能营阳，故阳格拒，其病曰格。营阴关、卫阳格为病，人不得尽其年而死。

第三章 卫 气

第一节　卫气的得名与功能

体，事物的本体；象，本体显于外的功能、属性。由于古代科学技术条件的限制，也源于中国人的思维特点，古人不重视对事物形态结构的分析，而是通过对事物显于外的象的分析归纳，了解事物的属性特点，从而把握事物的规律，所谓近取诸身，远取诸物。"卫气"一词，从构词看，属于词根加词缀。"气"不是实词，而是词缀。根据词根词性的不同，以"气"为词缀构成的词所表达的语法意义有两种：名词后面加词缀"气"，用以强调前面的名词是象，而不是事物的形态结构。如肝气，用以强调肝作为一个整体存在这个现象，或者是肝显于外的功能属性，不论是正常的象还是异常的象。正常的象古人谓之平人之象，包括脉、色、味、声等形于外者，医家通过望、闻、问、切可以得而知之。中医治病就是纠正异常的象，所谓改变病状。本来，在古代文化中，名词都是作为象存在的，即显于外的特点属性，而不是结构，比如肝这个名词，一般是作象存在，为了准确表达其象的意义，在后面加词缀"气"，明确表示肝这个现象，用以区别形态上的肝，这样在具体的语言环境中就不会引起歧义。"气"是虚化了的词缀，不是实词，其作用是把象的这个意义具体化，比如天气就是指天象，指天的阴晴云雨等，而不是天的构成；地气就是指地显于外的象，比如能使万物生长并具有一定区域特色；肝气就是指肝显于外的象。名词加词缀"气"构成，象产生的本体是词根名词。词缀"气"如果放在非名词后面，所表达的意义则不同。它也用以强调该词是象，但是产生这个象的主体则不在这个词里面，而是在该词之外，另有名词本体，也就是说它表示的是另外一个名词本体的功能、属性。比如，营气，是血的功能，形容词"营"是名词血的属性，本体是血；喜气，是心的功能，即是心的象，本体是心；怒气，是肝的象，其本体是肝等。

卫气的构词，是动词＋词缀。词缀没有实在的意思，泛指象。卫气指温煦、护卫功能，这个功能一定是某个名词实体产生的表现于外，通过望、闻、问、切可以感知的象。卫气是指人纳谷之后产生的一种温煦肌肤、抵御病邪的功能。那么产生温煦固护功能的本体是什么呢？我们知道，在《黄帝内经太素》所体现的古代医学理论体系里面，不论是四肢九窍，还是五脏六腑，都忽略本体而强调功能，功能属性是显于外可以感知的象。为什么呢？在当时的社会条件下，没有能力研究事物的本体结构，即使对事物本体结构进行不懈的研究也不能促进医学的革命性进步。《黄帝内经》对人体结构部位的描述都是建立在解剖结构的基础上，和今天对这些部位的认识并没有本质的区别，但为什么古代医学没有进一步发展为建立在对结构分析基础上的现代医学呢？因为在当时的科学技术条件下，无论怎样重视解剖结构的分析，都不能大幅度提高医学水平。在《内经》理论形成的先秦两汉时期，无论对肝、脾、肾等脏器进行怎样的解剖，都不可能真正认识现代西医意义上肝、脾、肾的功能，因而，聪明的中华文明，采取了忽略本体而研究本体产生的象，对脏器的象进行研究归纳，亦即由对形而下的研究转为对显于形上的象的分析与归纳。比如肝的正常象和异常象，常显于外，通过望、闻、问、切，可得而知之，由象而知病因，从而达到治疗疾病的目的，远较当时通过对肝的形态结构的解剖分析更具有临床意义。重视象而不是纠结于本体结构，这正是中国传统医学的最大特色。今天中医理论界受现代结构医学的影响，忽视象而重视本体，不重视对五脏六腑的象的研究而学西医大谈本体结构，实乃本末倒置，和传统医学南辕北辙。

　　腑者聚也，其气象于天，法天属性阳，阳化气，主动，性热。六腑化谷提供了人体生命活动所必需的营养物质和功能。然而，以胃为代表的六腑的结构形态并不是古代医学研究的首选，而其化气的功能属性则是古代医学研究的最重要的命题。六腑化谷行津液，产生了两个最明显的象：一是人类生命活动必需的物质——精膏，其主要者是营血，属性为阴，用以成形。一是温煦肌肤，抵御病邪入侵的功能即卫气，属性为阳。卫气行脉外走四末，其特点有三：浮、悍、间歇性。浮，是指卫气不像血液那样运行于脉内，而是浮行腠理；悍，是指卫气运行快急，能在很短的时间到达头面四末，温煦肌肤。间歇性是指卫气的活跃度在白天和夜晚不同。卫气出六腑法天属阳，天亮日阳出目行于三阳经所在的区域，目张而阳气散；夜阴行五脏，相对静伏，故人卧的时候抵抗力弱。这三个特点都是以胃为代表的六腑纳水谷之后产生的功能，即形于外的象，通过望、闻、问、切可以感知到的，不是说六腑又产生了一种和精血等阴性物质一样的没有名字，但具有护卫温煦功能的细微物质。产生卫气的本体是以胃为代表的六腑。卫气是六腑化谷所产生的功能，"卫气"之名就是根据这个功能来命名的。由于卫气的特点是浮行脉外，而不是像营血那样在经络内部运行不能外溢，根据这个特点，卫气又曰浮气。同时，卫气不是像营血阴气那样，在血管内静静地流动，卫气法天属阳，躁动不居，其外出也，如水之下涯，能迅速到达头面四末，肌表腠理。比如我们在饥寒交迫之中，一碗热汤其阳热之气就能迅速达于肌表，温暖手足。根据卫气的这个特点，卫气又曰悍气。从来源分析，卫气是水谷入胃所产生的一种功能，因而，卫气在中医经典著作中还叫胃气或者胃阳之气。但对于卫气的来源，胃虽然为主要器官，六腑的其他器官特别是三焦参与了卫气的生成，所以，卫气又曰腑气。不论是腑气、浮气、卫气、胃气等，卫气温煦肌肤、抵御病邪的功能都产生于法天属性为阳的六腑，运行的区间主要在三阳经所布散的区域，三阳经所在的区域又在人体的表面，表为阳，里为阴，因而卫气又曰阳气。六腑是本体，卫气是以胃为代表的六腑纳谷产生的功能，是六腑显于外的象。明确了卫气的本体是以胃为代表的六腑，卫气为病就容易找到实实在在的病因。病因责之于六腑，责之于胃。胃不能纳谷，六腑不能化气，则胃阳不能升举以温煦肌肤腠理、抵御外邪。如果把卫气曲解为不知其名的所谓细微的具有保卫作用的物质，则病因不明。

【相关医经选读】

黄帝曰：五脏者，所以藏精神魂魄也。肾藏精也，心藏神也，肝藏魂也，肺藏魄也。脾藏意智，为五脏本，所以不论也。**六腑者，所以受水谷而行化物者也。**胆之腑，唯受所化木精汁三合，不能化物也，今就多者为言耳。平按："行化"，《甲乙经》无"行"字。**其气内入于五脏，而外络肢节。**六腑谷气，化为血气，内即入于五脏，资其血气，外则行于分肉，经络肢节也。平按："入于"二字《灵枢》作"干"，《甲乙经》作"循"。**其浮气之不循经者，为卫气；其精气之行于经者，为营气。**六腑所受水谷，变化为气，凡有二别：起胃上口，其悍气浮而行者，不入经脉之中，昼从于目，行于四肢分肉之间二十五周，夜行五脏二十五周，一日一夜行五十周，以卫于身，故曰卫气；其谷之精气，起于中焦，亦并胃上口，行于脉中，一日一夜亦五十周，以营于身，故曰营气也。**阴阳相随，外内相贯，如环之无端，混乎孰能穷之？** 浮气为阳为卫，随阴从外贯内；精气为阴为营，随阳从内贯外也。阴阳相贯成和，莫知终始，故如环无端也。平按："混乎"，《灵枢》《甲乙经》作"亭亭淳淳乎"。

——《太素》卷十《经脉标本》

按： 五脏，是用来藏五精、舍五神的。藏精神魂魄，指藏精，舍神。魂、神、意、魄、志为五脏神。六腑是用来受盛水谷并腐熟水谷化生津液。六腑化水谷生津液，津液上行入中焦，中焦泌津液使其变赤而为血，营血为水谷之精气，精专者营血自手太阴肺经入五脏行三阴经，三阴经属五脏络六腑，因而内连五脏，外络肢节。营血的功用是营养周身不休，因而曰营气。六腑化谷生津液，津液上行入上焦，上焦泌津液，使其如雾露状溉全身。上焦化生的气曰卫气，卫气完全不同于血液在经络内静静流动，而是浮行经络之外，曰阳活跃，径至于目，行三阳经所在的头面四末、肌肤腠理区域，夜阴的时候随营血入五脏。正如营气是因血的营养功能而得名，卫气则是由以胃为代表的六腑化谷所产生的温煦肌肤，抵御病邪功能而得名。卫气浮行脉外，亦曰浮气，夜阴的时候随营血从外贯内；水谷精气为阴为营，曰阳的时候随卫阳从内贯外。三阴经三阳经相贯，营气脉内，卫气脉外紧紧相随，周流不息，如环无端。

岐伯曰：上焦开发，宣五谷味，熏肤熏肉，充身泽毛，若雾露之溉，是谓气。 上焦开发，宣扬五谷之味，熏于肤肉，充身泽毛，若雾露之溉万物，故谓之气，即卫气也。平按：《灵枢》《甲乙经》均无"熏肉"二字。

——《太素》卷二《六气》

按： 胃纳水谷生津液，上焦宣发五谷津液，从而产生一种像雾露那样滋养肌肤腠理、润泽皮毛的功能，这种温煦固护功能曰卫气。

黄帝问于岐伯曰：人之血气精神者，所以奉于生而周于性命者也。 太初之无，谓之道也。太极未形，物得以生，谓之德也。未形德者，有分且然无间，谓之命也。此命流动生物，物成生理，谓之形也。形体保神，各有所仪，谓之性也。是以血气精神，奉于一形之生，周于形体所仪之性，亦周有分无间之命。故命分流动成形，体保神为性，形性久居为生者，皆血气之所奉也。平按："奉"下，《灵枢》无"于"字。**经脉者，所以行血气而营阴阳，濡筋骨，利关节者也。** 十二经脉也。十二经脉，行营血气，营于三阴三阳，濡润筋骨，利关节也。**卫气者，所以温分肉，充**

皮肤，肥腠理，司关合者也。卫气慓悍，行于分肉，司腠理关阖也。平按："关"字，原钞作"開"，乃"关"字省文，袁刻作"开"，《灵枢》作"关"。志意者，所以御精神，收魂魄，适寒温，和喜怒者也。脾肾之神志意者，能御精神，令之守身，收于魂魄，使之不散，调于寒暑，得于中和，和于喜怒，不过其节者，皆志意之德也。平按："和喜怒"，"和"字原缺，袁刻作"知"，恐误，《灵枢》作"和"，谨依《灵枢》补入。注"御"字原缺，据经文应作"御"。是故血和则经脉流行，营覆阴阳，筋骨劲强，关节滑利矣。营气和益也。覆者，营气能营覆阴阳也。平按："滑"，《灵枢》作"清"。卫气和则分解滑利，皮肤调柔，腠理致密矣。卫司腠理，故致密也。平按："分解滑利"，《灵枢》作"分肉解利"。志意和则精神专直，魂魄不散，悔怒不至，五脏不受邪气矣。志意所为必当，故无悔矣。志意司腠理，外邪不入，故五脏不受也。平按：《灵枢》"不至"作"不起"；"不受邪气"作"不受邪"。寒温和则六腑化谷，风痹不作，寒暑内适六腑，则中和谷化，贼风邪痹无由起也。经脉通利，肢节得矣。此人之常平也。若尔，血气营卫志意调者，乃是人之平和者。平按："得"下《灵枢》有"安"字。

——《太素》卷六《五脏命分》

按：人的血气精神，是用来奉养生命周济性命的。经脉是用来容纳血液使其在脉内运行以营养五脏六腑、濡润筋骨、滑利关节的组织器官。血液和调则经脉运行流利，营血能通过经脉滋养五脏六腑、四肢百骸，使筋骨坚强、关节滑利。卫气行于脉外肌肤腠理，其功能是用来温煦肌肉、充养皮肤、肥养腠理，主管皮肤气孔的开阖。卫气和调，腠理得卫气温养，则皮肤调柔、腠理致密。志意是用来主管精神，收摄魂魄，调解寒温，和于喜怒的。志意和则精神专一，魂魄不散，悔怒不至，贼邪不入，五脏得安。如此，人的气血营卫志意和调，则人体得安。

营者，水谷之精气也，和调于五脏，洒陈于六腑，乃能入于脉，故循脉之下，贯五脏，络六腑。营卫血气循经脉而行，贯于五脏，调和精神，络于六腑，洒陈和气，陈，起也，故与三气而合以为痹也。但十二经脏脉贯脏络腑，腑脉贯腑络脏，皆为营气，何因此所言于营气唯贯于脏但络于腑？然此所言，但举一边，脏腑之脉贯络是同之也。平按："之下"，《素问》《甲乙》作"上下"。注"十二经脏脉"，"脉"字袁刻误作"腑"。卫气者，水谷之悍气也，其气慓疾滑利，其不能入于脉，故循皮肤之内，分肉之间，熏于胃募，散于胸腹，逆其气则疾，顺其气则愈，不与风寒湿风气合，故不为痹。黄帝曰：善。卫之水谷悍气，其性利疾，走于皮肤分肉之间，熏于胃募，故能散于胸腹。壅之则生痈疽之病，通之无疾，是以不与三气合而为痹也。

平按:《素问》《甲乙》"皮肤之内"作"皮肤之中";"胃募"作"肓膜";"则疾"作"则病"。《甲乙》"慓"作"剽";"散于胸腹"作"聚于胸腹",注云:"《素问》作散。"

——《太素》卷二十八《痹论》

按:营气是水谷的精气,即胃纳水谷生津液,津液的精华变而赤为营血。营血从手太阴肺脉开始进入五脏,五脏之气走三阴经,通过支络连接六腑,故营血和调,则脉内的营血如沟渠之水静静布散于五脏六腑、四肢百骸并长养之。卫气是胃纳水谷产生的悍气,或者说,卫气又叫悍气。无论是卫气、悍气、浮气,"气"不是实词,是词缀,表示象,是胃纳水谷之后产生的功能,其不同于营血行脉内,而是走脉外。卫气浮行脉外,所以曰浮气;又由于卫气的特点是慓疾滑利,总体来说是日阳活跃、夜阴相对静谧,而其活跃的时候能迅速到达头面四末、肌肤腠理,温肌肤、御病邪,根据这个特点又曰悍气。营血卫气各行其道,卫阳之气不能入脉内,入脉内则阴阳相犯,相干则为病。所以,卫气行脉外的肌肤腠理,熏于胃募、散于胸腹以温煦充养之。阻逆卫气的运行则生病,调顺卫气的运行则病愈。所以,卫气不遇风寒湿三气的侵袭,则不出现"痹"。

黄帝曰:经脉十二,而手太阴、足少阴、阳明独动不休,何也?总问三脉常动所由。平按:"太阴"下,《甲乙经》有"之脉"二字，无"足少阴、阳明"五字。**岐伯曰：
足阳明，胃脉也。胃者，五脏六腑之海也。**谷入于胃，变
为糟粕、津液、宗气，分为三隧。泌津液注之于脉，化而
为血，以营四末，内注五脏六腑，以应刻数，名为营气。
其出悍气慓疾，先行四末分肉皮肤之间，昼夜不休者，名
为卫气。营出中焦，卫出上焦也。大气抟而不行，名为宗
气，积于胸中，命曰气海，出于肺，循喉咙，呼则出，吸
则入也。故胃为五脏六腑之海也。平按："足阳明"，《灵
枢》作"是明"二字。**其清气上注于肺，气从太阴而行之，**
胃之清气，上注于肺，从手太阴一经之脉上下而行。平按：
"肺"下，《灵枢》《甲乙经》重"肺"字。**其行也，以息往
来。**其手太阴脉上下行也，要由胸中气海之气，出肺循喉
咙，呼出吸入，以息往来，故手太阴脉得上下行。**故人一
呼脉再动，一吸脉亦再动，呼吸不已，故动而不止。**脉，
手太阴脉也。人受谷气，积于胸中，呼则推于手太阴，以
为二动，吸则引于手太阴，复为二动，命为气海，呼吸不
已，故手太阴动不止也。**黄帝曰：气之过于寸口也，上焉
息？下焉伏？何道从还？不知其极。**气，谓手太阴脉气，
从手寸口上入肺而息，从肺下至手指而屈。伏，屈也。肺
气循手太阴脉道下手至手指端，还肺之时，为从本脉而
还？为别有脉道还也？吾不知端极之也。平按："上焉息？
下焉伏"《灵枢》作"上十焉息，下八焉伏"，《甲乙经》作
"上出焉息，下出焉伏"。**岐伯曰：气之离于脏也，卒如弓**

弩之发，如水之下崖，上于鱼以反衰，其余衰散以逆上，故其行微。 气，手太阴脉气也。手太阴脉气，从胃中焦上入于肺，下腋向手上鱼，至少商之时，以乘脏腑盛气，如弓弩之发机，比湍流之下岸，言其盛也。从少商返回，逆上向肺，虽从本脉而还，以去脏腑渐远，其脏腑余气衰散，故其行迟微也。平按："卒如"，《灵枢》《甲乙经》作"卒然如"三字，袁刻作"卒然于"三字。"崖"，《灵枢》作"岸"；"如水之下崖"，《甲乙经》作"如水岸之下"。"其余衰散"，《灵枢》《甲乙经》作"其余气衰散"。**黄帝曰：足之阳明，何因而动？** 十二经脉此皆有动，余之九经动有休时，唯此三经常动不息，太阴常动已具前章，故次问阳明常动之义，故曰何因动也。平按："何因"，《甲乙经》作"因何"。**岐伯曰：胃气上注于肺，** 问曰：十二经脉别走，皆从脏之阴络，别走之阳；亦从腑之阳络，别走之阴。此之别走，乃别胃腑盛气，还走胃脉阳明经者何也？答曰：胃者水谷之海，五脏六腑皆悉禀之，别起一道之气合于阳明，故阳明得在经脉中长动，在结喉两箱，名曰人迎，五脏六腑脉气并出其中，所以别走与余不同。平按："肺"，《甲乙经》作"胃"。**其悍气上冲头者，循咽上走空窍，** 悍气冲时，循咽上走七窍，使七窍通明也。悍，音汗。**循眼系，入络脑，出颔，下客主人，循牙车，合阳明，** 复循眼系，络脑两箱，出于颔下。颔，谓牙车骨，属颅骨之下也。平按："颔"，《灵枢》作"咸+页"。**并下人迎，此胃气别**

走于阳明者也。足阳明经及别走气二脉引下以为人迎也，故胃别气走阳明也。平按:《甲乙经》无"别"字。**故阴阳上下，其动也若一**。阴谓寸口，手太阴也;阳谓人迎，足阳明也。上谓人迎，下谓寸口，有其二义:人迎是阳，所以居上也;寸口是阴，所以居下也。又人迎在颈，所以为上;寸口在手，所以为下。人迎寸口之动，上下相应俱来，譬之引绳，故若一也。所论人迎寸口，唯出黄帝正经，计此之外，不可更有异端。近相传者，直以两手左右为人迎寸口，是则两手相望以为上下，竟无正经可凭，恐误物深也。**故阳病而阳脉小者为逆，阴病而阴脉大者为逆**。阳大阴小，乃是阴阳之性。阳病，人迎大小俱病，而大者为顺，小者为逆;阴病，寸口大小俱病，而小者为顺，大者为逆。顺则易疗，逆则为难也。**故阴阳俱静与其动，若引绳相顿者，病也**。谓人迎寸口之脉乍静乍躁，若引绳相顿乍动乍静者，病也。平按:"阴阳俱静与其动"，《灵枢》作"阴阳俱静俱动"，《甲乙经》作"阴阳俱盛与其俱动"。又，《灵枢》《甲乙经》"顿"均作"倾"。**黄帝曰:足少阴何因而动**? 已言阳明常动于前，次论足少阴脉动不休也。平按:"何因"，《甲乙经》作"因何"。**岐伯曰:冲脉者，十二经之海也，与少阴之大络起于肾下，出于气街，循阴股内廉，邪入腘中，循胫骨内廉，并少阴之经，下入内踝之后，入足下;其别者，邪入踝，出属跗上，入大指之间，注诸络以温足胫，此脉之常动者也**。少阴正经，从足心上内踝之

117

后，上行循胫向肾。冲脉起于肾下，与少阴大络下行出气街，循胫入内踝，后下入足下。按《逆顺肥瘦》"少阴独下"中云："注少阴大络。"若尔，则冲脉共少阴常动也。若取与少阴大络俱下，则是冲脉常动，少阴不能动也。平按：《甲乙经》"邪"作"斜"；"胫骨"作"胕骨"；"足胫"作"足跗"。注"少阴正经"，袁刻"经"作"阴"。

——《太素》卷九《脉行同异》

按：十二经脉皆有动，有的遇邪入侵才动，有的常动不休。手太阴肺、足少阴肾、足阳明胃脉常动不休，是因为什么呢？足阳明，是胃脉。胃是五脏六腑之海。胃纳水谷生津液，清者上行，清而阴者营血上注于肺，行脉内走五脏，故营血之气从太阴而行之。水谷津液，别出一道，聚于胸中气海，名曰宗气。营血自手太阴肺脉上下运行，要由胸中气海之气推动。宗气出肺循喉咙，呼出吸入，以息往来，故手太阴脉得上下行。宗气呼则推于手太阴，吸则引于手太阴，呼吸不已，手太阴动不止。手太阴脉气过于寸口，从寸口上入肺是如何息？从肺下手指如何伏？中焦泌津液化而赤为营血，营血注入手太阴肺，自肺走五脏。营血行脉内，其出也，日阳天亮的时候在六腑阳气的带动下，自手太阴肺经下腋向手上鱼，至少商之时，以乘脏腑盛气，如弓弩之发机，比湍流之下岸，到达寸口后屈曲合于手阳明。其从少商返回，逆上向肺，虽从本脉而还，以去脏腑渐远，其脏腑余气衰散，故其行迟微。足之阳明，何因而动不休？足阳明，胃脉，胃为水谷之海，五脏六腑皆禀气于胃。胃纳水谷化津液，中焦泌津液为营血注手太阴肺经。上焦泌津液为卫气，其气浮悍，故曰悍气。悍气上冲头，循咽上走空窍，七窍得而神明。卫气循眼系，入络脑，出颔，合足阳明胃脉，下人迎。这是胃气别走于足阳明经，动于人迎的原因。手太阴脉、足阳明脉皆禀气于胃。所以手太阴肺脉寸口为阴为下，足阳明胃脉人迎为阳为上，人迎、寸口，阴阳上下其动若一。人迎属腑为阳，阳病则阳脉宜大，诊得人迎大者为顺，阳脉人迎反小者为逆。寸口属脏为阴，阴病则阴脉宜小，诊得寸口小者为顺，阴脉寸口反大者为逆。所以，人迎寸口之脉乍静乍躁，若引绳相顿乍动乍静者，病。足少阴脉因何常动不休呢？冲脉为十二经之海，与少阴之大络俱起于肾下，出于气街，循阴股内廉，斜入腘中，循胫骨内廉，并少阴之经，下入内踝之后，入足下；其别者，斜入踝，出属跗上，入大指之间，注诸络以温足胫，这是足少阴常动不休的原因。

所谓阴者真脏，其见则为败，败必死。于五时中，五脏脉见各无胃气，唯有真脏独见，此为阴也。平按："其"，《素问》作"也"。又，《素问》"死"下有"也"字。注"为阴"，"为"字，袁刻作"所谓"二字。**所谓阳者，胃胞之阴阳。**胃胞之中，苞裹五谷，其五脏为粮，此则真脏阴为阳，故曰胃胞阴阳者也。平按：《素问》"胞"作"脘"；"阳"上无"阴"字，下有"也"字。**别于阳者，知病之处；**阳，胃气也。足阳明脉通于胃，是以妙别阳明胃气，则诸脉受病所在并知之。**别于阴者，知死生之期。**妙别五脏之脉，即知死生有期。**三阳在头，三阴在手，**三阳行胃人迎之脉，在头；三阴行太阴寸口之脉，在手也。**所谓一也。**阴阳上下动如引绳，故曰一也。

——《太素》卷三《阴阳杂说》

按：五脏三阴之脉皆需有胃气和。胃气出六腑，六腑为阳，故胃气属性为阳。"所谓阳者，胃胞之阴阳"，该句当以《素问》作"所谓阳者，胃脘之阳"，即所谓的阳气，就是胃脘产生的阳卫之气。诊五脏阴脉有胃气为和阳，为平，无胃气曰和阴，阴者曰真脏，真脏现者死。所以在脉诊中，能妙别五脏有无胃气和则知生死之期。阴者指真脏，阳者指胃阳。胃阳出六腑，行脉外肌肤腠理，走三阳经所在区域，贼风虚邪三阳经先受之，阳受之入六腑。在脉诊中，能于人迎诊得阳明胃气，则能知诸脉受病之处。日阳的时候三阳脉气自头下手足，由外而内，其动在人迎，故曰三阳在头。阴尽日阳的时候三阴脉自五脏走手，由内而外，其动在手太阴肺经寸口，故曰三阴在手。平人人迎、寸口上下阴阳齐动，其动若引绳，即"所谓一也"。

黄帝问于岐伯曰：厥之寒热者何也？夫厥者，气动逆也。气之失逆，有寒有热，故曰厥寒热也。九月反，逆气。平按：注"气之失迎"，袁刻"之"作"动"。岐伯曰：阳气衰于下，则为寒厥；阴气衰于下，则为热厥。下，谓足也。足之阳气虚也，阴气乘之足冷，名曰寒厥。足之阴气虚也，阳气乘之足热，名曰热厥也。黄帝曰：热厥之为热也，必起足下何也？寒热逆之气，生于足下，令足下热，不生足上何也？岐伯曰：阳起于五指之表，集于足下而热于足心，故阳胜则足下热。五指表者，阳也。足心者，阴也。阳生于表，以温足下。今足下阴虚阳胜，故足下热，名曰热厥也。平按："阳起于五指之表"，《素问》作"阳气起于足五指之表"，新校正云："《甲乙》'阳气起于足'作'走于足'，'起'当作'走'。"今本《甲乙》仍作"起"。黄帝曰：寒厥之为寒也，必从五指始，上于膝下何也？岐伯曰：阴气起于五指之里，集于膝下而聚于膝上，故阴气胜则从五指至膝上寒，其寒也，不从外，皆从内寒。黄帝曰：善。五指里，阴也。膝下至于膝上，阳也。今阳虚阴胜之，故膝上下冷也。膝上下冷，不从外来，皆从五指之里，寒气上乘冷也。平按："必从"，"必"字袁刻脱。"始，上于膝下"，《素问》《甲乙》作"而上于膝者"。又《素问》"皆从内寒"，"寒"作"也"，《甲乙》无"寒"字，巢氏作"皆从内寒"，与本书同。黄帝曰：寒厥何失而然？厥，失也。寒失之气，何所失逆，致令手足冷也？岐伯曰：前阴

者，宗筋之所聚也，太阴、阳明之所合也。春夏则阳气多而阴气衰，秋冬则阴气盛而阳气衰。大便处为后阴，阴器为前阴也。宗，总也。人身大筋总聚以为前阴也。手太阴脉络大肠，循胃口，足太阴脉络胃，手阳明脉属大肠，足阳明脉属胃，此二阴阳之脉，皆主水谷，共以水谷之气资于诸筋，故令足太阴、足少阴、足厥阴、足阳明等诸脉聚于阴器，以为宗筋，故宗筋，太阴、阳明之所合也。春夏为阳，故人足阳明春夏气盛；秋冬为阴，故人足太阴秋冬气盛也。平按："前阴者，宗筋之所聚"，《甲乙》作"厥阴者，众筋之所聚"，《素问》新校正云：《甲乙》作'厥阴者众筋之所聚'。全元起云：'前阴者，厥阴也。'与王注异，亦自一说。"巢氏"阴"上无"前"字。"阳气多"，"多"字原钞不全，《素问》《甲乙》、巢氏均作"多"，袁刻作"盛"。"阴气衰"，"衰"字《素问》《甲乙》均作"少"。**此人者质壮，以秋冬夺于所用，下气上争，未能复，精气溢下，邪气且从之而上，气居于中，阳气衰，不能渗营其经络，故阳气日损，阴气独在，故手足为之寒。**此人，谓是寒厥手足冷人也。其人形体壮盛，从其所欲，于秋冬阳气衰时，入房太甚有伤，故曰夺于所用。因夺所用，则阳气上虚，阴气上争，未能和复，精气溢泄益虚，寒邪之气因虚上乘，以居其中，以寒居中，阳气衰虚。夫阳气者，卫气也。卫气行于脉外，渗灌经络以营于身，以寒邪居上，卫气日损，阴气独用，故手足冷，名曰寒厥也。平按："未能复"，《素问》作"不能复"。"且从之而上"，《素问》、巢氏"且"作"因"，《甲乙》作"从而上之"。"气居于中"，《甲乙》作"所中"二字。

——《太素》卷二十六《寒热厥》

按：寒厥、热厥产生的原因是什么？卫气出六腑，六腑法天，故卫气的阴阳属性是阳，特点是热、躁动不居。卫气虽出于六腑，但聚于头面四末。如果足下阳气虚衰，无阳以温煦则阴寒乘之，阴气乘之足冷，名曰寒厥。阴阳平衡谓之和，如果足下阴气虚衰，无阴以制阳，足之阴气虚，阳气乘之足热，名曰热厥。热厥之热起于足下，是什么原因呢？阳卫之气生于六腑，聚于头面四末。足三阳经起于足五趾之表，阳气集于足下而热于足心。今足下阴虚阳胜，故足下热，名曰热厥。寒厥之寒一定从足趾始，上于膝部是什么原因呢？足三阴经起于足五趾之里，阴气集于膝下而聚于膝上，今阳虚阴胜，阴气胜则寒从五指上至膝。其寒不是从外部来的，而是从内部来的，是腠理卫阳虚衰致内寒上乘而冷。寒厥是何失而致的手足逆冷？岐伯说：人的前阴，是宗筋所聚之处，太阴、阳明之脉聚于阴器。人法自然，春夏为阳，春夏阳多而阴气少；秋冬为阴，秋冬阴气盛而阳气少。如果寒厥之人形质壮盛，在秋冬失于养阳，入房损阳太甚，则内里阴寒之气上争，阳卫之气外虚不能和复，则阴阳之气不和调，而精气溢泄致阴益虚，寒邪因虚上乘，居于胸中。阳气出六腑浮行脉外，布于三阳经所处的肌肤头面四末，其功能是温煦与固护。阳卫之气虚衰，不能温煦滋养经络，寒邪居中，卫气日损，阴寒之气独用，所以手足逆冷。这里杨注明确指出，"阳气"就是卫气。何以卫气还可以叫阳气呢？古人为事物下定义，主要是根据事物形于外的象，即事物的功能属性来命名，古人没有能力为事物下一个现代意义的定义。古人重视事物的象，而不是本体结构。研究古代医经，如果抛弃对象的研究而大谈本体结构，实乃舍本逐末。卫气又叫阳气，是针对卫气的特点而命名的。卫气源自阳性的六腑，六腑产生的这种阳性的卫气或浮气、悍气走脉外，脉外为阳；六腑气走三阳经所在区域，三阳经为阳；卫气行头面四末，头面四末为阳，故就这个特点来说，古人把卫气又叫阳气。

气失之，则内闭九窍，外壅肌肉，卫气散解，此谓自伤，气之削也。阴气失和，则内闭九窍，令便不通，外壅肌肉，使腠理壅塞也。阳气失和，则腠理开解，卫气发泄也。此之失者，皆是自失将摄，故令和气销削也。平按：《素问》"失"上无"气"字。"卫"原钞作"冲"，据本注应作"卫"，《素问》亦作"卫"。**阳气者，若天与日，失其行，独寿不章，故天运当以日光明，是故阳因上而卫外者也**。人之阳气，若天与日，不得相无也。如天不得无日，日失其行，则天不明也。故天之运动，要藉日行，天得光明也。人与阳气不得相无，若无三阳行于头上，则人身不得章延寿命也。故身之生运，必待阳脉行身已上，故寿命章也。是以阳上于头，卫于外也。平按:《素问》"行独"二字作"所则折"三字;"上而"二字作"而上"二字。

——《太素》卷三《调阴阳》

按:营血走脉内，营血阴气失和，则内塞九窍，外壅肌肉;卫气走脉外肌肤腠理，阳卫之气失和，则不能司开阖、温煦肌肤，致肌肤开解。这些过失，都是失于自我调摄，让营气、卫气消损。六腑为阳化气，谷之悍气走三阳，行四末，温煦而为固。所以阳卫之气集中于头胸四末，在人体中起到卫外的作用。人的阳气，像自然界的天与日。天不得无日，日失其行，则天不明。故天之运动，要藉日行，天得光明。人与阳气不得相无，若无阳气行于头上，则人身不得章延寿命。所以法天的阳气，上于头面四末而卫于人体之外。没有阳气的温煦与固护，则人不得寿。

第二节　卫在脉外，阴阳相随

卫在脉外，揭示了卫气的活动区域。六腑化谷行津液，化为二气:中焦泌津液变化而赤为营血，血入手太阴肺经走五脏，其功能是营养五脏六腑周身，故此功能曰营曰荣。上焦泌水谷津液为卫气，以胃为代表的六腑是卫气产生的本体。根据卫气的运行特点，又叫浮气、悍气。曰浮气是因为胃纳五谷之后产生的温煦固护功能的发挥，像雾露那样在经络之外布散于肌肤四末，不像营血那样在经络内部运行。曰悍气是因为卫气之动，不仅昼行夜伏，而且其动滑急。卫气日阳天亮的时候开始活跃，夜晚相对静止。卫气出六腑，其象如日月，太阳的光芒能瞬间照耀大地，温暖人家。卫气如阳光，人饥寒交迫之时，喝碗热汤能迅速温暖手足肌肤。

卫气出六腑法自然，自然界一日之中阳气有盛衰。日中阳气盛，夜半阴气隆，人之卫气亦然。人的卫阳之气昼行夜伏，从日阳的时候开始活跃，随着日阳的增大而活力逐渐增强。具体的过程是平旦寅时气出于目自太阳经始，行于三阳经所在的区域。日中午时卫阳隆盛，日仄而阳衰，日入酉时阳尽而阴受气。夜半子时阴气隆盛，盛极而衰，平旦寅时阴尽而阳受气。卫气如是循行阴阳不休，生命不止。

经云："阳者主腑，阳受气于四末。"这是说，阳卫之气源于六腑，三阳经从四末受得六腑阳气。"阴者主脏，阴受气于五脏。"营血之气源于五脏，三阴经从五脏受得营血之气。营血阴气，六腑阳气，一阴一阳，营阴行脉内，阳卫走脉外。营卫阴阳不能相贯，相贯则为病。营气、卫气不能互相深入，营血出脉外，渗入阳卫的活动区域则瘀滞为病；阳卫进入脉内则阳热耗精。营阴卫阳，一阴一阳，不能相离，相离则为病。那么，作为平人，营阴卫阳，正确的关系应该是什么呢？阴阳相随，不离不弃。平旦日阳的时候阳卫携营血由内而外，夜阴阳卫开始变弱的时候，随营血由外而入五脏。阴阳相随乃为和。营气、卫气相随而不是相贯，营血不能溢出脉外，卫阳不能入于脉内。营在脉中，即血在脉中。营血在脉内运行，功能是营养周身不休。卫气又曰浮气，浮行脉外以温煦滋养营血，如天之阳光照耀温煦万物，万物才得以生长一样。营血运行的顺序是由内而外，由手三阴经走手三阳经，再由手三阳经上头走足三阳经，然后由外而内，由足三阳经走足三阴经，足三阴经走手三阴经，循环往复。卫气出六腑法天为阳为浊，浊阳卫气日阳出目，自足三阳经由上而下合足三阴经，日落夜阴开始则随营血从外而内入五脏。营血属性为阴，在脉内静默流动，滋养五脏六腑、四肢百骸，故曰营；卫气属性为阳，在脉外流动慓疾滑悍，如雾露状，日阳出肌肤腠理、头面胸腹四末，功能是温煦与固护，故曰卫。营阴、卫阳虽然行不同道，阴阳属性各异，动静寒热不同，但是二者相随相附，不离不弃。平旦日阳的时候阳卫携营血由内而外，阳主而阴辅；夜阴阳卫开始变弱的时候，随营血由外而入五脏，阴主而阳辅。营阴阳卫相随相辅，运行不休。

【相关医经选读】

岐伯答曰：人受气于谷，谷入于胃，以传肺，五脏六腑，皆以受气，人之受气，受谷气也。肺以□气，故谷之精气传之与肺。□□气传与脏腑，故脏腑皆受气于肺也。 编者按："答"《甲乙经》作"对"。"于胃"二字残，据《灵枢》《甲乙经》补。"以传肺"《灵枢》作"以传与肺"，《甲乙经》作"气传于肺"。注"肺以"后所缺一字，疑为"主"字。"故"字，仁和寺本残存右半部，据文义，谨拟作"故"。**其清者为营，浊者为卫，谷之清气为营，谷之浊气为卫。** 编者按："浊"字，仁和寺本残存左半部"氵"，谨依《灵枢》《甲乙经》补。注原缺四字，考上下文义，此两句当作"谷之清气为营，谷之浊气为卫"。**营在脉中，卫在脉外，清血之气在于脉中，[周身不住]以营于身，故曰营气。谷之浊气在于脉外，亦周身不住卫身，故曰卫气也。** 编者按：此段经文，仁和寺本仅残存"营"、"中卫"三字，谨依《灵枢》补作"营在脉中，卫在脉外"，《甲乙经》作"营行脉中，卫行脉外"。注"清血之气□于□□"所缺三字，虫蚀不完，玩其剩形，似当为"行"、"脉中"三字。"不住卫身"，"不"字原缺上部一横笔，谨据文义补。**营周不休，营气法天，营身不息，故曰不休。五十而复大会。** 营气营身五十周已，大会于两手太阴中也。**阴阳相贯，如环毋端。** 营气起于中焦，下络大肠，上膈属肺，以肺系横出掖下，至于[手大]指、次指之端，入手阳明，从手阳明入足阳明，次入足大阴，次入手少阴，次入手大阳，次入足太阳，次入足[少阴，次入]手心主，次入手[少]阳，次入足少阳，次入足厥阴，还[手太阴，阴]阳[相]贯，终而复始，与天地同纪，[故]曰如环无端也。编者按："毋"，《灵枢》《甲乙经》均作"无"。此段杨注缺字甚多，难以一一叙述，凡文中以"[]"括之者，均为原仁和寺本或缺或残之字，其中文字为编者所拟加，仅供参考。下同。**卫气行于阴二十五度，行于阳亦二十五度，分为昼夜，**以下言卫气之行也。度，周也。阴者，五脏也。阳者，三阳脉也。卫气昼行三阳之脉二十五周，夜行五脏亦二十五周，故曰分为昼夜也。编者按：仁和寺本"卫气行"与"行于阴二十五度"之文断开，其断处注有"十一行缺"四小字。细考《灵枢·营卫生会篇》，"卫气行"三字与下文"于阴二十五度"正相衔接，中间并无缺文。"于阴二十五度"，"五"字原缺，据《灵枢》《甲乙经》补；"行于阳亦"，"于"、"亦"二字残缺，据《灵枢》补，《甲乙经》无"亦"字。注"之脉"、"曰分"四字原缺，谨依其剩笔及上下文义补。**故气至阳而起，至阴而止。**气，卫气也。阳，日阳也。阴，夜阴也。卫气至平旦[自]太阳而[出，行于三]阳，至夜阴时行肾等五脏，阳气已止也。编者按："气"字《甲乙经》无。"而止"二字，仁和寺本残，谨据《灵枢》《甲乙经》补。**故日中而阳陇为重阳，**陇，大也，日中阳极，故为大也。日为阳也，极至日中，故曰重阳也。编者按："故日中"，《灵枢》作"故曰日中"。注"日中阳极"，"极"字缺下半部，细玩其残形，复参以下文"极至日中"，及下节注文"夜半为阴极"，当为"极"字。**夜半而阴陇为重阴。**夜为阴极，至夜半，故曰重阴也。**故太阴主内，太阳主外，各行二十五度，分为昼夜。**内，五脏也。外，三阳也。卫气夜行五脏二十五周，昼行三阳二十五周，阴阳会昼夜也。编者按：注"三阳二十五周"，"五"字原钞残缺上部一横笔，据文义谨拟作"五"。**夜半为阴陇，夜半后而阴衰，平旦阴尽而阳受气。日中而阳陇，日西而阳衰，日入而阳尽而阴受气。夜半而大会，万民皆卧，命曰合阴。平旦阴尽而阳受气，如是毋已，与天地同纪。**[阴阳]之气更盛衰，终而复始，此为物化之常也。夜半万人[皆卧]，人气与[阴气合]，故曰合阴。平旦阴[尽]阳生，日中名为合□□□夜□□□。编者按："夜半为阴陇"，"半"字下部残缺，"陇"字右半部残缺，据《灵枢》《甲乙经》补。"而阴衰"三字，仁和寺本缺（空三格），今据《灵枢》《甲乙经》补。两"受气"之后，《灵枢》均有"矣"字。"日中而阳陇"，《灵枢》《甲乙经》均作"日中为阳陇"，"中"字原缺，据二经补。"日入而阳尽"，"而"字《灵枢》《甲乙经》均无。"命曰"《甲乙经》作"名曰"。"毋已"，《灵枢》《甲乙经》均作"无已"。

——《太素》卷十二《营卫气别》

按： 人从五谷获得营养及功能。水谷进入以胃为代表的六腑之后经过腐熟化为津液，清者上行，浊者下行。上行的津液经过中焦泌津液变为红色的血液，血液注入手太阴经流注五脏，所以五脏六腑都因此受营血之气的滋养。营血在脉中，走五脏，属性为阴、清，其功能是长养五脏六腑、四肢百骸，所以就其功能来说，曰营气或者荣气，故"清者为营，营在脉中"。上焦泌津液化而为卫气，卫气出自六腑，属性为阳、浊，因"谷之浊气在于脉外，亦周身不住卫身，故曰卫气"。卫气如雾露之溉，布散于脉外的肌肤腠理，聚集于头面四末胸腹。其主要功能是温煦充养肌肤，司气孔开阖，抵御病邪入侵，故"浊者为卫，卫在脉外"。营血之气自手太阴肺经始，由内而外，由手三阴经合手三阳经，手三阳经上头合足三阳经，足三阳经自头下足合足三阴经，足三阴经属脏络腑，内流回五脏，合手三阴经，完成一个循环。三阴脉三阳脉阴阳相贯，如环无端。卫气行脉外，呈雾露状弥漫于肌肤腠理，昼日行于三阳经所在区域二十五度，夜行五脏亦二十五度，一日一夜五十度。所以卫气至平旦寅时（3～4时）开始活跃，外出行于三阳经所在的区域，到夜阴的时候阳气静谧入五脏。日中午时（11～12时）人体阳卫之气如天上的太阳最大，阳气隆盛，夜半子时（23～24时）阴气隆盛。三阴经属五脏，行营血，营血自手太阴肺脉开始循行，而复会于太阴，故太阴主内，昼夜各二十五度会于手太阴；三阳经属六腑，行卫气，卫气自平旦寅时自太阳出，而复会于太阳，故太阳主外，昼夜各二十五度，分为昼夜。夜半子时阴气隆盛，盛极而衰，到平旦寅时阴气衰竭阳气开始活跃。日中午时阳气隆盛，日西未时（13～14时）阳气开始衰减，日入酉时（17～18时）阳气衰竭阴受气。夜半子时是阴阳交会的时候，万民都在睡眠，是人阴气与自然阴气合的时候，所以叫合阴。平旦寅时阴气尽而阳受气，如此循环不已，和天地阴阳运行的规律相同。

第三节　卫气的逆顺、清浊

营气顺行脉，即营血从手太阴肺脉开始，顺三阴经、三阳经循行。在手循阴而出，循阳而入：手之三阴脉，从脏受得血气，流经手指端合手三阳脉，手之三阳脉合足三阳脉。在足循阴而入，循阳而出：足之三阴脉从足走腹，再由腹合手三阴脉，手三阴脉合手三阳脉，完成循环。卫气浮行脉外，其温煦滋养肌肤的方式如雾露之溉，不是像营血那样为液态，在经脉内流动，因而，卫气有其自身的运行方式。

卫气昼行于阳的循行逆顺：

（1）平旦寅时阴气尽，阳气出于目，目张则气上行于头，循项下足太阳，循背下至足小指之端从头走足，顺行；其散者，别于目兑眦，下手太阳，下至手小指之端外侧，逆行。

（2）卫气别目兑眦，下足少阳，注足小指、次指之间，顺行；别者循手少阳之分，下至手小指次指间，逆行。

（3）卫气自目别行至耳前，合于颌脉，注足阳明，下行至跗上，入足五指之间，顺行；其散者，从耳下，下手阳明大指之间，入掌中，逆行。

夜行于阴：阴指五脏。卫气行三阳经所在的肌肤尽而五脏受气。其始入于阴，常从足少阴注于肾，肾注于心，心注于肺，肺注于肝，肝注于脾，脾复注于肾为一周。

卫气行三阳经区域的特点：从目开始，足三阳经从目至足为顺行；从目开始从头走手为逆行。阳卫之气运行的起始点为头目，分别自足三阳经而下顺行，手三阳而下逆行。卫气行五脏的特点：流注的顺序从能克注于所克之脏。营阴卫阳各走其道，相并、相贯则为病，相随、相从乃为和。故经云："卫气之在身也，常并脉循分，行有逆顺，阴阳相随，乃得天和。"

营气、卫气清、浊分类的标准是依据五脏和六腑的属性。五脏象地为阴成形，六腑法天为阳化气。阴清而阳浊，气清而谷浊，故注入五脏、出自五脏者皆为阴、清；出自六腑，注入六腑者皆为阳、浊。《太素》卷十二《营卫气行》："受谷者浊，受气者清。清者注阴，浊者注阳。浊而清者上出于咽，清而浊者则下行，清浊相干，命曰乱气。黄帝曰：夫阴清而阳浊，浊者有清，清者有浊，别之奈何？岐伯曰：气之大别，清者上注于肺，浊者下流于胃。胃之清气，上出于口；肺之浊气，下注于经，内积于海。"

受谷者浊，浊者注阳。受纳水谷的六腑为浊。六腑化谷生津液，其清者上行，浊者糟粕下行排出体外。清者津液经过上焦泌津液而为卫气。卫气源自以胃为代表的六腑，六腑法天，其所发之气皆为浊为阳，故"浊者为卫"。六腑出卫气，与注入手太阴肺经，入五脏为阴、清的营血不同，浊阳卫气所走脉外肌肤腠理，肌肤腠理与内阴五脏相对，为表为阳，故云"浊者注阳"，即浊阳卫气注入头面四末，肌肤腠理。然"阴清而阳浊，浊者有清"。凡外出、上行的为浊阳中之清者，亦曰清阳。胃纳水谷生津液，津液经过上焦气化，化生卫气，卫气剽悍滑急，浮行脉外，走肌肤腠理，头面四末，故云"清阳发腠理"，"清阳实四肢"。凡下行排出体外的为浊阴。浊谷入胃，清者上行，浊阴者糟粕下行出粕门，故"浊阴出下窍"，"浊者下流于胃"。

受气者清，清者注阴。肺受水谷津液之清者，清者营血注入属性为阴在里的五脏，走三阴经。"受气者清"，杨注云："受气之清，肺气也。"杨注的意思是：受纳胃腐熟的水谷清气，是肺或者说是肺的功能。肺受营血之气，故肺气清。营血之气走脉内，脉内为阴；营血注入五脏，五脏为阴，故"清者注阴"。营气在脉内，行三阴经走五脏，营脏注阳；卫气在脉外，行三阳经之肌肤腠理，营腑注阴。阴阳相注，如环无端。清阴营血，浊阳卫气各行其道，阴阳相随乃得天和，反之为逆为乱，逆乱则为病。清浊相干即清阴营气、浊阳卫气相逆、相犯，运行顺序紊乱。乱于心则为默，乱于肺为喘喝，乱于肠胃为霍乱，乱于臂胫为四厥，乱于头为厥逆。

气乱于卫，血留于经，阴阳相倾，虚实乃生。所谓阴阳相倾，即阴者营血，阳者卫气相并，并则生虚实。营阴卫阳相随乃和，和则无病。气乱于卫，则卫气不能顺行，出现紊乱。血留于经，营血不能顺十二经而行，出现瘀滞或溢出脉外的现象。乱、瘀滞则阴阳不相随，不相随即血气离居，离居则有偏聚，聚则为病。

诊脉之要在于诊营阴清、卫阳浊是否逆乱。脉诊的三个关键问题：别阴阳；审清浊；知部候。别阴阳和审清浊是一个问题的两个方面。别阴阳即知五脏三阴脉为阴，六腑三阳脉为阳；五脏出营血阴气，营血走三阴经，营脏络腑；六腑出阳气，阳卫走三阳经，属腑荣脏。营气顺行脉，卫气逆行，二者逆乱则为病。清浊是对营卫之气的另一种分类。清者注肺走五脏，审清者为营；浊者出六腑，走脉外腠理头面四末，审浊者为卫。诊脉审明阴阳清浊，则知病因所在。知病因，则阳病治阴，阴病治阳。（表3-1）

表3-1 卫气运行图

①气至阳而起，至阴而止（气，卫气也。阳，日阳也。阴，夜阴也。）

②平旦阴气尽，阳气出目，目张则气上于头。

③卫气者出其悍气之慓疾，而先行四末、分肉、皮肤之间而不休者也。

④昼行于阳，夜行于阴。其入于阴也，常从足少阴之分间，行于五脏六腑。

昼夜	经络	手足	起始	具体循行路线	逆顺
昼行于阳	太阳	足太阳	自目	循项下足太阳，循背下至（足）小指之端	顺行
		手太阳	自目	其散者，别目兑眦，下手太阳至（手）小指外端	逆行
	阳明	足阳明	自目	别者至耳前，合于颔脉，注足阳明，下行至跗上，入五指间	顺行
		手阳明	自目	其散者入耳下，下手阳明入（手）大指之间，入掌中	逆行
	少阳	足少阳	自目	其散者，别目兑眦，下足少阳至（足）小指、次指之间	顺行
		手少阳	自目	别者循手少阳之分，下至（手）小指次指间	逆行
夜行于阴	其至于足也，入足心，出内踝下，行阴分，复合于目。其始入于阴，常从足少阴注于肾，肾注于心（肾脉支者从肺络心），心注于肺（心脉直者手少阴复从心系却上肺），肺注于肝（肝脉支者从肝别贯膈上注肺），肝注于脾（肝脉侠胃络脾），脾复注于肾（脾脉足太阴从下入少腹，气生于肾）				

【相关医经选读】

黄帝曰：脉行之逆顺奈何？血气相注，如环无端，未知行身逆顺如何也。**岐伯曰：手之三阴，从脏走手；**夫冲脉亦起于胞中，上行循腹而络唇口，故经曰：任脉、冲脉，皆起于胞中，上络唇口。是为冲脉上行与任脉同。《素问》："冲脉起于关元，随腹直上。"吕广注《八十一难》本云："冲脉起于关元，随腹里直上，至咽喉中。"皇甫谧录《素问》云："冲脉起于气街，并阳明之经，侠脐上行，至胸中而散。"此是《八十一难》说，检《素问》无文，或可出于别本。气街近在关元之下，[出]气街即入关元上行，虽不言至咽，其义亦同也。《素问》又云："冲脉与阳明宗筋会于气街。"即冲脉与阳明宗筋会气街已，并阳明之经而上，其义不异也。《九卷经》又云：冲脉者，十二经之海也，与少阴之大络起于肾下，出于气街，循阴股内廉，邪入腘中，循胫骨内廉，并少阴之经，下入内踝之后，入足下；其别者，邪入踝，出属跗上，入大指之间，注诸络以温足胫，此脉之常动者也。前云冲脉十二经海者，黄帝谓跗上动者为足少阴，岐伯别之以为冲脉常动。前云上络唇口，此云上出颃颡。此云注少阴大络出气街，前云起于肾下出气街。此云下至内踝之属而别，前云入内踝之后入足下。前云出属跗上入大指间，此云出跗属下循跗入大指间。其义并同也。冲，壮盛貌。其脉起于脐下，一道下行入足指间，一

137

道上行络于唇口，其气壮盛，故曰冲脉也。脉从身出向四肢为顺，从四肢上身为逆也。脏，谓心、肺。心、肺在内，故为阴也。心、肺之阴，起于三脉向手，故曰手之三阴从脏走手。此为从阴之阳，终为阳中之阴也。平按："起"，《灵枢》《甲乙经》均作"走"。注"上行循腹"，袁刻脱"行"字；"至咽喉中"，袁刻脱"中"字；"注少阴大络"，袁刻脱"注"字；"出气街"，袁刻脱"出"字；"冲，壮盛貌"，袁刻作"则冲，壮兴盛"；"上身为逆"，袁刻"身"作"行"。**手之三阳，从手走头**；手之三阴之脉，从脏受得血气，流极手指端已，变而为阳，名手三阳，从手上头，此为从阳之阳，终为阳中之阳者也。平按："至"，《灵枢》《甲乙经》作"走"。**足之三阳，从头走足**；手之三阳至头，曲屈向足，至足指端，从阳之阴，终为阴中之阳也。平按："头"，《甲乙经》作"项"。**足之三阴，从足走腹**。足之三阳下行至足指极已，变而生足之三阴，上至胸腹，从阴之阴，终为阴中之阴也。复从脏走手，如环无端。

——《太素》卷十《冲脉》

按：脉内营血运行的逆顺是怎样的？脉从脏受得血气，故手三阴经，从脏走手合手三阳经，手三阳经从手走头。脉从身出四肢为顺行；足三阳经从头走足，至足指端合足三阴经，足三阴经从足走胸腹，脉气自四肢入内为逆行。

阳主昼，阴主夜。故卫气之行，一日一夜五十周于身，昼日行于阳二十五周，夜行于阴二十五周于五脏。昼行手足三阳，终而复始，二十五周；夜行五脏，终而复始，二十五周也。平按："于五脏"上，《灵枢》《甲乙》重"周"字。是故平旦阴气尽，阳气出于目，目张则气上行于头，循项下足太阳，循背下至小指之端；行于五脏，阴气尽也。卫气出目，循足太阳气出于目也。小指之端，足小指外侧端也。其散者，别于目兑眦，平按："别于目兑眦"，《甲乙》作"分于目，别"。下手太阳，下至小指之端外侧。其散者，别目兑眦，下足少阳，注小指、次指之间，以上循手少阳之分，平按："分"下，《灵枢》《甲乙》有"侧"字。下至小指、次指之间；平按：《灵枢》《甲乙》无"次指"二字。别者，至耳前，合于颔脉，注足阳明，下行至跗上，入五指之间。其散者，从耳下，下手阳明大指之间，入掌中；眦，才支反，目崖，一曰目眶。散者，卫之悍气，循足太阴脉而有余别，故曰散者。别目兑眦，目外决眦也。目之兑眦，有手太阳，无足太阳，今言别者，足大阳脉系于目系，其气至于兑眦，故卫气别目兑眦，下手太阳，至小指之端外侧也。行此手足太阳，一刻时也。卫之悍气别者，循足少阳至小指、次指之间，别者循手少阳至于小指、次指之间，二刻时也。卫之悍气别者，合于颔脉，谓足阳明也。入五指间者，谓足阳明络，散入十指间，故刺疟者先刺足阳明十指间也。手阳明偏历大络，乘肩髃，上

139

曲颊偏齿，其别者从齿入耳，故卫别于耳下，下手阳明至大指间。入掌中者，手阳明脉不入掌中，而言入者，手阳明脉气虽不至掌中，卫之悍气循手阳明络至掌中，三刻时也。平按："颔"，《灵枢》《甲乙》作"颌"。《说文》：颔，颐也。《唐韵》：音额。亦通。**其至于足也，入足心，出内踝下，行阴分，复合于目，为一周。**卫之悍气，昼日行手足三阳已，从于足心，循足少阴脉上，复合于目，以为行阳一周，如是昼日行二十五周也。平按：此一段二十二字，袁刻混入注中，查《灵枢》《甲乙》均有此文，应作大字为经，余小字为注。……**阳尽而阴受气矣。其始入于阴，常从足少阴注于肾，肾注于心，**卫之阳气，昼日行三阳二十五周已，至夜行于五脏二十五周。肾脉支者从肺出络心，故卫气循之注心者也。卫气夜行五脏，皆从能克注于所克之脏以为次也。**心注于肺，**心脉直者手少阴复从心系却上肺，故卫气循心注肺者也。**肺注于肝，**肝脉支者复从肝别贯鬲上注肺，故卫气循肺注肝者也。**肝注于脾，**肝脉侠胃，胃脉络脾，故得肝脉注于脾也。**脾复注于肾为一周。**脾脉足太阴从下入少腹，气生于肾，故卫气循之注肾者也。

——《太素》卷十二《卫五十周》

　　按：卫阳之气出六腑，六腑法天。卫气白天主行三阳经所在的区域，夜晚主行五脏。卫气的运行，一天一夜行周身五十度，白天行于三阳经所在的区域二十五度，夜晚行于五脏二十五度。阳气在平旦寅时（3～4时）阴气衰竭的时候开始活跃，卫阳之气浮悍，其自脉外腠理径达于目，目张则阳气上行于头，自足太阳经循项下至足趾端，为顺行；手太阳经循背下至小指端为逆行。足少阳经自目得气，别目兑眦下至足小趾、次趾间为顺行；别者循手少阳之分，下至手小指、次指之间为逆行。六腑之悍气出目之后，至耳前，合于颌脉，注足阳明，下行至跗上，入足五趾之间，为顺行；散者下手阳明大指间，入掌中，为逆行。卫气沿着足三阳经所在区域顺行至足部后，入足心合足三阴经，自足少阴肾脉开始行五脏，日阳复合于目，为一周。……卫气行手足三阳经所在区域结束之后，傍晚日入阳气衰竭阴始受气，随营血入五脏。阳气自足少阴肾开始行五脏，从肾注心，从心注肺，从肺注肝，从肝注脾，脾复注肾为一周。

黄帝曰：愿闻人气之清浊。岐伯曰：受谷者浊，受气者清，受谷之浊，胃气也；受气之清，肺气也。清者注阴，阴，肺也。**浊者注阳，**阳，胃也。**浊而清者上出于咽，**谷气浊而清者，上出咽口，以为噫气也。**清而浊者则下行，**谷气清而浊者，下行经脉之中，以为营气。平按："则下行"，《甲乙》作"下行于胃"。**清浊相干，命曰乱气。**清者为阴，浊者为阳，清浊相干，则阴阳气乱也。平按："命"，

141

《甲乙》作"名"。黄帝曰：**夫阴清而阳浊，浊者有清，清者有浊，别之奈何？**问清浊之状也。平按："别"上，《灵枢》有"清浊"二字。岐伯曰：**气之大别，**气之细别多种，今言其大略耳。**清者上注于肺，**谷之清气，上注于肺。**浊者下流于胃。**谷之浊者，下流于胃。**胃之清气，上出于口；**胃中谷气浊而清者，上咽出口，以为噫气。**肺之浊气，下注于经，内积于海。**注肺清，而浊气下注十二经，并积膻中，以为气海而成呼吸也。**黄帝曰：诸阳皆浊，何阳独甚乎？**诸阴皆清，诸阳皆浊。诸阳之脉皆浊，未知何经独受中之浊也。岐伯曰：**手太阳独受阳之浊。**胃者，腐熟水谷，传与小肠，小肠受盛，然后传与大肠，大肠传过，是为小肠受秽浊最多，故小肠经受阳之浊也。**手太阴独受阴之清。其清者上走空窍，**肺脉手太阴受于清气，其有二别。有清清之气，行于三百六十五络，皆上于面，精阳之气上行目而为精，其别气走耳而为听，其宗气上出于鼻而为臭，其浊气出于唇口为味，皆是手太阴清气行之故也。平按："空窍"，《甲乙》作"孔窍"。注"精阳"二字，袁刻作"清"。**其浊者下行诸经。**手太阴清而浊者，下入于脉，行十二经中也。**诸阴皆清，足太阴独受其浊。**六阴之脉皆清，足太阴以是脾脉，脾主水谷浊气，故足太阴受阴之浊也。平按：注"脾主"，"主"字上半虫伤不全，下半剩"土"字，当是"主"字剩文，袁刻作"上"。

——《太素》卷十二《营卫气行》

按：关于营卫气的清浊分类，岐伯指出：胃纳水谷，胃气浊；肺纳营血，肺气清。所以清者为营，营走脉内，注手太阴肺；浊者为卫，卫行脉外，注三阳所在区域。六腑浊气之清者上出于口为噫气，五脏清气之浊者下行脉内走经络为营气。清者为阴，浊者为阳，清浊各行其道，如果清浊相干，则阴阳气乱。黄帝说：阴清而阳浊，但是浊中还有清，清中还有浊，如何区别呢？岐伯说：气的大略，清者上行，浊者下行。谷之清者上行经中焦泌津液化而赤为营血上注于肺；谷之浊气流于胃走粕门排出体外。胃纳水谷所生之清气上行出口为噫气，清而浊的营血注于经脉在脉内运行。胃纳水谷之清者上行内积于气海，名曰宗气，积膻中，以为气海而成呼吸。诸阳经所发之气从清浊来分类，都属浊。那么，哪一阳经之气最浊呢？岐伯说：小肠手太阳经独受阳之浊。因为胃腐熟水谷，传于小肠，小肠受盛传与大肠，是为小肠受秽浊最多，故手太阳小肠经独受阳经之浊。水谷津液之清者上行，中焦泌津液化赤为营血注入手太阴肺经，故手太阴肺经独受清阴营血之气。水谷津液之清阳者浮行脉外，走孔窍，孔窍得清阴营血、清阳卫气的滋养而有神明，比如走耳为听，走鼻为臭。清阴营血下行脉内走十二经络。肺受营血之气，所以三阴经都属于清，但足太阴脾则独受阴之浊。何也？六阴之脉皆清，但足太阴脾为胃行津液，得水谷之气最多，故足太阴脾独受其浊。

黄帝曰：经脉十二者，别为五行，分为四时，何失而乱？何得而治？岐伯曰：五行有序，四时有分，相顺则治，相逆则乱。相顺者，十二经脉皆有五行四时之分。诸摄生者，摄之当分，则为和为顺；乖常失理，则为逆为乱也。黄帝曰：何谓相顺？平按：《甲乙》有"而治"二字。岐伯曰：经脉十二者，以应十二月。十二月者，分为四时。四时者，春夏秋冬，其气各异，营卫相随，阴阳已和，清浊不相干，如是则顺而治。营在脉中，卫在脉外，内外相顺，故曰相随，非相随行，相随和也。黄帝曰：何谓逆而乱？岐伯曰：清气在阴，浊气在阳，清气在于脉内，为营为阴也；浊气在于脉外，为卫为阳也。营气顺行脉，卫气逆行，营卫气顺逆十二经而行也。卫之悍气，上至于目，循足太阳至足指为顺行；其悍气散者，复从目，循手太阳向手指，是为逆行也。此其常也。平按：《灵枢》《甲乙》"脉"上无"行"字。清浊相干，乱于胸中，是谓大悗。悗，音闷。阳气入阴，阴气入阳，即清浊乱也。营气逆行，卫气顺行，即逆顺乱也。故气乱于心，则烦心密嘿，俯首静伏；密嘿烦心，不欲言也。俯首，低头静伏也。平按："嘿"，《甲乙》作"默"。乱于肺，则俯仰喘喝，接手以呼；肺手太阴脉行臂，故肺气乱，肺及臂手闷，所以接手以呼也。平按："接"，《甲乙》作"按"。乱于肠胃，则为霍乱；肠胃之中，营卫之气相杂为乱，故为霍乱。霍乱，卒吐利也。乱于臂胫，则为四厥；四厥，谓四肢冷，或四肢热也。乱于头，

则为厥逆，头重眩仆。厥逆头重，谓头寒或热，重而眩仆
也。平按："头重"，《甲乙》作"头痛"，注："一作头重。"

——《太素》卷十二《营卫气行》

按：十二经脉的运行，分别合于五行、四时的运行规
律，是什么错失而出现紊乱呢？怎样才能让气血运行正
常？岐伯说：五行的运行有自己的顺序，春夏秋冬四时也
有分野，相顺则正常，相逆则乱。那么，什么叫相顺呢？
岐伯说：十二经脉，以应自然十二月。十二月又分为四时。
四时，就是春夏秋冬。四时之气各不相同。人法自然，营
行脉中，卫行脉外，营卫之气相随不离，但不是相同方向、
相同方式运行，二者相随相伴，相互滋养。营清阴、卫
阳浊不相犯，这样就是顺，就是正常。什么情况谓逆和乱
呢？岐伯说：正常情况是营血清气在脉内运行，浊阳卫气
在脉外的肌肤腠理运行，二者相附相随。运行的顺序：清
阴营血自手太阴肺经始，由内而外，自三阴经合三阳经，
再由三阳合三阴经，自外而内，循环不休。三阴经三阳经
阴阳相贯，顺行于脉。浊阳卫气天亮日阳径出于目，自目
别行手足三阳，从目下足为顺行，别者从目走手为逆行。
傍晚日入夜阴自足少阴肾开始走五脏。卫气昼行表阳肌肤
腠理、头面四末，夜行里阴五脏，阴阳相贯，如环无端。
如果清阴营血、浊阳卫气不按其道运行，营血瘀滞或溢出
脉外，卫气聚结或并于血脉，则为清浊相犯，相犯则为病。

清浊相犯，乱于胸中就是所说的大闷，乱于心则心烦喜静默，乱于肺则出现俯仰喘喝，乱于肠胃为霍乱，乱于臂胫为四逆，乱于头为厥逆，头中眩仆。

第四节　卫气与六腑——六腑出阳气

一、六腑的基本功能

古人仰观天象，俯察地理，并验之于人。六腑法天为阳，天阳化气，阳热而躁动。六腑纳谷生卫气，卫气浮悍滑急，温煦肌肤，抵御病邪。具体来说，五脏法地，地阴天阳，阴静阳动，地冷天热。所以营血出五脏，属性阴，在脉内静谧地运行以长养五脏六腑、四肢百骸以成形。六腑纳谷，化生津液，其清者上行，经过上焦泌津液，使其如雾露状，日阳出目，行肌肤腠理、头面四末，温养肌肤，充皮毛，抵御病邪。六腑的基本功能是纳水谷，化津液，并使津液布扬。脏者藏也，腑者聚也。五脏象地为阴主静藏精，阴精宜满，宜充盈而不宜积实。六腑法天为阳主动化气，阳气宜充实而纳谷的六腑不能积满，积满不化则为病。经云："阳者主腑，阳受气于四末。"杨注："阳气主于六腑，在外也。清阳实于四肢，浊阴者走于六腑，故阳受气于四末也。"(《人迎脉口诊》) 阳卫之气源于六腑，三阳经从四末受得六腑阳气以温煦肌肤、抵御病邪。为什么源于六腑的阳气，会集中于头面四末呢？ 这是因为六腑法天，天气为阳，性躁、热，居于外。人体的阳卫之气如自然界的阳气，浮悍滑急，躁动不居，天亮的时候由五脏出于目，目张阳气布散，集中于胸腹头面四末。

【相关医经选读】

五脏者，所以藏精神血气魂魄者也。六腑者，所以化谷而行津液者也。此人之所以具受于天也，愚智贤不肖，毋以相倚也。五脏藏神，六腑化谷，此乃天之命分，愚智虽殊，得之不相依倚也。津液，即泣汗涎涕唾也。平按："谷"上，《灵枢》有"水"字。"液者"二字原缺，谨据《灵枢》补入。"愚"上，《灵枢》有"无"字。

——《太素》卷六《五脏命分》

按：五脏的功能是藏五精舍五神。六腑的功能是化水谷行津液。

黄帝问伯高曰：夫邪气之客于人也，或令人目不瞑不卧出者，何气使然？厥邪客人为病，目开不得瞑，卧之[不欲]起也。平按："目不瞑"至"使然"十一字，《甲乙》作"目不得眠者何也"七字。**伯高答曰：五谷入于胃**

也，其糟粕、津液、宗气，分为三隧。宗，总也。隧，道也。糟粕、津液、总气，分为三隧。**故宗气积于胸中，出于喉咙，以贯心肺而行呼吸焉。**糟粕津液，浊秽下流，以为溲便。其清者宗气，积于膻中，名曰气海，其气贯于心肺，出入喉咙之中而行呼吸，一也。平按："心肺"，《灵枢》作"心脉"。**营气者，泌其津液，注之于脉，化而为血，以营四末，内注五脏六腑，以应刻数焉。**营气起于中焦，泌五谷津液，注于肺脉手太阴中，化而为血，循脉营于手足，回五脏六腑之中，旋环以应刻数，二也。**卫气者，出其悍气之慓疾，而先行四末、分肉、皮肤之间而不休者也，昼日行于阳，夜行于阴，其入于阴也，常从足少阴之分间，行于五脏六腑。**卫气起于上焦，上行至目，行手足三阳已，夜从足少阴分，上行五脏，至昼还行三阳，如是行五脏。行六腑者，夜行五脏之时，脏脉络腑，故兼行也，以腑在内故，三也。平按："四末"上，《灵枢》《甲乙》有"于"字。"不休者也"，《甲乙》作"不休息也"。"昼"下，《甲乙》无"日"字。《灵枢》无"其入于阴也"句。**今厥气客于脏腑，则卫气独卫其外，卫其外则阳气瞋，瞋则阴气益少，阳乔满，是以阳盛，故目不得瞑。**厥气，邪气也。邪气客于内脏腑中，则卫气不得入于脏腑，卫气唯得卫外，则为盛阳。瞋，张盛也。脏腑内气不行，则内气益少。阳乔之脉在外营目，今阳乔盛溢，故目不得合也。瞑，音眠。平按："脏腑"，《灵枢》作"五脏六腑"，《甲乙》作

"五脏"。"独卫其外",《甲乙》作"独营其外"。"卫其外则
阳气瞋"至"目不得瞑"二十五字,《灵枢》作"行于阳则
阳气盛,阳气盛则阳跷陷,不得入于阴,阴虚故目不瞑"
二十五字,《甲乙》同,惟《甲乙》"阳乔陷"作"阳乔
满";"阴虚"作"阴气虚";"故目不瞑"作"故目不得眠",
与《灵枢》小异。**黄帝曰:善。治之奈何?伯高曰:补其
不足,泻其有余,调其虚实,以通其道而去其邪**,不足,
阴气也。有余,外阳气。**饮以半夏汤一齐,阴阳以通,其
卧立至。**以下言半夏汤方,以疗厥气,厥气既消,内外气
通,则目合得卧。平按:"齐",《灵枢》《甲乙》作"剂"。
**黄帝曰:善。此所谓决渎壅塞,经络大通,阴阳和得者也。
愿闻其方。**沟渎水壅,决之则通。阴阳气塞,针液导之,
故曰决渎,所以请闻其方也。

——《太素》卷十二《营卫气行》

按:邪气客人为病,有时令人目开不得瞑,卧不欲起,
是什么造成的呢?伯高曰:五谷进入胃部,经过胃的腐熟
分为糟粕、津液、宗气三类。糟粕浊秽下流而为溲便,清
者上行,其中一道为宗气,积于胸中气海,出入喉咙,随
呼吸出入。津液之精专者营气,乃中焦泌胃所纳津液,使
其变而赤为营血,注入手太阴肺经,入五脏,通过经脉营
养五脏六腑、头面四末。其运行的轨迹,天亮日阳随阳卫
由内出外,夜阴携阳卫由外入五脏,行阴行阳各二十五度

以应刻数。卫气是上焦泌五谷津液，然后化生出的剽悍之气，之所以言其剽悍，是因为卫气不循经络而行。卫气自上焦出，如雾露之溉，上行至目，自目从足三阳下足顺行，自目从手三阳走手逆行。夜晚自足心进入五脏，进入五脏的时候从足少阴肾经开始。五脏阴经属五脏络六腑，故言行于五脏六腑。邪气客于内脏腑中，致营血运行瘀滞，而卫气随营运行，则致卫气不得入于脏腑。卫气被阻滞，唯得卫外，而致阳盛。阳盛则阴虚，脏腑内气不行，则内气益少。阳乔之脉在外营目，今阳乔盛溢，故目不得合。治疗的原则是虚则补之、实则泻之。补阴泻阳，疏通其经络之道，祛除病邪，饮以半夏汤一剂，令营阴卫阳和调通畅，内外气通，则目合得卧。这就是所谓沟渎水壅，决之则通；阴阳气塞，针液导之，阴阳得和。

　　夫经水者，受水而行之；此问其脏腑经络各有司主调养所由。十二经水，各从其源受水，输之于海，故曰受水行也。**五脏者，合神气魂魄而藏；**五脏合五神之气，心合于神，肝合于魂，肺合于魄，脾合于营，肾合于精，五脏与五精神气合而藏之也。平按："藏"下，《灵枢》《甲乙》均有"之"字，袁刻同。**六腑者，受谷而行之，受气而扬之；**胃受五谷成熟，传入小肠，小肠盛受也。小肠传入大肠，大肠传导也。大肠传入广肠，广肠传出也。胃下别汁，出膀胱之胞，传阴下泄也。胆为中精，有木精三合，藏而不泻。此即腑受谷行之者也。五腑与三焦共气，故六腑受气，三焦行之为原，故曰扬也。平按：注"成熟"，"熟"字袁刻误作"热"。"别汁，出膀胱"五字，原缺不完，平细玩虫蚀剩处，与此五字相近，谨拟作此，袁刻作"膀胱，膀胱"四字。**经脉者，受血而营之。**营气从中焦并胃口，出上焦之后，所谓受气，泌糟粕，承津液，化津液精微，注之肺脉中，化而为血，流十二脉中，以奉生身，故生身之贵，无过血也。故营气独行于十二经道营身，故曰营气。营气行经，如雾者也。经中血者，如渠中水也。故十二经受血各营也。

——《太素》卷五《十二水》

按：自然界十二水各从其源受水并使之流动，输之于海；五脏藏五精舍五神；六腑受纳腐熟水谷并使清者上行、浊者下行。具体的是，胃受五谷成熟，小肠盛受，大肠传导，广肠传出。胃下别汁，出膀胱之胞，传阴下泄。三焦受纳水谷津液，使营行脉中，卫行脉外，溲液出体外。经脉，受纳血液并通过经络营养全身。具体的过程是，三焦泌糟粕，承津液，化津液精微，注之肺脉中，化而为血，流十二脉中，以奉生身。故生身之贵，无过于血。营气独行于十二经隧以营于身，故曰营气。血液在经中流动如渠水，其滋养四肢百骸、五脏六腑如雾露滋润万物。

　　夫胃、大肠、小肠、三焦、膀胱者，天气之所生也，其气象于天，故泻而不藏，此受五脏浊气，故名曰腑。天主输泄风气雨露，故此五者受于五脏糟粕之浊，法于天气，输泻不藏，故是恒腑。唯有五者，以胆一种，藏而不泻，割入奇腑，是肝之表，故得名腑也。平按：《素问》"膀胱"下有"此五"二字；"故名曰腑"作"名曰传化之腑"，《甲乙》同。此不能久留，输泻魄门，并精□□之处，谓之魄门。此五之中，三焦亦能输泻精气于魄门也。平按："输泻"下，《素问》《甲乙》有"者也"二字，"魄门"二字属下节。亦为五脏使，水谷不得久藏。五脏在内为主，六腑在外为使，使之行于水谷也。所谓五脏者，藏精神而不泻者也，故满而不能实。精神适于脏中不离，故不泻而满也。虽满常虚，故不实。平按："精神"，《素问》作"精气"。新校正云："接全元起本及《甲乙经》《太素》精气作精神。"与此正合。六腑者，实而不能满。所以然者，水谷之入口则胃实而肠虚，食下则肠实而胃虚，故曰实而不满。肠胃更满，故为实也；更虚，故不满也。饱食未消，肠中未有糟粕，即胃实肠虚也；食消以下于肠，胃中未有食入，即肠实胃虚也。以其胃虚，故气得上也；以其肠虚，故气得下也。气得上下，神气宣通，长生久视。平按："六腑者"下，《素问》《甲乙》均有"传化物而不藏"句。

　　　　　　　　　——《太素》卷六《脏腑气液》

按：胃、大肠、小肠、三焦、膀胱，其气象于天。六腑法天。天阳化气，其性动而不居，主输泄阳光风气雨露，以滋养万物。六腑纳谷化津液，其清者津液上输，糟粕传粕门排出，特点是泻而不藏。所谓泻而不藏，即六腑受纳的水谷、化生的津液都是动而不能积藏。水谷充实而不能积聚涨满，积滞不动则胀满为病。因为水谷糟粕不能久留于腑，必输泄于粕门。五脏的功能是藏精舍神，精宜满不宜实。六腑之气宜充实，但不宜积满不泻。为什么呢？因为水谷入胃则胃实肠虚，食物下行则肠实胃虚，肠胃需要不停地更实更虚，所以说六腑是实而不能满的。

黄帝曰：人之夭寿各不同，或夭，或寿，或卒死，或病久，愿闻其道。问有四意：夭、寿、卒死、病久。平按：《灵枢》"人之夭寿"作"人之寿夭"；"或夭，或寿"作"夭寿"。**岐伯曰：**答中答其得寿，余三略之。得寿有九：**五脏坚固，**谓五脏形，坚而不虚，固而不变，得寿一也。**血脉和调，**谓血常和，脉常调，得寿二也。**肌肉解利，**谓外肌内肉，各有分利，得寿三。平按：注上"肉"字，恐是"内"字之误。**皮肤致密，**致，大利反。谓皮腠闭密，肌肤致实，得寿四。**营卫之行，不失其常，**谓营卫气，一日一夜，各循其道，行五十周，营卫其身，而无错失，得寿五。**呼吸微徐，**谓吐纳气，微微不粗，徐徐不疾，得寿六。**气以度行，**呼吸定息，气行六寸，以循度数，日夜百

153

刻，得寿七。**六腑化谷，**胃受五谷，小肠盛受，大肠传导，胆为中精决，三焦司决渎，膀胱主津液，共化五谷，以奉生身，得寿八。**津液布扬，**所谓泣、汗、涎、涕、唾等，布扬诸窍，得寿九也。平按：注"涎"，袁刻作"液"。**各如其常，故能久长。**上之九种营身之事，各各无失，守常不已，故得寿命长生久视也。平按："久长"，《灵枢》作"长久"。

——《太素》卷二《寿限》

按：人是早夭还是长寿各不相同，有的早夭，有的长寿，有的猝死，有的久病，原因是什么呢？五脏坚固，血脉调和，则肌肉滑利、皮肤致密。营在脉中，卫行脉外，阴阳相随，不失其常。人呼吸微徐，以度出入。六腑化谷，使津液布扬。各如其常，故生命能久长。

夫言人之阴阳，则外为阳，内为阴。皮毛肤肉，在外为阳；筋骨脏腑，在内为阴。**言人身之阴阳，则背为阳，腹为阴。**背在胸上近头，故为阳也；腹在胸下近腰，故为阴也。**言人之身，五脏中之阴阳，则脏者为阴，腑者为阳；肺、肝、心、脾、肾，五脏皆为阴；胆、胃、大肠、小肠、三焦、膀胱，六腑皆为阳。**就身之中，五脏藏于精神为阴，六腑贮于水谷为阳也。平按：《素问》"言人之身，五脏中之阴阳"作"言人身之脏腑中之阴阳"；"肺肝心脾肾"作

"肝心脾肺肾";"三焦"二字在"膀胱"下。

——《太素》卷三《阴阳杂说》

按：阴阳是为事物属性分类的，就人身内外来说，皮毛肤肉在外为阳，筋骨脏腑在内为阴；就前后来说，背为阳，腹为阴；就人身内部五脏六腑而言，肺、肝、心、脾、肾五脏为阴，胆、胃、大肠、小肠、三焦、膀胱六腑为阳。

黄帝问曰：愿闻六腑之应。五脏应候已说于前，六腑之候阙而未论，故次问之。**岐伯答曰：肺合大肠，大肠者，皮其应也；心合小肠，小肠者，脉其应也；肝合胆，胆者，筋其应也；脾合胃，胃者，肉其应也；肾合三焦膀胱，三焦膀胱者，腠理豪毛其应也。**肾合三焦膀胱，故有五腑也。五脏为阴，合于五腑。五腑为阳，故皮、脉、筋、肉、腠理毫毛，五腑候也。平按："肝合胆"，"肝"字原缺，谨依《灵枢》《甲乙》补。"豪"，《灵枢》《甲乙》作"毫"。

——《太素》卷六《脏腑应候》

按：六腑气发三阳经，三阳经属六腑络五脏，内外相连，表里相袭。手太阴肺经络手阳明大肠经，其应皮；手少阴心经络手太阳小肠经，其应为脉；足厥阴肝经络足少阳胆经，其应为筋；足太阴脾经络足阳明胃经，其应为肉；足少阴肾经络三焦、膀胱，其应为腠理毫毛。

二、三焦的功能与营卫气

三焦属六腑，功能是通调水道。六腑中胆、胃、大小肠、膀胱都是剖而可见的组织器官。从今天的人体解剖结构看，三焦没有和其他五腑一样的形质，让人剖而可见，因而引起了后代三焦是有形还是无形的争论。六腑中除了三焦以外的器官皆有形有质，剖而可见。古人把三焦归六腑，从分类的角度看，古人一定认为是有形有质、剖而可见的。《淮南子·天文》："月者阴之宗也，是以月虚而鱼脑减，月死而蠃蛖臕。"汉·高诱注："臕，肉不满。"肉不满，即虚而不实的肉。焦、臕古通用。《广韵·宵韵》："焦，人之三臕。"在古代，"三"多为不定之数，多之称。三臕得名之由，盖五脏五腑下面众多虚而不实的肉。这些虚而不实的肉，其发挥功能的处所主要有三处：胃上口上焦；胃中口中焦；脐下膀胱上口下焦。古人何以要引进和其他五腑形质很不相同的三焦概念呢？这牵涉到了古代中医是如何解释胃纳五谷之后，营养物质吸收并输送到全身，糟粕排出体外这样一个重大的医学问题。解释清楚了这个问题，中医才是系统的医学。先圣通过简单的解剖发现，胃纳五谷生津液，仅依靠胆、胃、大小肠、膀胱还不能完成升清降浊，即营养的吸收和糟粕的排除。胃和经脉并没有直接相连的通道，津液是如何变成血进入脉的？同样，简单的解剖没有发现胃和输尿管有相通的地方，胃纳水谷，溲液是如何通过阴器排除的？因而，饮食入胃，升清降浊的任务就由脏腑下面众多虚而不实的组织即焦（膲）完成。先人通过大量的临床实践发现，六腑化气的关键器官是三焦，而不是其他五腑。三焦的功能是通调水道，即营养形成后如何输送到全身，同时使溲液汇聚膀胱并排出体外。至此，三焦解释了水谷津液是如何变成血液进入手太阴肺经，糟粕溲液是如何生成进入膀胱。也就是说，三焦解释了营养是如何吸收，糟粕是如何排出这一任何医学都要解释的最基本问题。

卫出上焦，上焦如雾；营出中焦，中焦如沤；溲液出下焦，下焦如渎。水谷有五味，各以其味入五脏并长养之。津液之精专者为营血，营血在脉内。营血形成的关键是中焦泌五谷津液，没有中焦的气化，津液不能变化而赤入手太阴肺经。同样，卫气行脉外腠理、头面四末，需要上焦泌五谷津液。古人认为卫气温煦固护的功能是上焦将津液气化蒸腾为雾露状才能散布到头面四末。溲液的形成，也需要下焦泌水谷津液，渗而入膀胱。

【相关医经选读】

肺合大肠，大肠，传道之腑也；传导糟粕，令下之也。**心合小肠，小肠者，受盛之腑也**；胃化糟粕，小肠受而盛也。**肝合胆，胆者，中精之腑也**；胆不同肠胃受传糟粕，唯藏精液于中也。**脾合胃，胃者，五谷之腑也**；受五谷之味也。**肾合膀胱，膀胱者，津液腑也**。膀胱盛尿，故曰津液之腑也。平按："腑"上，《灵枢》有"之"字。**少阴属肾，肾上连肺，故将两脏矣**。足少阴脉贯肝入肺中，故曰上连也。肾受肺气，肾便有一，将为两脏。《八十一难》曰：五脏亦有六者，谓肾有两脏也。平按：《灵枢》"少阴"作"少阳"；"两脏"下，无"矣"字。**三焦，中渎之腑也，水道出，属膀胱，是孤之腑也**。中，谓脏腑中也。下焦如渎，从上焦下气，津液入于下焦，下焦津液流入膀胱之中，无脏为合，故曰孤腑也。平按：《灵枢》"出"下有"焉"字。**此六腑之所与合者也**。腑之（者）聚也。五谷清浊气味皆聚于中，故六皆名腑。孤腑内与六腑气通，故曰合也。

——《太素》卷十一《本输》

按：肺合大肠，大肠是传导糟粕之腑；心合小肠，小肠是受盛糟粕之腑；肝合胆，胆是藏腑中精液之腑；脾合胃，胃是容纳水谷之腑；肾合膀胱，膀胱是容盛津液之腑；少阳三焦与膀胱，皆合于肾，上连肺，故统领两脏。三焦是通调水道的器官，水道出焉，下连膀胱，因其不与五脏合，故称孤腑。

三焦手少阳之脉，上焦在心下，下膈在胃上口，主内而不出，其理在膻中。中焦在胃中口，不上不下，主腐熟水谷，其理在脐傍。下焦在脐下，当膀胱上口，主分别清浊，主出而不内，其理在脐下一寸。上焦之气如云雾在天，中焦之气如沤雨在空，下焦之气如沟渎流地也。手少阳脉是三焦经隧，通行三焦之血气，故曰三焦手少阳脉也。**起于小指、次指之端，上出两指之间，循手表出臂外两骨之间，上贯肘，循臑外上肩，而交出足少阳之后，入缺盆，**上肩交足少阳，行出足少阳之后，方入缺盆也。平按："手表"下，《灵枢》《甲乙经》均有"腕"字。**布膻中，散络心包，下鬲遍属三焦。**遍，甫见反。散布膻中也。有本"布"作"交"者，检非也。三焦是气，血脉是形，而言属者，谓脉气相入也。平按：《灵枢》"络"作"落"；"遍"作"循"。

——《太素》卷八《经脉连环》

按：杨上善指出了三焦的位置及其功能：上焦在心下，下膈在胃上口，主纳而不出，其理在膻中。何以上焦的功能是主纳而不主出呢？因为胃纳水谷津液之后，经过上焦泌津液，生成卫气，卫气不像中焦营血那样为有形的红色液体入脉内，而是为雾露状无形，布散于脉外的肌肤腠理。中焦在胃中口，不上不下，主腐熟水谷，其理在脐傍。水谷津液进入中焦化而赤注入手太阴肺经，通过经脉流注五脏六腑以长养之。下焦在脐下，当膀胱上口，主分别清浊，主出而不纳，其理在脐下一寸。上焦之气如云雾在天，中焦之气如沤雨在空，下焦之气如沟渎流地。手少阳脉是三

159

焦经，通行三焦之血气。也就是说，三焦是腑中像沟渠一样的水道聚集的地方。胃纳五谷产生的津液，只有经过三焦对水道疏通气化，才能升清降浊。没有三焦的司决渎，胃纳水谷产生的津液不能变化而赤进入手太阴肺脉，下行的溲液也没法排出。只有经过三焦的司决渎，中国古代医学才完整地回答了营养和糟粕是如何吸收和排除的。三焦的功能是"司决渎"。司，主管。《说文·水部》："决，行流也。""渎，沟也。"行流即疏通水道使水流动，"三焦司决渎"明确了三焦在六腑里面的分工，三焦主管人体内如沟渠一样的水道疏通。三焦失常，失去疏通功能，则津液失运。

黄帝曰：愿闻营卫之所行，皆何道从行？ 岐伯答曰：营出于中焦，卫出于上焦。夫三焦者，上焦在胃上口，主内而不出，其理在膻中；中焦在胃中口，不上不下，主腐熟水谷，其理在脐旁；下焦在脐下，当膀胱上口，主分别清浊，主出而不内，其理在脐下一寸。故营出中焦者，出胃中口也；卫出上焦者，出胃上口也。平按："从行"，《灵枢》作"从来"；《甲乙》作"从始"，无"岐伯答"三字。**黄帝曰：愿闻三焦之所出。**前问营卫二气所出，出于三焦，未知上焦卫气出在何处？故致斯问。平按：《甲乙》无"黄帝曰：愿闻"至下"岐伯曰"十三字。**岐伯曰：上焦出于胃上口，并咽以上贯膈，布胸中，走掖，循太阴之分而行，**

还注阳明，上至舌，咽胃之际，名胃上口。胃之上口出气，即循咽上布于胸中，从胸中之腋，循肺脉手太阴行至大指、次指之端，注手阳明脉，循指上廉上至下齿中。气到于舌，故曰上至舌也。此则上焦所出与卫气同，所行之道与营共行也。平按："布"上，《灵枢》《甲乙》有"而"字。"还注阳明"，《灵枢》作"还至阳明"，《甲乙》作"还至手阳明"。注"从胸中"，"从"字袁刻作"循"。**下足阳明，其脉还出侠口交人中，左之右，右之左，上侠鼻孔与足阳明合。**足阳明下行至足太阴等，与营气俱行也。平按："下足阳明"，《甲乙》作"下注足阳明"。注"交人中"，"交"字袁刻误作"夹"。**常与营俱行于阳二十五度，行于阴亦二十五度，一周也，故五十周而复大会于手太阴。**营气行昼，故即行阳也；行夜，故即行阴也。其气循二十八脉十六丈二尺，昼行二十五周，夜行二十五周，故一日一夜行五十周，平旦会手太阴脉也。一度有一周，五十周为日夜一大周矣。上焦卫气循营气行，终而复始，常行无已也。平按："行于阳"二句，《甲乙》作"行于阴阳各二十五度"；"一周也"作"为一周"；"故"下有"日夜"二字；"复"下有"始"字。**黄帝曰：人有热饮食下胃，其气未定，则汗出，或出于面，或出于背，或出于身半，其不循营卫气之道而出何也？岐伯曰：此外伤于风，内开腠理，毛蒸理泄，卫气走之，固不得循其道，此气慓悍滑疾，见开而出，故不得从其道，故命曰漏泄。**蒸，之冰反，火气上行也。卫气在于脉外分肉之间，腠理伤风，因热饮食，毛蒸理泄，腠理内开。慓，芳昭反，急也。悍，胡旦反，勇也。言卫气勇急，遂不循其道，即出其汗，谓之漏泄风也。平按："营卫气"，《灵枢》《甲乙》无"营"字。"命曰"，《甲乙》作"名曰"，袁刻脱"命"字。"洩"，《灵枢》《甲乙》均作"泄"。**黄帝曰：愿闻其中焦之所出。岐伯曰：中焦亦并胃口，出上焦之后，此所谓受气者，泌糟粕，承津液，化其精微，上注于肺脉，乃化而为血，以奉生身，**泌，音必。中焦在胃中口，中焦之气，从胃中口出已，并胃上口，出上焦之后，□五谷之气也，泌去糟粕，承津液之汁，化其精微者，注入手太阴脉中，变赤称血，以奉生身。平按：《甲乙》无"黄帝曰"至"岐伯曰"十四字。《灵枢》"胃口"作"胃中"。《灵枢》《甲乙》"承津液"，"承"字均作"蒸"。注"五谷"上原缺一字，依经文拟作"受"。**莫贵于此，故独得行于经隧，命曰营气。**人眼受血，所以能视，手之受血，所以能握，足之受血，所以能步，身之所贵，莫先于血，故得行于十二经络之道，以营于身，故曰营气也。隧，道也。故中焦□□营气也。平按："命曰营气"，《甲乙》无"气"字。注"中焦"下原缺二字，因上节问中焦之所出，故此处拟作"所出"二字。**黄帝曰：夫血之与气，异名同类何也？岐伯曰：营卫者精气也，血者神气也，故血之与气，异名同类焉。故夺血者毋汗，夺气者无血，故人生有两死而毋两生。营卫者，人**

之至精之气，然精非气也；血者神明之气，而神非血也。故比之[神气]、精气无异也。脱血亦死，脱气亦死，故有两死也；有血亦生，有气亦生，随有一即生，故毋两生也。**黄帝曰：愿闻下焦之所出。岐伯答曰：下焦者，别回肠，注于膀胱而渗入焉。故水谷者，常并居于胃中，成糟粕，而俱下于大肠，而成下焦，渗而俱下，济泌别汁，循下焦而渗入膀胱焉。**回肠，大肠也。下焦在脐下，当膀胱上口，主分别清浊，[出而]不内，此下焦处也。济泌别汁，循下焦渗入膀胱，此下焦气液也。膀胱，尿胞也。平按：《甲乙》无"黄帝曰"至"岐伯答"十四字；"而成"作"而为"；"济泌"作"渗泄"。**黄帝曰：人饮酒亦入胃，谷未熟而小便独先下何也？岐伯答曰：酒者熟谷之液也，其气悍以滑，故后谷入而先谷出焉。**其气悍者，酒为熟谷之气，又热，故气悍[以滑也]。平按：注"又热"，袁刻脱"又"字。"悍"下原缺三字，依经文拟作"以滑也"三字。**黄帝曰：善。余闻上焦如雾，中焦如沤，下焦如渎，此之谓也。**上焦之气，如雾在天，雾含水气，谓如[云]雾也。沤，屋豆反，久渍也。中焦血气在脉中润渍，谓之沤也。下焦之气溲液等，如沟渎流在地也。平按：注"雪"字，恐系"雲"字传写之误也。

——《太素》卷十二《营卫气别》

按：三焦之气就是上焦卫气、中焦营气、下焦溲液。

三焦气之所出，即三焦气出于何处，营气、卫气、溲液于何处生成的。上焦生成卫气，卫气出于胃上口，循咽上布于胸中。卫气行脉外，循肺手太阴脉之分而行。自目还注手阳明脉，下足阳明脉，常与营血行于阳二十五度，夜阴自足少阴肾入五脏，行于阴者二十五度。行阴行阳各二十五度，合而为五十周，平旦会于手太阴肺经。有的人饮热食下胃，营卫之气还未定而汗已经出，或出于面，或出于背，或出于半身，此不循营卫之道出是为什么呢？岐伯说：这是因为外伤于风，行于脉外腠理的卫阳之气虚不能固护，腠理伤风，因热饮食，毛蒸理泄，腠理内开，所以不得循其道而出。卫气剽悍滑急，见开而出，汗不从其道而外泄，这个病曰漏泄风。"中焦之所出"即营血之气出于中焦何处？中焦在胃中口，出营气。上焦泌津液出卫气之后，中焦泌水谷津液，化其精微，变化而赤为血，将精微上注于肺，血行十二经脉之中，以长养五脏六腑四肢百骸。没有什么比血液还宝贵，它独行于经脉之内不能外溢，在肺气的鼓动下百脉内的营血如潮汐般到达四肢百骸，流布于络脉孙脉。血独行于十二经隧以养于身，故曰营气。所以人眼受血而能视，人手受血而能握，人足受血而能步。人身所贵，莫贵于血。营血与卫气，名不同但都源于水谷精微。营卫都是人的至精之气，但血是水谷精微中的精专之气，行脉内以营身成形；卫气乃浮悍之气，行脉外肌肤腠理以温煦固护。虽然都名曰气，为人体生命活动所必须，但异名而同类。二者相随相伴，共奉一身。所以脱血者无汗，汗者气也；脱气者无血。人无血亦死，无气亦死；无血不生，无气不生。"下焦之所出"即下焦溲液之气何出。下焦在脐下，当膀胱上口，主别清浊而不纳。浊物自胃入大肠，其清者循下焦而渗入膀胱为溲液。糟粕下大肠，渗而下，三焦泌下行的别汁，循下焦渗而入膀胱，溲液所以形成。黄帝问：人饮酒入胃，谷未腐熟而小便独先出是为什么呢？岐伯说：酒是熟谷之液，其性剽悍滑急，故后于谷入而先于谷出。黄帝说：讲得非常好。我听说上焦泌五谷津液产生卫气，卫气形态如雾露状弥漫全身，温煦腠理四末；中焦泌五谷津液如沤。《说文·水部》："沤，久渍也。"即长时间浸泡。中焦的功能是把水谷津液长时间浸泡，使其变化而赤产生血，血注入手太阴肺脉，在脉内循环。下焦泌水谷津液为溲液，功能是让众多的溲液在沟渎中流动汇集到膀胱。

第五节　阳受邪入六腑

　　人身不过表里，气血不过虚实。营气出五脏，五脏法地，地阴成形，其性静、寒。卫气出六腑，六腑象天为阳，阳化气，其性躁、热。六腑阳气取象于自然的天气，阳光

雨露，动而不居，万物得阳光雨露的沐浴而茂长。六腑出
卫气，其气如天气浮悍滑急，出三阳经所在的肌肤腠理、
头面四末。人得阳气，肌肤得温养，毛发润泽，遍身温和，
邪不得犯。所以，卫阳之气宜实而不宜虚。病之所因，不
越内外。贼风邪气外犯则三阳经所在的肌肤腠理受之，邪
在表由三阳经入六腑，故三阳经受外邪传入六腑。卫气者，
卫外而为固也。卫气司开阖，邪入侵则气孔闭，闭则阳热
不出，阳热盛则身热，不时卧，上为喘呼。有者为实，无
者为虚。邪在腑则阳脉盛，阳脉盛则阴脉虚，阴阳不和则
为关格。

【相关医经选读】

**阳者，天气也，主外；阴者，地气也，主内。故阳道
实，阴道虚。**阳为天气主外，故阳道实也。阴为地气主内，
故阴道虚也。**故犯贼风虚邪者，阳受之；食饮不节，起居
不时者，阴受之。**风寒暑湿虚邪外入腠理，则六阳之脉受
之。饮食男女不节，则六阴受之。平按：《甲乙》"阳受之"
下有"则入腑"三字；"阴受之"下有"则入脏"三字，本
书在下。**阳受之则入六腑，阴受之则入五脏。**六阳受于外
邪，传入六腑；六阴受于内邪，传入五脏也。**入六腑则身
热不时卧，上为喘呼；**六腑阳气在外，故身热也。阳盛昼
眠不得至夜，故不时卧也。阳气盛于上，故上为喘呼也。
平按："不时卧"，《甲乙》作"不得眠"。**入五脏则䐜满闭**

塞，下为飧泄，久为肠澼。阴邪在中，实则膜胀肠满，闭塞不通，虚则下利肠澼。

——《太素》卷六《脏腑气液》

按：天阳地阴，天覆地载，天主外地主内。人法自然。六腑法天为阳化气，主外。六腑阳气护卫于外，固护肌表、温煦四末、抵御贼风邪气，卫阳之气宜实不宜虚，所以"阳道实"。贼风虚邪自外入腠理，三阳脉受之，三阳脉属六腑络五脏，故三阳脉受病邪迁延入六腑。卫气司开阖、御病邪，邪入三阳，气门闭则身热，阳盛不得眠，呼吸喘粗。五脏法地为阴成形，主内。七情六欲，饮食不节易伤阴，故"阴道虚"。饮食男女不节，则六阴受之；六阴受于内邪，传入五脏；入五脏则致腑脏胀满，闭塞不通，虚则下利肠澼。

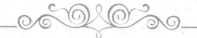

第四章　和于阴阳

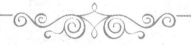

第一节　阴阳有名而无形

　　阴阳是为事物属性分类的，和表里、内外、上下等一样，离开了具体的语言环境就没有具体的意义，泛泛地谈阴阳、表里等之间有什么深奥的辩证关系意义并不大。阴阳也是如此，脱离了具体的语言环境，不指明其为何物分类，泛泛的归纳其分类意义，没有什么阴阳理论或者阴阳学说。有学说或者理论，也是阴阳为其分类的对象的理论或者学说，比如气血营卫阴阳。《太素》卷五《阴阳合》："且夫阴阳者，有名而无形。"有名无形，是相对于有名有形而言。形、实是事物的本体，名是用来区别于他物的符号。事物有名，也有与之相对应的形和实，曰名实相符，或者名副其实。一般情况下，阴阳、表里都是只有其名，而无形、实与之相对应，因为这些词是为事物属性分类的，不处于具体的语言环境中，就不清楚是为什么事物分类，也就是名与形、实不相符。比如阴阳可以为天地分类，天阳地阴；为四时分类，春夏为阳，秋冬为阴；为昼夜分类，昼为阳，夜为阴；为男女分类：男为阳，女为阴；为雄雌分类，雄为阳，雌为阴等。如果不是在具体的语言环境中，就无法确定阴阳是指天地还是春夏、秋冬，是指男人还是女人，是指白天还是夜晚，更无从谈阴与阳之间到底有什么深奥的辩证关系。更为关键的是，阴阳对事物的分类采取的是二分法，这样就会阴中有阴，阳中有阳。这样划分的结果就是"小之则无内，大之则无外"，也就是医经所言"数之可十，离之可百，散之可千，推之可万，万之大不可胜数"。作为二分法的阴阳，可以为无穷无尽的事物分类，至于这些无穷无尽的被分类的事物之间到底有什么深刻的逻辑、辩证关系并不是最重要的，其要在于给事物分类，揭示事物所属的类别和属性。对事物的分类越细致，说明人类对事物的认识越深入。就人体来说，有五脏与六腑，表里阴阳：腰上与腰下，上下阴阳；皮肤筋骨，内外阴阳；肝肺所主，左右阴阳；牝脏牡脏，雌雄阴阳等，细分下去可以无穷。如果阴阳二词脱离具体的语言环境，则只有简单的分类意义，仅仅停留在对简单的分类意义的研究上，对深入揭示中医理论的内涵并无多大的补益，也不免失之于肤浅。

【相关医经选读】

黄帝曰：余闻天为阳，地为阴，日为阳，月为阴，三百六十五日成一岁，人亦应之。今闻三阴三阳，不应阴阳，其故何也？三阴三阳之数各三，不应天地日月阴阳二数何也？黄帝非不知之，欲因问广衍阴阳变化无穷之数也。平按：《素问》"黄帝"下有"问"字；"六十"下无"五"

字;"今"下无"闻"字。**岐伯曰：阴阳者，数之可十，离之可百，散之可千，推之可万,万之大不可胜数也，然其要一也。**言阴阳之理，大而无外，细入无间，毫末之形，并阴阳雕刻，故其数者，不可胜数也。故阴中有阴，阳中有阳，阳中有阴，阴中有阳。然则混成，同为一气，则要一也。平按:《素问》"岐伯"下有"对"字;"离"作"推";"散"作"数"。**天覆地载，万物方生也。**二仪合气也。**未出地者，命曰阴处，名曰阴中之阴；**辨阴阳，所谓雄雌者也。人之与物，未生以前，含在阴中，则未出地也。未生为阴，在阴之中，故为阴中之阴也。**则出地者，命曰阴中之阳。**所生已生曰阳，初生未离于地，故曰阴中之阳也。**阳予之正，阴为之主。**阳气以为人物生正，阴气以为人物养主也。**故生因春，长因夏，收因秋，藏因冬，失常则天地四塞。**一气离为阴阳，以作生养之本，复分四时，遂为生长收藏之用，终而复始，如环无端，谓之常也。若失其常，四时之施，壅塞不行也。平按：注"施"，袁刻作"弛"。**阴阳之变，其在人者，亦数之可散也。**散，分也。阴阳之变，[遍]通内外，外物既尔，内身之变，亦可分为众多，不可胜数也。

——《太素》卷五《阴阳合》

按：天为阳，地为阴，日为阳，月为阴，三百六十五天成一岁，人也应天地日月阴阳。今闻三阴三阳，其数各为三，不应天地、日月阴阳为二之数，原因是什么呢？阴阳是为事物属性分类的概念。事物分类，大到无外，小可无内，所以，用阴阳为事物分类，少的话约十，继续细分类可百，再散而别之可千，推而广之可万，万之大不可胜数，但其要就是一个，对事物的属性进行二分。天阳在上面覆盖，地阴在下面承载，阴阳之气交合，万物才得以生长。人之与物，在未长出地面或未生出母体时，名曰阴处，用阴阳来标识其属性，谓阴中之阴，刚露出地面的叫阴中之阳。万事万物的化生，都是阳与之正嫡，阴主成形。比之于自然，天阳化气，给予阳光雨露，万物得以生长，但地阴给以水土滋养，万物才得以成形，所以形质形成于地。比之于人，男阳施，女阴受，男女阴阳交媾，形质乃成，但形成于母。所以，春夏为阳，万物因阳而生；秋冬为阴，万物长成结实。违反了阳化气阴成形，以及生长因春夏阳、结实因秋冬阴的阴阳规律，则阴阳丕隔，运化失常。运化失常则天地四塞。

岐伯曰：阴中有阴，阳中有阳。平旦至日中，天之阳，阳中之阳也；日中至昏，天之阳，阳中之阴也；子午以东，昼为阳也；卯酉以北，夜为阴。故平旦至日中，阳中之阳也；日中至昏，阳中之阴也。平按："岐伯曰"，《素问》作"故曰"；"昏"上有"黄"字。**合夜至鸡鸣，天之阴，阴中之阴也；鸡鸣至平旦，天之阴，阴中之阳也。**子午以西，夜为阴；卯酉以南，昼为阳。故合夜至鸡鸣，阴中之阴也；鸡鸣至平旦，阴中之阳也。**故人亦应之。**人同阴阳，故人亦有阳中之阳，阳中之阴，阴中之阴，阴中之阳也。**夫言人之阴阳，则外为阳，内为阴。**皮毛肤肉在外，为阳；筋骨脏腑在内，为阴。**言人身之阴阳，则背为阳，腹为阴。**背在胸上近头，故为阳也；腹在胸下近腰，故为阴也。**言人之身，五脏中之阴阳，则脏者为阴，腑者为阳；肺、肝、心、脾、肾，五脏皆为阴；胆、胃、大肠、小肠、三焦、膀胱，六腑皆为阳。**就身之中，五脏藏于精神为阴，六腑贮于水谷为阳也。平按：《素问》"言人之身，五脏中之阴阳"作"言人身之脏腑中之阴阳"；"肺肝心脾肾"作"肝心脾肺肾"；"三焦"二字在"膀胱"下。**所以欲知阴中之阴而阳中之阳者何也？为冬病在阴，夏病在阳，春病在阴，秋病在阳。**所以须知阴阳相在者，以其四时风寒暑湿在阴阳也。何者？冬之所患咳嗽痹厥，得之秋日伤湿，阴也；夏之所患飧泻病者，得之春日伤风，阳也；春之所患温病者，得之冬日伤寒，阴也；秋之所患咳疟病者，得之夏日伤暑，阳也。平按：注"咳疟"恐系"痎疟"之误，以上篇"夏伤于暑，秋为痎疟"也。**皆视其所在，为施针石。**视，瞻候也。宜以三部九候瞻知所在，然后命于针灸、砭石、汤药、导引，五立疗方，施之不误，使十全者也。**故背为阳，阳中之阳，心也；背为阳，阳中之阴，肺也；**心肺在隔已上，又近背上，所以为阳也。心以属火，火为太阳，故为阳中之阳也。肺以属金，金为少阴，故为阳中之阴也。**腹为阴，阴中之阴，肾也；腹为阴，阴中之阳，肝也；**肾肝居膈已下，又近下极，所以为阴也。肾以属水，水为太阴，故为阴中之阴也。肝以属木，木为少阳，故为阴中之阳也。**腹为阴，阴中之至阴，脾也。**脾居腹中至阴之位，以资四脏，故为阴中之阴。**此皆阴阳表里、外内左右、雌雄上下相输应也，故以应天之阴阳也。**五脏六腑，即表里阴阳也。皮肤筋骨，即内外阴阳也。肝肺所主，即左右阴阳也。牝脏牡脏，即雌雄阴阳也。腰上腰下，即上下阴阳也。此五阴阳，气相输会，故曰合于天也。平按：《素问》"外内"作"内外"；无"左右上下"四字。

——《太素》卷三《阴阳杂说》

按：以阴阳为事物属性分类，采用二分法，阴中还有阴，阳中还有阳。比如一日之阴阳，平旦至日中，为一日之中阳中之阳；日中至黄昏，虽然亦为天阳，但阳气已衰微，为阳中之阴。合夜至鸡鸣，为天之阴，阴隆盛，故为阴中之阴；鸡鸣至平旦，阴尽阳始主气，虽为天阴，但阴气已衰微，为阴中之阳。人身的阴阳划分：皮毛肤肉在外为阳，筋骨脏腑在内为阴；人身体阴阳；背在胸上近头为阳，腹在胸下近腰为阴；人身中组织器官之阴阳：肺、肝、心、脾、肾五脏藏精舍神为阴，胆、胃、大肠、小肠、三焦、膀胱六腑贮水谷化气为阳。了解阴阳的属性及其阴中有阴、阳中有阳的意义在于：冬病之因求之于秋阴，夏病之因责之于春阳，春病其因求冬阴，秋病之因责之于夏阳。比如冬日所患咳嗽痹厥，得之秋日伤湿，阴也；夏日所患飧泻病，得之春日伤风，阳也；春日所患温病，得之冬日伤寒，阴也；秋之所患咳疟病，得之夏日伤暑，阳也。皆需要视疾病所在而施以针石。所以背为阳，背内心居上为火脏，为阳中之阳，肺为金脏为阳中之阴。腹为阴，肾居膈下为水脏，为阴中之阴；肝为木脏，为阴中之阳；脾为中土，以资四脏，故为阴中之至阴。这些用阴阳来分类，分别为表里阴阳、内外阴阳、左右阴阳、雄雌阴阳、上下阴阳等，与天地阴阳相应。

第二节　五脏营气、六腑卫气是人体阴阳的根本

中医理论是用来阐释人体生理病理规律，并利用这些规律祛除疾病，以延年益寿的。任何玄虚的不利于延寿祛疾的说辞，在先圣那里都没有竞逐的动机。在医经诞生的年代，要正确解释人体生理病理，没有现代科学技术的支撑，其难度是可想而知的。但中华民族有着悠久的历史，创造了灿烂的文明，先人在长期和疾病做斗争的过程中积累了丰富的经验，更为关键的是，中华文化走出了一条完

全不同于现代自然科学的方法来认识自然的规律之路。早期的中医学也是通过对形而下的躯体的解剖来认识人体的结构，但随着医学的进一步发展，在古代哲学的指导下，人们由对形而下的结构分析，转为对形而上的现象的分析归纳，主要是对营阴卫阳、五脏六腑正常象和异常象的归纳。古人发现，致病之因不越内外，内外贼邪伤人必有显于外的象，脉、色、声、味乃疾病显于外之象中最显著者，通过显于外的象而知病因，即所谓"司外揣内"。中医治疗疾病的过程就是改变显于外的异常象的过程。因而古人不再通过对事物的形态结构进行层层分析来认识事物的规律，而是通过分析事物显于外的象来总结事物的规律。同时仰观天象、俯察地理，将天地之理验之于人。自然界最明显的象是天、地、风、雨、昼、夜，古人称之为六气，即六种象。天、地是最大的象。天阳化气，自然界有阳光雨露的滋润，万物得以茂长。天阳的特性是热、动。地阴成形，有了土地，万物才得以生成。地阴的特性是寒、静。所以，《周易·系辞》："天地氤氲，万物化醇。"天地之气阴阳沟通交互，万物得以生成。无阳光雨露的滋润，物无以生；无广袤大地的生养，物无以成。人法自然，天人合一。男女构精，万物化生。男阳法天主动化气为施，女阴法地主静成形。男不施则女不孕，女不受孕则形无以成，阴阳合和，万物化生。

　　那么，天地阴阳之理是不是中医理论研究的核心呢？显然不是。古人研究人体生理病理是为了延年益寿，祛除疾病，不仅天地、四时、男女阴阳不是中医理论研究的核心，人体的上下阴阳、后背前胸阴阳、五脏牝牡阴阳、脉内脉外阴阳、左右阴阳等都不是中医理论研究的核心，中医理论研究的核心是营卫阴阳。在整部《黄帝内经》中，凡是抽象地阐述阴阳的规律及重要性的，基本上都是指营卫以及出营卫气的五脏六腑，行营卫气的三阴经三阳经阴阳。天地阴阳之气合和而生万事万物，乖逆则为病害万物。人法自然，五脏象地为阴，性静、凉，五脏出营血用以成形；六腑象天为阳，性躁、热，六腑出卫气以温煦而为固。五脏、三阴经、营血为阴，六腑、三阳经、卫气为阳。五脏、六腑之气通过经络显于外，就是营血阴气、胃阳卫气。人自父母构精成形，十月长成呱呱落地，断乳之后，胃纳水谷生津液为人类成长之关键。水谷入胃化津液，津液之清者上行，糟粕浊者下行。上行的津液入中焦，经过中焦泌津液，使水谷津液化而赤变为红色液态的血液，血液注入手太阴肺经，经过五脏流注并滋养五脏六腑、四肢百骸。营血出自胃纳水谷，用以长养全身。何以又言五脏出营血阴气以长养全身呢？津液经过中焦的气化为营血，但其营养五脏六腑、四肢百骸功能的实现需要五脏，也就是说，营血进入五脏，一方面用以滋养五脏，同时把五脏六腑的功能通过血液，由经络布散于周身，这样才能实现奉养全身的功能。如果五脏六腑的功能失常，则营血不能发挥其"营"全身的功能。五脏藏精，心藏脉，统管一身血脉的运行；肝藏血，负责储藏血液并通过经络把肝的疏泄等功能布散于内外；脾藏营，营者，营养、长养也。脾负责助胃运化水谷津液以达全身。没有脾的健运，则肌肉不长，四肢不举。肾藏精，肾得营血以滋养，并生成长养骨髓和繁殖后代之精。肺藏气。凡气皆象，即气可以指各种象。那么肺藏的气指的是什么呢？杨注云："肺主五脏谷气。"即肺的功能是主五脏谷气，及肺主营血之气。五脏得胃纳水谷所生津液的滋养并生成各自的功能，这些功能蕴藏于血液之中，需要肺的鼓动，血液才能从大的经络流注到络脉、孙脉，从而发挥滋养四肢百骸的功能。没有肺的推动，则五脏功能无以实现。肺得营血的滋养则能司开阖、通调水道。肺得营血滋养而鼓动有力，使气血周流不休、玄孔开阖有度、水液代谢有常。这样，饮食五味生成的营血入五脏以长养之，同时五脏将其功能通过血液由经络布散于外，故经言"五脏之道皆出于经隧"，即五脏的功能都通过经络来实现。血乃液态，属性为阴，阴静性凉，需要宗气的推动及卫气的温煦。寒则凝，凝则血不行。经云："经气归于肺，肺朝百脉，输精于皮毛。毛脉合精，行气于腑。"（《太素》卷十六《脉论》）该句医经的意思是，胃纳五谷，摄取精微，散精于五脏。散精，当然是指布散胃纳水谷所生的津液，以及津液生成的精专者营血。营血注入手太阴肺经并在肺气的作用下周流不休，即所谓"经气归于肺"。血液在肺气的推动下，由五脏到达手太阴脉口，故呼吸不停，寸口脉动不休。于寸口能诊得五脏六腑之疾病，亦是因为动于寸口的血脉源自六腑纳水谷，出自五脏。胃为五脏六腑之海，五脏六腑之善恶皆通过血脉变现于寸口。肺的这个功能使百脉内的血液像潮水那样周期性波动，把精华物质由大的经脉输送到小的络脉、孙脉，传布到皮毛。行于阳表的无数络脉、孙脉内的营血，经过脉外阳气滋养并逐渐汇聚，即所谓"毛脉合精"，到夜晚由足三阴经从足入胸腹，合于手之三阴经，日阳手三阴经血气在卫阳的携带下由内而外，出寸口合手三阳经，手三阳经上头合足三阳经。五脏营血之气通过经络由内而外，再由外而内，周流不息，如环无端。实际上，在两千年前，我们的祖先已经认识到了现代医学很晚才认识到的在心脏的搏动下，动脉血液的自内而外流出及静脉的回流。长养身体的物质材料是血液，血液的功能是营养周身，所以就其功能而言又曰营气或荣气。营血为阴，以长肌生髓而成形，其性静、寒。就其阴阳属性来说，因其出自法地属性为阴的五脏，行于脉内，脉内也为阴，故营气又曰阴气。液态的营血要实现其营养功能需要五脏的协同，并将五脏的功能由血液通过经络携而出行内外，布散全身。所以经云："阴者主脏，阴受气于五脏。"即营血阴气出自五脏，五脏在内为阴；三阴经从五脏受得营血之气。营血阴气是人体生理活动中除了阳气之外最重要的气。六腑象天为阳，阳性躁动以化气。如同有地阴不能无天阳，人间有女阴不能无男阳一样，营血阴气、六腑阳气是人体生命活动中最重要的阴阳二气。水谷入胃，清津上行，上焦泌水谷津液，化而为卫气。卫气如天阳气，剽悍滑急。卫气如雾露状内溉五脏六腑、外荣肌肤毛发。由于上焦宣发的卫气法天阳气，性热躁，它浮行脉外，走三阳经所在的肌肤腠理、头面四末，功用是温煦和护卫，一日一夜不住地卫护于身，所以曰卫气。又因其主要来自于法天的六腑中的胃，六腑为阳，所以又曰胃阳之气，或者阳气。因其浮行于脉外，也曰浮气；因阳气出肌肤，剽悍滑急，故又曰悍气。出五脏走三阴经的营血阴气，与出六腑走三阳经所在区域的卫气，是人体生理活动中最重要的阴阳二气，营卫阴阳的来源、活动方式及功能，以及二者的阴阳平衡关系，是中医理论的关键。

【相关医经选读】

黄帝问于岐伯曰：阴阳者，天地之道，道者理也，天地有形之大也。阴阳者气之大，阴阳之气，天地之形，皆得其理以生万物，故谓之道也。编者按："黄帝问于岐伯曰"，《素问》作"黄帝曰"；"道"后有"也"字。**万物之纲纪也，**形气之本，造化之源，由乎阴阳，故为其纲纪。编者按："也"字，《素问》无。**变化之父母也，**万物之生，忽然而有，故谓之化也。化成不已，故异百端，谓之变也，莫不皆以阴阳雄雌合成变化，故曰父母也。编者按："也"字《素问》无。注"故曰"后所缺二字，仁和寺本只剩前一字上部，略似"父"字，据经文谨拟作"父母"二字。**生杀之本始也**，阴为杀本，阳为生始。编者按："也"字，《素问》无。**神明之府也**。两仪之[灵]，谓为神明。玄元皇帝曰："天不走转，日月不能行，风不能燥，雨不能润，谁使之尔，谓之神明。"斯则阴阳之所不测，化阴阳以为神，通窈冥以忘知，镜七曜而为测，一也。人法天地，具有五脏六腑四肢百体，中有鉴物之灵，为神明，二也。亦以阴阳和气，故得神而无初，故为府也。编者按：注"曰"字，仁和寺本缺，谨据文义加。"窈冥"二字，原本略残，细考其形，当为此二字。**治病者必求于本**，本谓阴阳。编者按："者"字，仁和寺本虫蚀不完，观其剩形，似"者"字，此字《素问》无。**故积阳为天，积阴为地**。夫太极以生两仪，即有两，阴阳二气。二气之起，必有两仪之形，是即托形生气，积气成形，故积清阳以为天形，积浊阴以为地形。编者按：注"太"字残缺；"托"字，亦缺末笔，均据文义补。**阴静阳躁**，阴气主静，阳气主躁。**阳生阴长**，少阳，春也，生起万物；少阴，秋也，长熟万物。**阴杀阳藏**。五月是阳，起一阴爻，杀气者也；十一月是冬藏，起一阳爻，生气者也。有本云：阴生阳杀也。编者按：《素问》《甲乙经》均作"阳杀阴藏"。注"阴生阳杀也"后，原衍一"之"字，今删，仁和寺本衍"之"字处甚多，均径删，不再举。**阳化气，阴成形**。阴阳化起物气，以阳为父，故言阳也；阴阳共成于形，以阴为母，故言阴也。**寒极生热，热极生寒**。物极而变，亦自然之所然耳也。**寒气生浊，热气生清**。阴浊为地，寒气所以起；阳清为天，热气所以生也。编者按：注"阴浊"二字原残，"浊"字右半部尚可辨，拟作此二字，与下句"阳清"二字互文。**清气在下，则生飧泄；浊气在上，则生䐜胀**。清气是阳在上，浊气为阴在下。今浊阴脱虚，清阳下并，以其阳盛，所以飧泄也。清阳既虚，浊阴上并，以其阴盛，所以䐜胀飧泄也，食不化而出也。**此阴阳反祚也，病之逆顺也**。祚，福也。逆之则为反，顺之为福也。编者按："祚"字，原钞右半部残，当为此字，《素问》《甲乙经》均作"作"。"顺"，《素问》《甲乙经》均作"从"。**故清阳为天，浊阴为地；地气上为云，天气下为雨**；地之浊气上升，与阳气合为云；天之清气下降，与阴气合为雨也。**雨出地，气出天**，雨是地之阴气，上升得阳为雨；气是天之阳气，下降得阴为气。**气，雾**。编者按：此二句《素问》《甲乙经》均作"雨出地气，云出天气"。注"雾"字后，疑脱"也"字。**故清阳出上窍，浊阴出下窍**；夫阴阳者，有名而无形也，所以数之可十，离之可百，散之可千，推之可万，故有上下清浊阴阳、内外表里阴阳等，变化无穷也。内外者，脉内营气称为清阴，脉外卫气名为浊阳，是则阴清阳浊者也。言上下者，清阳为天，浊阴为地，是则阳清阴浊者也。彼说内外清浊阴阳，此言上下清浊阴阳也。是以谷入于胃，分为四道，出于上焦，慓悍行于分肉之间，日五十周，乃卫气也。起于中焦，并行于胃口，出上焦之后，泌糟粕，承津液，化其精微，上注肺脉，行于经隧，化而为血，以奉生身，名曰营气；其卫气上行达于面，以资七窍，故曰清阳出上窍也。若以内外阴阳，则内者为清，外者为浊；若以上下阴阳，则上者为清，下者为浊，有此不同。浊者，别回肠下行，故曰浊阴出下窍也。编者按："起于中焦"，"起"字原残右半部，今据文义加。"隧"字残，据文义加。"下者为浊"，"者"字残，据文义加。"浊阴阳"，"阳"字疑衍。**清阳发腠理，**此名卫气为清阳，发于腠理，即浊为清也。**浊阴走五脏；**此名营气为浊阴，走于五脏，即清为浊也。**清阳实四肢，浊阴实六腑。**四肢、六腑虽同为阳，复分阴阳也。四肢在外，故清气实之；六腑在内，故浊谷实之。编者按：后"实"字，《素问》《甲乙经》均作"归"字。注"虽"字后残缺一字，只余右半"刂"形，据文义似当为"同"字，待考。

————《太素》卷三《阴阳大论》

按：用阴阳分类，天地是最大的阴阳。人法自然，人体内阴阳之道，也如天和地的道理。天为阳，化气，地为阴，成形。形、气乃万物造化之源。天地阴阳之气合，万物得生，故阴阳乃生化万物之纲纪。人体也是如此，气为

185

阳，周流全身四末，为卫，主动；血为阴，周流经络以养身，为营，主静，阴阳合和，人乃无病。天地阴阳，化生万物；雄雌阴阳，生生不息，故曰阴阳乃变化之父母，是生和死的本始。所以，治病必须抓住阴阳这个根本。就人体的生理病理来说，最根本的阴阳是气血。血出法地为阴的五脏，走三阴经，三阴经联结五脏，别出络六腑。气出法天为阳的六腑，走三阳经联结六腑，别出络五脏。积清阳而为天，聚浊阴以为地。阴气静阳气躁，阳化气生起万物，阴成形长熟万物。自然界万事万物，生而长，长而死。阴衰杀而阳蕴藏，所谓野火烧不尽，春风吹又生。比之于四时，春夏为阳，秋冬为阴；春生、夏长、秋收、冬藏。阳为生始，阴为死始。少阳春生起万物；少阴秋长熟万物。阴死则孕阳，阳极而孕阴，如同五月为阳，但已孕阴气，阳极生阴，是阳杀阴藏；十一月为阴，但已是阴尽阳孕之时，阴极生阳，是阴杀阳藏。物极而变，是自然之理。《广雅·释诂》：本，始也。杀：凋落。万物春而长，夏而茂，秋而实，冬而衰亡。自然变化的神秘奥妙，都体现于阴阳之中。阳化气，阴成形。辟之于天地，天为阳，动而不居，化气；地为阴，静而无言，成形。天地气交，乃生万物，物生于地；辟之于人，男为阳为父，女为阴为母，男施女受，形质乃成；男女构精，共成一形，形成于母。寒极而热，热极而寒，阴阳生死之变，莫不皆然。清阳为天，浊阴为地。六腑化谷，谷之清气为清阳，清阳发腠理，清阳出上窍。清阳卫气法天在上，如果阳热不居其位而在下，清阳下并则阳盛生飧泄；浊阴地气在下，如果无阳温煦滞涩于上则为䐜胀。这是阴阳反作造成的疾病。清阳之气构成天，浊阴之气构成地。地之浊气上升与阳气合而为云，天之清气下降与地气合而为雨。雨是地之阴气上升得阳而成；云是天之阳气下降得阴而化。天地之气交合，万物生生不息。六腑阳气出上窍，浊阴糟粕出下窍。出自六腑法天的清阳卫气走腠理肌肤，出自五脏法地的营血走五脏。清阳卫气充实于四末头面，浊谷充实于六腑。

黄帝问于岐伯曰：**用针之服，必有法则焉，今何法何则？**岐伯曰：**法天则地，合以天光。**服，事也。光谓三光。**黄帝曰：愿卒闻之。**岐伯曰：**凡刺之法，必候日月星辰四时八正之气，气定乃刺之。**定者，候得天地正日定，定乃刺之。**是故天温日明，则人血淖液而卫气浮，故血易泻，气易行；天寒日阴，则人血涩泣而卫气沉也。**淖，大卓反，濡甚也，谓血濡甚通液也。卫气行于脉外，故随寒温而行浮沉滑涩。泣，音涩。平按："涩泣"，《素问》作"凝泣"。"气易行"，袁刻误作"气日行"。注"脉外"，袁刻误作"脉中"。**月始生，则血气始精，卫气始行；**血气者，经脉及络中血气者也。卫气者，谓是脉外循经行气也。精者，谓月初血气随月新生，故曰精也。但卫气常行而言始行者，亦随月生，称曰始行也。**月郭满，则血气盛，肌肉坚；**脉中血气及肉，皆随月坚盛也。**月郭空，则肌肉减，经络虚，卫气去，形独居。是故所以因天时而调血气者也。**经脉之内，阴气随月皆虚，经络之外，卫之阳气亦随月虚，故称为去，非无卫气也。形独居者，血气与卫虽去，形骸恒在，故曰独居。故谓血气在于时也。**是故天寒无刺，天温无疑。**天温血气淖泽，故可刺之，不须疑也。平按：《甲乙》"天寒"作"大寒"；"天温"作"大温"；"无疑"作"无凝"。**月生无泻，月满无补，**月生，血气始精微弱，刺之虚虚，故不可泻。月满，人气皆盛，刺之实实，故不可补也。**月廓空无治，是谓得时而调之。**无疗者，疗之乱经，故无疗也。是谓得时法也。平按："无疗"，《素问》《甲乙》均作"无治"。**因天之序，盛虚之时，移光定位，正立而待之。**正立待之，伺其气也。**故曰，月生而泻，是谓脏虚；**月生，脏之血气精微，故刺之重虚也。平按："脏虚"，《素问》新校正云："全元起本脏作减，当作减。"**月满而补，血气扬溢，经有留止，命曰重实；**扬溢，盛也。月满刺之，经溢流血，故曰重实也。平按："经有留止"，《素问》作"络有留血"。**月郭空而治，是谓乱经。阴阳相错，真邪不别，沉以留止，外虚内乱，淫邪乃起。**月郭空者，天光尽也。肌肉并经络及卫气阴阳皆虚，真邪气交错，相似不能别，无刺之则邪气沉留，络脉外虚，经脉内乱，于是淫邪得起也。平按：注"无刺之"，"无"字恐衍。

——《太素》卷二十四《天忌》

按：用针之事，其中一定有法则，针刺应该遵循哪些法则呢？人法天地，合于自然。针刺之道，在于调气血营卫。卫气法天阳，营气法地阴。日隆阳气盛，阳盛而阴衰微；夜半阴气隆，阴盛而阳虚弱。营卫之气法自然，亦如之。所以针刺之法，一定要观察日月星辰的盈虚、春夏秋冬的阴阳虚实，了解了人气与四时阴阳的情况之后才能行针刺之法。日阳天温暖的时候，人体卫气行阳，阳卫之气浮行脉外以温煦肌肤，行于脉内的营血也濡润通畅，那么这个时候阴血容易泄，卫阳之气易行；相反，如果是日阴天寒，则人体卫气行阴，沉于里，阳卫之气弱不能温煦，则脉中之血流动滞涩。日为阳，月为阴。日为昼，月为夜。日阳卫气携营气由内而外，卫阳之气隆盛而营阴之气弱；卫气夜阴随营气由外而内，阴气隆盛而卫气微弱。因而月生阴盛，人体的营血精纯，卫气浮行脉外，随营气而始行，阴主阳辅；月满则阴隆盛，人体的营血之气也达到极盛，血的功能是营养五脏六腑四肢百骸，因而在营血的滋养下肌肉坚；盛极而衰，阴极而阳。月由满而至廓空，则阴衰而阳起，人体内的营血之气弱，生肌功能减，经络内的血液虚少。随着月空廓，人体内的卫阳之气开始离五脏而出目，走肌肤腠理。针刺的时候要依据病人所处的四时阴阳、日月阴阳、昼夜阴阳的情况而调营血和卫气。所以天寒血滞涩不要刺，天温血温煦濡润，血易行，刺之不需疑惑。月始生，人体的血气始精尚弱无刺，刺之则有虚虚之祸，

故无泻；月满则人的阴气盛极不能补阴，刺之则有实实之
害，故无补。月廓空为阴虚孕阳，人体内血气虚阳气始治，
故阴虚无泻。所以针刺要结合四时阴阳、日月阴阳、昼夜
阴阳的虚实而调人体的气血。根据自然运行的规律，先判
断是虚是实，从而确定人体气血的补泻之机。所以说，月
始生阴尚虚的时候不要泻营血，营血长养五脏，泻之则脏
虚；月满阴气隆，与之相应的人体内的营血之气隆盛，补
则血气扬溢，有实实之害。月廓空之时，营阴正虚阳气始
治，刺之易致气血阴阳错乱，真气邪气交错而不别，卫阳
尚虚不能温煦固护，于是淫邪得起。

第三节　阴平阳密，精神乃治

　　人与天地相适应。天阳地阴，阳化气阴成形，阳热躁
阴寒静。人体内最根本的阴阳是营卫阴阳。人存于世，气
血为其宗本。六腑法天阳。胃纳水谷生津液，上焦泌津液，
化而为卫气。中焦泌津液，化而赤为营血。营血入五脏，
走脉内，由三阴经合三阳经，再由三阳经合三阴经，周流
不息，灌注不休。卫气不同于行脉内走五脏的营血阴气，
其浮行脉外，如雾露之溉，天亮日阳的时候携营血由内而
外，径自于目，目张阳气布散于三阳经所在的肌肤腠理、

头面四末，温养肌肤，肥腠理，泽皮毛，御病邪。阴不可以无阳，无阳则寒凝血滞；阳不可以无阴，无阴则阳无以生长。出自五脏的阴气法地属性阴、寒，喜静而忌躁动。神躁则伤精，精伤则阴虚，阴虚无气则死矣。卫气、营气如同天地阴阳，无阳化气万物无以茂长；无阴滋养万物无以成形。所以阴为阳之宅，阳为阴之卫。卫阳之气温养肌肤，固护于外，则邪无以入，从而使阴气内固；五脏藏精，内养五脏六腑，外强肌肉筋骨，形强则阳卫之气旺。所以营卫阴阳的关键是阴气营血周流和顺，使骨正筋柔，腠理得密；卫气温煦肌肤，外护阴精不失，抵御病邪不侵，各司其职，身体得安，命得长久。二者不和，则致祸夭，如同自然界春天没有秋天，冬天没有夏天。

【相关医经选读】

黄帝问于岐伯曰：**夫自古通天者，生之本也**，古，谓上古、中古者也。谓阴阳而摄其生，则通天之义。上古、中古人君摄生，莫不法于天地，故生同天地，长生久视。通天地者，生之本也。不言通地者，天为尊也。**本于阴阳**。本于天地阴阳之气。**天地之间，六合之内，其气九州、九窍、五脏、十二节，皆通于天气**。在于天地四方上下之间，所生之物，即九州等也。九州，即是身外物也。九窍等物，身内物也。十二节者，谓人四肢各有三大节也。谓九州等内外物，皆通天气也。平按：《素问》"于"作"乎"。**其生**

在其气三，谓天地间九州等物，其生皆在阴阳及和三气。平按：《素问》"在"作"五"，别本亦作"五"。**谓数犯此者，则邪气伤人，此寿之本**。阴阳分为四时和气，人之纵志不顺四时和气摄生，为风寒雨湿邪气伤也。此顺三气养生，寿之本也。平按：《素问》"数"上无"谓"字；"寿"下有"命"字；"本"下有"也"字。**苍天之气清静，则志意治**，苍，天色也。气，谓四时和气者也。天地之和气，清而不浊，静而不乱，能令人志意皆清静也。平按：《素问》"静"作"净"。**夫顺之则阳气固，虽有贼邪，弗能害也，此因时之序也**。人能顺清静和气，则脏气守其内，腑气固其外，则虽有八正虚风贼邪，不能伤也，斯乃因四序之和，自调摄也。平按：《素问》"顺"上无"夫"字。**故圣人搏精神，或服天气，通神明**。搏，附也，或有也。圣人令精神相附不失，有服清静之气，通神令清，通性令明，故得寿弊天地而不道夭。平按：《素问》"搏"作"传"；"服天"上无"或"字；"通"上有"而"字。**气失之，则内闭九窍，外壅肌肉，卫气散解，此谓自伤，气之削也**。阴气失和，则内闭九窍，令便不通，外壅肌肉，使腠理壅塞也。阳气失和，则腠理开解，卫气发泄也。此之失者，皆是自失将摄，故令和气销削也。平按：《素问》"失"上无"气"字。"卫"原钞作"冲"，据本注应作"卫"，《素问》亦作"卫"。**阳气者，若天与日，失其行，独寿不章，故天运当以日光明，是故阳因上而卫外者也**。人之阳气，若天与日，不得相无也。如天不得无日，日失其行，则天不明也。故天之运动，要藉日行，天得光明也。人与阳气不得相无，若无三阳行于头上，则人身不得章延寿命也。故身之生运，必待阳脉行身已上，故寿命章也。是以阳上于头，卫于外也。平按：《素问》"行独"二字作"所则折"三字；"上而"二字作"而上"二字。**因于寒，志欲如连枢，起居如惊，神气乃浮。**连，数也。枢，动也。和气行身，因伤寒气，则志欲不定，数动不住，故起居如惊，神魂飞扬也。平按：《素问》"寒"下无"志"字；"连枢"作"运枢"，新校正云："全元起本作连枢。"**因于暑，汗，烦则喘喝，静则多言，体若燔炭，汗出如散。**喝，汉曷反，呵也，谓喘呵出气声也。汗者，阴气也，故汗出即热去。今热，汗出而烦扰也。若静而不扰，则内热狂言。如此者，虽汗犹热。汗如沐浴，汗不作珠，故曰如散也。平按：《素问》"如散"作"而散"。**因于湿，首如裹攘，大筋濡短，小筋弛长，弛长者为痿。**如，而也。攘，除也。人有病热，用水湿头而以物裹，人望除其热，是则大筋得寒湿缩，小筋得热缓长。弛，缓也，绝尔反。筋之缓纵，四肢不收，故为痿也。平按：《素问》"裹"下有"湿热不"三字；"濡"作"緛"；"施"作"弛"；"小筋施长"下有"緛短为拘"四字；"为痿"上无"者"字。**因阳气为肿，四维相代，阳气而竭。**因邪气客于分肉之间，卫气壅遏不行，遂聚为肿。四时之气，各自维守，今四气相代，则卫之阳气竭壅不行，故为肿也。平按："因阳气为肿"，《素问》作"因于气为肿"；"而竭"作"乃竭"。**阳气者，烦劳则张，精绝辟积，于夏使人前厥，**辟，稗尺反。夏日阳气盛时，入房过多，则阳虚起，精绝辟积，生前厥之病也。辟积，辟叠停废之谓也。前厥，即前仆也。平按："前厥"，《素问》作"煎厥"。**目盲不可以视，耳闭不可以听，**精绝则肾腑足太阳脉衰，足太阳脉起目内眦，故太阳衰者即目盲也。精绝肾虚，则肾官不能听也。**溃溃乎若坏都，滑滑不止。**溃，胡对反。溃溃、滑滑，皆乱也。阳气烦劳，则精神血气乱，若国都亡坏，不可[遏]止也。一曰滑不正则都大也。言非直精神血气溃乱，四肢十二大骨痿疢不正也。平按："滑滑不止"，《素问》作"汩汩乎不可止"。注"滑不正则"应作"都骨不正"。按：原钞"滑滑不止"右偏，有"滑滑不止，都骨不正"八小字。**阳气大怒，则形气而绝，血宛于上，使前厥，有伤于筋纵，**阴并于阳，盛怒则卫气壅绝，血之宛陈，上并于头，使人有仆，故曰前厥。并伤于筋，故痿纵也。平按："阳气"下《素问》有"者"字；"而绝"作"绝而"；"宛"作"菀"；"使前厥"作"使人薄厥"。**其若不容，而出汗偏阻，使人偏枯。**阻，坏也，慈吕反。容，缓也。阳气盛者必伤筋痿缓，其若不缓，则冷汗偏出坏身。偏枯，不随之病也，或偏枯疼者也。平按："而出汗偏阻"，《素问》作"汗出偏沮"。**汗出见湿，乃生痤疿。**若汗遍身，见湿于风，即邪风客于肌肉，壅遏营卫，伤肉以生痤疽也。痤，痈之类，然小也，俗谓之疖子。久壅陷骨者，为瘘疽也。平按:《素问》"疽"作"痹"。**高粱之变，足生大钉，受如持虚。**膏粱血食之人，汗出见风，其变为病，与布衣不同，多足生大钉肿。膏粱身虚，见湿受病，如持虚器受物，言易得也。平按:《素问》"膏"作"高";"钉"作"丁"，新校正云:"按丁生之处，不常于足，盖谓膏粱之变，饶生大丁，非偏著足也。"又《素问》"持虚"下有"劳汗当风，寒薄为皶，郁乃痤"十一字。**阳气者，精则养神，柔则养筋。**卫之精气，昼行六腑，夜行五脏，令五神清明，行四肢及身，令筋柔弱也。**开阖不得，寒气从之，乃生大偻。**腠理有邪，开令邪出，则开为得也。腠理无邪，闭令不开，即阖为得也。今腠理开，邪入即便闭之，故不得也。寒邪入已，客于腰脊，以尻代踵，故曰大偻。偻，曲也，力矩反。**陷脉为瘘，流连肉腠。**寒邪久客不散，寒热陷脉以为脓血，流连在肉腠之间，故为瘘。平按:"流"，《素问》作"留"。**输气化薄，传为善畏，乃为惊骇。**输者，各系于脏，气化薄则精虚不守，故善畏而好惊也。平按:《素问》"输"作"俞";"乃"作"及"。**营气不顺，逆于肉理，乃生痈肿。**脉肉营气，为邪气伤，不得循脉阴阳相注，故逆于肉理，败肉即生痈也。平按:《素问》"顺"作"从";"痈"作"痛"。注"脉肉"，"肉"字别本作"内"。**魄汗不尽，形弱而气烁，穴输已闭，发为风疟。故风者，百病之始也。**魄，肺之神也。肺主皮毛腠理，人之汗者，皆是肺之魄神所营，因名魄汗。夏伤于暑，汗出不止，形之虚弱，气之衰损，淫邪藏于腠理，腠理已闭，至秋得寒，内外相感，遂成风疟而气烁，故邪风者百病始。烁，式药反，淫邪气。平按：《素问》"不尽"作"未尽"。**清静则肉腠闭距，虽有大风苛毒，弗之能客，此因时之序也。**不为躁动，毛腠闭距，八风不能伤者，顺四时之序调养，故无病也。苛，害也，音柯。平按：《素问》"距"作"拒"；"客"作"害"。**故人病久则传化，上下不并，良医弗为。**人病虽久，得有传变，上下阴阳不并，至其所王，必当自愈，故良医不为也。平按：《素问》"病"上无"人"字。**故阳蓄积病死，而阳气当隔，隔者当泻，不亟正治，旦乃败亡。**故阳病蓄积不得传化，有其死期者，阳脉当隔，脉有隔之时，当即泻之，不急疗者，必当死也。隔，格也。亟，急也。平按："旦乃败亡"，《素问》作"粗乃败之"，别本"旦"作"且"。注"疗者"，别本作"疗之"。**故阳气者，一日而主外，平旦人气生，日中而阳气隆，日西阳气已虚，气门乃开，是故暮而收距，毋扰筋骨，毋见雾露。**夫阳者，生气也。阴者，死气也。故阳气一日而主外，阴气一夜而主内。一日外者分为三时：平旦人气始生，为少阳也；日中人气隆盛，为太阳也；日西人气始衰，为虚阳也。阳气虚者，阴气即开也。阴气开者，即申酉戌，少阴生也，故暮须收距，无令外邪入皮毛也；亥子丑时，即至阴也，故至阴时无扰骨也；寅卯辰，即厥阴也，故厥阴时无扰于筋，见雾露也，阴衰见湿，因招寒湿病。平按:《素问》"开"作"闭"。**反此三时，形乃困薄。**不顺昼夜各三时气以养生者，必为病困迫于身。薄，迫也。

岐伯曰：阴者，藏精而极起者也；阳者，卫外而为固者也。脏藏精，阴极而阳起也；六腑卫外，阳极而阴固也。故阴阳相得，不可偏胜也。平按:《素问》"极起"作"起亟"。**阴不胜其阳，则其脉流薄，疾并乃狂。**阳胜，即人迎脉动，或停或速，是则阴并阳盛，发为狂病。平按:《素问》"脉"上无"其"字。**阳不胜其阴，五脏气争，九窍不通。**阴胜，则脏气无卫，故外九窍闭而不通也。平按:"五脏"上,《素问》有"则"字。**是以圣人陈阴阳，筋脉和同，骨髓坚固，气血皆顺，如是则外内调和，邪不能客，耳目聪明，气立如故。**故圣人陈阴阳，使人调内外之气，和而不争也。平按:《素问》"顺"作"从"；"外内"作"内外"；"客"作"害"。**风客淫气，精乃亡，邪伤肝。**风客淫情之气，遂令阴盛，施精不已，故精亡也。肝脉循阴入肝，故精亡伤肝也。平按：注"淫情"，"情"字别本作"精"。**因而饱食，筋脉横解，肠澼为痔。**澼，音僻，泄脓血也。肝主于筋，亦生于血，肝既伤已，又因饱食，谷气盛迫，筋脉解裂，广肠漏泄脓血，名之为痔也。平按:"肠澼"，袁刻误作"伤澼"。**因而一饮，则逆气。**一者，大也。既已亡筋伤肝，又因大饮，则为逆气之病也。平按:"一"，《素问》作"大"。**因而强力，肾气乃伤，高骨乃坏。**亡精伤肝，复因力已入房，故伤肾也。肾以藏精主骨，肾伤则大骨坏也。高，大也。**凡阴阳之要，阴密阳固，而两者不和，若春无秋，若冬无夏，因而和之，是谓圣度。**腠理密不泄者，乃内阴之力也。五脏藏神固者，外阳之力也。故比四时和气，不得相无也。因四时和气和于身者，乃是先圣法度也。平按："阴密阳固"，《素问》作"阳密乃固"。**故强不能，阴气乃绝，**阴气衰者，可以补阴，更强入房泻其阴，故阴气绝也。平按："故强不能"，《素问》作"故阳强不能密"，袁刻于"能"下加一"密"字，与原钞不合。**因于露风，乃生寒热。**精亡肝伤，更得寒湿风邪，邪风成者为寒热病也。平按：《素问》此段上有"阴平阳秘，精神乃治，阴阳离决，精气乃绝"四句。后二句，本书见下文。**是以春伤于风，邪气流连，乃为洞泄；夏伤于暑，秋为痎疟；秋伤于湿，气上逆而咳，发为痿厥，阴阳离决，精气乃绝；冬伤于寒，春乃病热。**洞，大贡反，疾流也。肺恶寒湿之气，故上逆咳也。至冬寒湿变热，四肢不用，名曰痿厥。二气离分不和，故精气绝也。平按：《素问》"流连"作"留连"；"春乃病热"作"春必温病"。**四时之气争，伤五脏也。**风寒暑湿，四时邪气争而不和，即伤五脏也。

——《太素》卷三《调阴阳》

按：阴阳者，天地之道，万物之纲纪。通天地阴阳变化规律，是摄生的根本。天地之间，六合之内，身外九州，身内九窍、五脏、十二节，皆与天气相通。阳气一日而主外，阴气一夜而主内。一日外者分为三时：平旦人气始生，为少阳；日中人气隆盛，为太阳；日西人气始衰，为虚阳。人生天地间，顺之调摄则生，数犯此三时调摄之节者，则为风寒雨湿邪气伤。天阳化气，苍天之气清而不浊，动而不乱，则能令人志意精爽。六腑法天出阳气，阳气走头面四末，温煦而为固，故顺自然则阳气固，虽有贼风邪气也不能伤害。所以懂养生之道的人神聚而不乱，顺从天阳之气，通于神秘莫测的阴阳变化规律。五脏阴气失和则内闭九窍，外壅肌肉；六腑阳气失和，开阖失度，则致卫气散泄。此之失者，皆是自失将摄，令和气销削。六腑阳气，象天与日，不能一日而无，失去了阳卫之气的温煦与固护，则寿夭不彰。自然的运动要藉日行得光明，人生命的成长，要靠六腑发的阳气布散于头面四末，用来温煦肌肤，抵御贼风邪气。阳气不固，则为四时之气所伤。寒伤卫阳，则让人志欲不定，起居失常，神气浮越。暑伤卫阳，致腠理开，汗出。汗出伤津，多烦而喘喝；静则多言，体若燔炭，汗出如散。伤于湿，湿邪遏阻卫阳，致首如物裹。如果湿热不除则致筋脉弛缓。风为阳邪，贼风虚邪三阳经受之，邪伤三阳则卫气壅遏不行聚而为肿。四末乃阳卫所聚之处，如果相继为肿，则阳气衰竭。阳气行三阳而营之，充身泽毛润肤。烦劳伤精，致阴精内绝，阴阳不交，形体弛缓，精内伤，聚集至于夏则有前厥之症。精伤则目盲不可以视，耳闭不可以听，精神血气逆乱，若国都亡坏，不可遏止。大怒则阴阳失和，阴并于阳，气血紊乱，血郁于上，致突然前厥之疾。同时，卫气壅绝，并伤于筋，有痿纵之疾。甚者汗出偏阻，使人半身偏枯不随。汗出身湿，有伤于风，则邪风壅遏营卫，乃生痤痱。膏粱肥腻，蓄为内热，足以生大丁。卫阳之气昼行三阳而营之，使身充毛泽肤润，令筋柔顺。夜行五脏以养五精，五精充足则五神清明。所以，清而不浊，静而不乱，则志意和，故静则养神。精者，静也。卫气运行于皮肤、肌肉之间，能温养肌肉、皮肤；卫气熏于肓膜，散于胸膜，五脏六腑得到温养。卫气司腠理开阖，开阖不得寒邪袭之，结于筋络，拘急不伸则为偻，陷入脉内则为瘘。寒气流连肉腠，侵入经输，累及五脏，传为善畏与惊骇。卫阳既伤，失于温煦则脉内营血不顺，不能以时流注，聚而生臃肿；失于固护，开阖不得，则汗出不止，形衰而气损。形气衰弱，而风寒薄之，腧穴遂闭，邪气留止，郁而为疟。所以邪风为百病之始。志意静则阳气和，阳气和则卫外而能固，肉腠闭距，邪不能入，即使有大风苛毒，不能犯之。人病久则传变，营卫阴阳偏聚不通，良医弗为。"上下不并"之"不"为语助，不并，即并，偏聚。《玉篇·不部》："不，词也。"《尔雅·释丘》："夷上洒下不漘。"晋·郭璞注："不，发声。"《诗·小雅·车攻》："徒御不惊，大庖不盈。"毛传："不惊，惊也；不盈，盈也。"邪并于阳，积而不行，亢而无阴，其病当死。因为阳气阻遏不通当泻，不亟治疗，很快会死亡。所以，阳气白天主外，阴气夜晚主内。阳气昼主外分为三时：平旦人气始生，为少阳；日中人气隆盛，为太阳；日西人气始衰，为虚阳。阳气虚者，阴气即开。所以，阴气一夜主内亦分为三时：申酉戌，少阴生，故暮夜须收距，无令外邪入皮毛；亥子丑，至阴，至阴时无扰于骨；寅卯辰，厥阴，厥阴时无扰于筋，见雾露，阴衰见湿，于是招寒湿之病。不顺昼夜各三时气以养生者，必为病困迫于身。

五脏为阴，五脏的功能是藏五精。精流脉内，以养四肢百骸；所以手得血养而能握，足得血养而能步，脾助胃行津液则四肢举。故五脏藏五精，精充盈能使四肢举。六腑法天为阳出卫气。卫阳之气的功能是温煦肌肤抵御病邪。营阴卫阳和乃平。阴不胜其阳则为阳胜，阳胜则热。脉外卫阳热盛则致脉流薄急，阳盛偏聚于上则狂。阳不胜其阴则为阴胜，阴胜则寒。阴盛则阳虚，营阴无阳卫的温煦与推动，则血寒而不行，血不行九窍不通。所以圣人调和阴阳，筋肉柔和，骨髓坚固，气顺血和，内外和谐，邪不能犯。风木阳邪，内通于肝，肝藏血；七情六欲过则伤精，故风邪侵害淫情过度之人，致精亡肝伤。饱食大饮，谷气盛迫，筋脉解裂，亡筋伤肝，为病肠澼与逆气。肝精既伤，复强力入房，伤肾而致骨坏。阴阳的关键：营血入五脏，五脏藏精不失，则气血流畅，筋脉柔和，腠理固密；卫阳出六腑，卫气壮盛，则温煦而能固，内阴不失。所以五脏营阴在内营养周身，为卫阳之宅；六腑阳气在外温煦固护，为内阴之守。阴阳和为平，两者不和，就像春天没有秋天，冬天没有夏天。所以，因四时和气，使阴阳和于身，乃是先圣的法度。如果强行入房，耗伤阴精，阴阳离决，精气乃绝。精亡肝伤，更得寒湿风邪，乃生寒热之病。所以，春伤于风，邪气流连不除，夏为飧泄；夏伤于暑，秋为痎疟；秋伤于湿，冬为气上逆而咳，发为痿厥；冬伤于寒，春乃病热。风寒暑湿，伤于四时之气，争而不和，即伤五脏。

阴气者，静则神藏，躁则消亡。五脏之气，为阴气也；六腑之气，为阳气也。人能不劳五脏之气，则五神各守其脏，故曰神脏也。贼郎反。若怵惕思虑，悲哀动中，喜乐无极，愁忧不解，盛怒不止，恐惧不息，躁动不已，则五神消灭，伤脏者也。**饮食自倍，肠胃乃伤。**凡人饮食，胃实则肠虚，肠实则胃虚，肠胃更实更虚，故得气通，长生久视。若饮食自倍，则气不通，夭人寿命也，此则伤腑也。**淫气喘息，痹聚在肺；**淫，过也。喘息，肺所为也。喘息过者，则肺虚邪客，故痹聚也。**淫气忧思，痹聚在心；**忧思，心所为。忧思过者，则心伤邪客，故痹聚也。**淫气欧唾，痹病在肾；**欧唾，肾所为也。欧唾过者，则肾虚邪客，故痹聚也。平按："欧唾"，《素问》作"遗溺"。**淫气渴乏，痹聚在肝；**肝以主血，今有渴乏，多伤血肝虚，故痹聚也。

平按："渴乏"，《素问》作"乏竭"。**淫气饥绝，痹聚在胃**。饥者，胃少谷也。饥过绝食则胃虚，故痹聚。**淫气雍塞，痹聚在脾**。谷气过塞，则实而痹聚于脾也。平按："饥绝"，《素问》作"肌绝"，下无"痹聚在胃""淫气雍塞"二句。新校正云："详从上凡痹客五脏者至此，全元起本在《阴阳别论》中，此王氏所移。"据此，则全元起本与《太素》同也。**阴争于内，阳扰于外，魄汗未藏，四逆而起，起则动肺，使人喘喝**。五脏为阴，内邪阴气以伤五脏，故曰争内；六腑为阳，外邪阳气以侵六腑，故曰扰外。皮毛腠理也，肺魄所主，故汗出腠理，名魄汗也。藏，犹闭也。阴阳争扰，汗出腠理未闭，寒气因入，四肢逆冷，内伤于肺，故使喘喝。喝，喘声，呼割反。平按：《素问》"动"作"熏"；"喝"作"鸣"。**阴之所生，和本曰味**。五脏所生和气之本，曰五味也。平按：《素问》"味"作"和"。**是故刚与刚，阳气破散，阴气乃消亡**。刚与刚，阳盛也。阳盛必衰，故破散也。无阳之阴，必消亡也。**淖则刚柔不和，经气乃绝**。淖，乱也，音浊。言阳散阴消，故刚柔不和，则十二经气绝也。平按：《素问》此段下有"死阴之属，不过三日而死；生阳之属，不过四日而死"数句，本书在后。

——《太素》卷三《阴阳杂说》

按：五脏法地为阴，阴静而阳躁。五脏藏精舍神，其气走脉内，静谧以流注周身。精充足则五脏六腑四肢百骸得养，居于其上的五神有守。故对五脏而言，精宜充实而不能滞满，宜闭藏而不能外泄。脏阴喜静而忌躁。如果静者不静反躁，则神乃消亡。所以怵惕思虑，悲哀动中，喜乐无极，愁忧不解，盛怒不止，恐惧不息，躁动不已，则五神消灭。六腑的功能是化谷生津液，特点是宜不断地充盈而不能积满不化，满则胀不通。饮食过用不节，致伤肠胃，则不能输津液。气过则喘息，痹聚在肺；忧思过，心伤邪客，痹聚于心；遗溺过，痹聚于肾；饥绝过，痹聚在胃；壅涩过，痹聚于脾。饮食、男女、忧思不节，三阴经受之，三阴受之不亟治，入五脏，故阴邪争于内伤五脏；贼风邪气三阳经受之，三阳受之不亟治，入六腑，故阳邪扰于外伤六腑。阴阳交争，阳卫不固，腠理开泄。阳泄则无以温煦，腠理开则寒邪因以入，遂致四肢逆冷，内伤于肺，使人喘喝。脏阴之气的根本，在于五味和洽。精生于味，味过则害精，精伤则脏伤。所以阳盛之病与之刚药，以火济火，盛极必衰，阳气反为之破散。阳气散则阴气不能独存，阳散阴消，刚柔不和，则十二经气绝。

第四节　阴阳失衡所致虚实寒热四象

　　阴阳乃天地之道，万物之纲纪，变化之父母，生杀之本始。天阳地阴，万物化生。春生夏长，秋收冬藏，万物生生不息，此乃天地阴阳之道。那么，对人体来说，什么阴阳是最根本的呢？就是营卫气血阴阳。五脏法地，地阴成形，其性寒，喜静。水谷入胃生津液，津液之清者上升，上入中焦化而赤为营血，注入手太阴肺经，由肺经走五脏，携五脏精华的营血由经络布散到四肢百骸以长养之。营血的功能是滋养五脏六腑，长肉腠，濡关节，生脑髓，故就功能来说又曰营气。六腑象天，天阳化气，其性热，喜躁动。自然界阳光雨露、阴晴风雨变化无穷，万物得以滋养茂长。六腑化谷行津液出卫气，如天之阳光。上焦泌津液化生卫气，卫气如雾露之溉，行脉外肌肤腠理，功能是温煦与固护。营行脉中，卫行脉外，营、卫阴阳相随相伴相长，人乃无病。营血卫气阴阳，是人体最根本的阴阳。阴平阳密，营血无病，阳卫固护，生命乃长；营卫气血阴阳离决，生命乃绝。

营卫阴阳任何一方受损，打破阴阳相互滋养这样的平衡，乃是对生命的最大伤害。而伤害人体的病因，则不越内外因。外来之邪犯人，侵三阳经，卫气行三阳经所在的肌肤腠理，故外邪所犯，首伤卫气。邪在三阳经不除则入六腑，六腑满不治则死。故经云：贼风虚邪者，阳受之；阳受之入六腑，入六腑则身热不时卧，上为喘呼。食饮不节，起居不时者，阴受之。阴受之则入五脏。入五脏则䐜满闭塞，下为飧泄，久为肠澼。(《太素》卷六《脏腑气液》）饮食男女、喜怒不节诸内邪内伤于阴，阴者营血。营血走五脏，内邪不除则入五脏，入五脏则䐜满闭塞，下为飧泄，久为肠澼。百病所由，皆因内外邪伤营卫。

营卫受伤，产生的病理变化为四象：虚、实、寒、热。何为虚？何为实？经云："邪气盛则实，精气夺则虚。""有者为实，无者为虚。""气之所并为血虚，血之所并为气虚。"邪气非人身所有，乃外加者。加于人身也就是有，故"有者为实"。实即为邪所犯。邪气加于人体的什么地方是最为要害的呢？营卫气血阴阳。加于营为血实，加于气为气实。气者，卫气，或者曰阳气。邪犯营卫，医经中多用"乘""并"这两个词。乘，犯的意思；并，偏聚。邪之所并、所乘皆为有、为实。就营卫阴阳的关系来说，营行脉中，滋养一身成形，为阴；卫行脉外，温煦肌肤抵御病邪为阳。二者相随相伴，共养一身，不能偏离。就表里来说，卫气出六腑，行三阳所在的肌肤腠理、头面四末，为表；营血出五脏，行脉内，为里。表实者里必虚，里实者表必虚。就阴阳属性来说，卫气行表为阳，营气行脉内为阴。邪犯气血，亦不过虚实。气实者血必虚，血实者气必虚。气之所并为气实，气实血必虚；血之所并为血实，血实气必虚。所以经云：有者为实，无者为虚。

那么寒热是如何产生的呢？经云："邪不能伤其形体，其病皆生于内。"（《太素》卷十九《知方地》）又云："风雨寒热，不得虚邪，不能独伤人。卒然逢疾风暴雨而不病者，亦无虚邪，不能独伤人。必因虚邪之风，与其身形，两虚相得，乃客其形。"(《太素》卷二十六《邪传》)风雨寒热，乃四时正气。四时正气，不遇虚衰之人，不能伤之。卒风暴雨，虽非正气，不得虚衰之气，亦不能伤人。必因虚邪之风，与其身形虚衰相感，邪乃得客于其形。所以，邪致人体虚、实，虽有外因，但不遇虚人则不能为害。以此言之，虚、实皆生自内。而寒热是和虚实相伴而生的。卫气为阳，性热，温煦肌肤，司腠理开阖。邪伤阳卫，卫阳实盛则过于固密，腠理不开，阳热郁于腠理，则表热无汗，故经云："阳盛则外热。"阳盛则阴虚，内阴津液耗伤积久，则可能出现内虚热，故有阴虚内热。饮食男女不节等内邪犯阴，营阴性寒，邪聚于阴，寒滞留不行则内寒，故经云："阴盛则内寒。"里实者表必虚，阴盛则阳卫虚，卫气虚不能温煦肌肤，腠理开阖失度，则阴津外泄，汗出而冷，故有阳虚则外寒之象。总而言之，内外病邪犯人体所致虚、实、寒、热四象，其机理及症状如下：①阳胜则阴病，阴病则热：处于外的卫阳盛则居于内的营阴病，营阴虚则外热。六腑卫气行三阳，三阳卫气盛则居于内的阴气虚，营卫阴阳寒热失和，阴阳失衡则外热。邪犯于阳，阳盛外热产生的机理是六腑出卫气如雾露之溉，灌于肌肤腠理，其功能是温热与固护，司腠理开阖，邪犯则阳卫过于固护致皮肤致密，不能司开阖则致腠理闭塞不通，阳热郁于腠理，卫气不得外越，则外热。故经云："阳胜则身热，腠理闭而粗，为之俯仰，汗不出而热，干齿以烦惋，腹满死，能冬不能夏。"（《太素》卷三《阴阳大论》）相应地：②阴虚生内热：表实者里必虚，阳气盛则阴气虚。阳热盛耗伤阴津，阴津失则不能制衡阳热，致阴虚生内热。③阴胜则阳病，阳病则寒：内阴胜则外阳不足，故阴盛内寒。相应的：④阳虚则外寒：卫阳的功能是温煦与固护，行头面四末、肌肤腠理，今卫阳虚无以温煦血脉，营血流滞不通则寒邪独留于外，故外寒。经云："阴胜则身寒，汗出，身常清，数栗而寒，寒则厥，厥则腹满死，能夏不能冬。"（《太素》卷三《阴阳大论》）见表4-1。

表4-1　营卫阴阳失衡所致内外寒热

阳：卫气，性热、躁	阳胜则阴病，阴病则热	阳盛则外热
		阴虚则内热
阴：营血，性寒、静	阴胜则阳病，阳病则寒	阴盛则内寒
		阳虚则外寒

【相关医经选读】

黄帝问于岐伯曰：余闻虚实以决死生，愿闻其情。岐伯曰：五实死，五虚死。人之所病，五实具有者，不泄当死；所病五虚具有者，不下食当死也。编者按：《素问》无"问于岐伯"四字。黄帝曰：何谓五实五虚？岐伯曰：脉盛，其皮热，腹胀，前后不通，闷瞀，此谓五实。人迎、脉口脉大洪盛，一实也；皮肤温热，阳盛，二实也；心腹胀满，三实也；大小便不通，四实也；闷瞀不醒，五实也。瞀，音闷；瞀，木候反，低目也。编者按："黄帝曰"《素问》作"帝曰"，下同，不再举。《素问》无"其"字。**脉细，皮寒，气少，泄注利前后，饮食不入，此谓五虚。** 人迎、脉口脉小细，一虚也；皮肤寒冷阳虚，二虚也；心腹少气，三虚也；大小便利，四虚也；饮食不下，五虚也。编者按：注"脉小"盛文堂本作"脉少"。"五虚也"，仁和寺本无"也"字。编者按："注"《素问》无。**黄帝曰：其时有生者何也？岐伯曰：浆粥入胃，泄注止，则虚者活；** 浆是谷液，为粥止利，具有五虚，粥得入胃，即虚者可生也。**身汗得后利，则实可活。此其候也。** 服药发汗，或利得通，则实者可活也。编者按："则实可活"《素问》作"则实者活"。**黄帝问岐伯曰：愿闻虚实之要。** 虚实是死生之本，故为要也。编者按："岐伯"二字，《素问》无。**岐伯对曰：气实形实，气虚形虚，此其常也，反此者病；** 气，谓卫气也；形，身也。**谷盛气盛，谷虚气虚，此其常也，反此者病；** 食多入胃，曰谷盛也。胃气多，曰气盛也。**脉实血实，脉虚血虚，此其常也，反此者病。** 脉，谓人迎寸口脉也。血，谓经络血也。**黄帝曰：如何而反？岐伯曰：气虚身热，此谓反。** 卫气虚者，阴乘必身冷。今气虚，其身更热，故为逆也。编者按："此谓反"《素问》"反"后有"也"字。注"逆"字，仁和寺本空一格，盛文堂本作

"逆"，据经文，当作"反"。**谷入气少，此谓反；谷不入气多，此谓反**；食多入胃者，胃气还多；食不入胃，胃气还少，此为顺也。食多入胃，胃气反少；食不入胃，胃气反多，此为逆也。编者按："谷入气少"，《素问》《甲乙经》作"谷入多而气少"。二"反"字后，《素问》均有"也"字。"谷不入"三字后，《素问》《甲乙经》有"而"字。二"此谓反"，《甲乙经》均作"曰反"。**脉盛血少，此谓反；脉少血多，此谓反**。寸口、人迎脉盛，经络血盛；寸口、人迎脉少，经络血少，此为顺也。寸口、人迎脉盛，而血反少；寸口、人迎脉少，而经络血多，此为逆也。编者按：二"反"字之后，《素问》均有"也字"。……**夫实者，气入也；夫虚者，气出也**。以下方刺之法，邪气入中为实也，正气出中为虚也。编者按：注"正气出中"，"中"字仁和寺本残，玩其所余，非"中"字，待考。编者按："夫虚者"，《素问》无"夫"字。**地实者，热也。地虚者，寒也**。地者，行于补泻病之处者也。以手扪循，其地热者，所病即实，可行泻也；其地冷者，所病即虚，宜行补也。编者按：两"地"字，《素问》作"气"。**入实者，左手开针空**；左手以针刺入于实，行其泻已，可徐出针，用左手开其针空，令气得出，以为泻也。编者按："空"字后，《素问》有"也"字。《甲乙经》"空"作"孔"。**入虚者，左手闭也**。右手刺入于虚，行其补已，可疾出针，用左手闭其针空，使气不出，以为补也。编者按："左手闭也"，《素问》作"左手闭针空也"，《甲乙经》作"左手闭针孔也"。

黄帝问曰：何谓虚实？岐伯答曰：邪气盛则实，精气夺则虚。风寒暑湿客身，盛满为实，五脏精气夺失为虚也。编者按："答曰"《素问》作"对曰"。**何谓重实？曰：所谓重实者，言大热病，气热脉满，是谓重实。**伤寒热病，大热曰实。经络盛满，故曰重实也。编者按："何"字前，《素问》有"帝曰"二字，下同，不再举；"曰"字前，有"岐伯"二字。"言"《甲乙经》作"内"。又，何谓重实前，《素问》有"帝曰：虚实何如。岐伯曰：气虚者，肺虚也；气逆者，足寒也。非其时则生，当其时则死，余脏皆如此。"三十六字。**问曰：经络俱实何如？何以治之？答曰：经络皆实，是络急而尺缓也，皆当俱治之，故曰滑则顺，涩则逆。**脉，寸口阳也，尺脉阴也。脉急寒多也，尺缓热多也。寸口是阳，今反急寒；尺地是阴，今反为热，是为经络皆实，可俱泻之。经络虽实，脉滑气盛为顺，易已；脉涩气少为逆，难已也。编者按："络急"《素问》作"寸脉急"，据杨注"寸口是阳，今反急寒"，当作"寸脉急"。"皆当俱治之"《素问》无"俱"字；"顺"作"从"；"逆"后有"也"字。又按："何如"，盛文堂本作"如何"，今从仁和寺本。**夫虚实者，皆从其物类终始，五脏骨肉滑利，可以长久。**万物之类，虚实终始，皆滑利和调，物得久生也。是以五脏六腑、筋脉骨肉柔弱滑利，可以长

211

生，故曰柔弱者，生之徒者也。编者按："终始"《素问》无"终"字。"五"字前，《素问》有"故"字。"久"字后《素问》有"也"字。注"徒"字，仁和寺本此字残甚难辨，盛文堂本作"徒"。又，《素问》此节后有"帝曰：络气不足"至"如此者，滑则生，涩则死也"一百六十三字，《甲乙经》无，与《太素》同。**问曰：寒气暴上，脉满实，如何？答曰：实如滑则生，实如逆则死矣。**虽实，柔滑可生也。实而寒温涩，死之徒也。编者按："脉满实"《素问》作"脉满而实"。二"如"字《素问》作"而"。"矣"字《素问》无。**问曰：其形尽满何如？答曰：其形尽满者，脉急大坚，尺满而不应也，如是者，顺则生，逆则死。**举身满闷，曰形尽满也。寸口之脉寒，气盛坚，然尺脉不应其满闷，然手足温者顺，疗之易已，故生；手足寒者逆，故死也。编者按：《素问》"举形"《素问》作"其形"。"尺满"作"尺涩"；"顺"作"从"。**问曰：何谓顺则生，逆则死？答曰：所谓顺者，手足温也；所谓逆者，手足寒也。**寒气满身，手足冷者，阳气尽，故死；手足温者，阳气在四体，渐来通阳，气和则生。编者按：二"顺"字，《素问》皆作"从"。**问曰：乳子而病热，脉悬小者，何如？答曰：手足温则生，寒则死。**乳子病热，脉应浮滑，而反悬小者，足温气下，故生；足寒气不下，逆者而致死也。**问曰：乳子中风病热者，喘鸣肩息者，何如？答曰：喘鸣肩息者，脉实大也，缓则生，急则死。**乳子中风病热，气多血少，得脉缓，热宣泄，故生；得急，为寒不泄，故死也。编者按："中风病热者"《素问》作"中风热"。"喘鸣"《甲乙经》作"喘喝"；"脉实大"作"脉急大"。**问曰：何谓重虚？答曰：脉气虚，尺虚，是谓重虚也。**寸口脉虚，尺地及脉［亦］虚，故曰重虚也。编者按："脉气虚"《素问》作"脉气上虚"。注"不"字，疑是"亦"字之误。**问曰：何以知之？答曰：所谓气虚者，言无常也。尺虚者，行步恇然也。脉虚者，不象阴也。**恇，偏方反，怯也。谓行步虚怯然也。重虚者何以知其候也？膻中气虚不足，令人无言志定。诊得尺脉虚者，阴气不足，腰脚有病，故行步不正也。诊得寸口之脉虚，则手太阴肺虚，阴气不足，故曰不象也。编者按："何以知之"《素问》作"何以治之"。"恇然也"《素问》无"也"字。**问曰：如此者何如？答曰：滑则生，涩则死。**寸口虽不得太阴和脉，而得温滑者生，寒涩者死也。编者按："问曰：如此者何如？答曰"，《素问》作"如此者"三字，《甲乙经》同。

——《太素》卷十六《虚实脉诊》

按：通过虚实，可以判断病人是生还是死。岐伯指出：人之所病，五实具者，不泄当死；五虚具者，饮食不下当死。那么，何谓五实、五虚？岐伯说：人迎寸口脉大洪盛、皮肤温热阳盛、心腹胀满、大小便不通、闷瞀不醒谓五实。人迎寸口脉细小、皮肤寒冷阳虚、心腹少气、大小便泄利、饮食不下谓五虚。问曰：虚实决死生，那么什么情况是可以生的呢？浆粥入胃，泄注停止，则虚者可生。服药得身汗，便通利，则实者可活。黄帝问曰：愿闻虚实之要。岐伯说：卫气实身形实，卫气虚身形虚，形、气相符的为常，与之相反的则为病。纳谷盛卫阳盛，纳谷少阳气虚，这是正常的表现，反此则为病。人迎、寸口脉实，经络内血实，脉虚气虚，这是正常的表现，反此则为病。什么情况为逆反？岐伯说：卫阳虚身当寒而反热，谓反常。水谷入胃多而阳气虚少，谓反常；食不入胃而胃阳气多，谓反常。人迎、寸口脉盛而经络血少谓反常。人迎、寸口脉细小而经络内血多谓反常。……邪气入于内为实，正气出于内为虚。针刺时以手扪循，其地热者，所病即实，可行泻；其地冷者，所病即虚，宜行补。针刺病实，行其泻后徐徐出针，用左手开其针空，令气得出，为泻。针刺病虚，行其补后可疾出针，用左手闭其针空，使气不出，为补。

何谓虚实？风寒暑湿等邪气客于身，盛满为有，有者为实；五脏精血脱失为无，无者为虚。何谓重实？所谓重实，是说伤寒热病，阳表热盛当阴虚，今阳盛而阴血亦盛，为重实。问曰：经络俱实如何？用什么方法治疗？脉，寸口为阳，阳现热，今寸急为寒多，寒多为实；尺地为阴，阴现寒，今尺缓为热，热多为实，是经与络俱实，实当泻。经络虽实，脉滑气盛为顺，易已；脉涩气少为逆，难已。脉之虚实逆顺，皆从万物。物之生也滑利，死也枯涩，故

214

五脏六腑、筋脉骨肉柔弱滑利，可以长生。问曰：寒气暴于上，脉满实，预后如何？脉虽实而柔滑者可生，实而寒涩者死。其身尽满预后如何？答曰：其身尽满，寸口之脉寒急，气盛坚，然尺脉不应其全身满闷，手足温者为顺，顺者生；手足寒者为逆，逆者死。问曰：何谓顺则生，逆则死？答曰：所谓顺，阳气在四体，手足温，顺者生；所谓逆，四末无阳，手足逆冷，逆者死。问曰：乳子病热，而脉悬小，预后如何？答曰：四末有阳，手足温暖者生，手足逆寒者死。问曰：乳子中风病热，喘鸣息肩，预后如何？答曰：喘鸣息肩，其脉实大，然大而缓者生，实而急者死。问曰：何谓重虚？答曰：脉虚气虚尺虚，谓重虚。问曰：何以辨别？答曰：所谓气虚，中气不足，言而微，言不如衡常表现。所谓尺虚，尺为阴为内，内阴不足，行步不正。所谓脉虚者，脉者血之腑，血少阴虚，脏阴不足之象。问曰：像这些情况，预后如何？答曰：脉得温滑者生，得寒涩者死。

黄帝问曰：法阴阳奈何？ 阴阳者，天地纲纪，变化父母，养生之道，法之以成，故问之。**岐伯答曰：阳胜则身热，** 阳胜八益为实，阴胜七损为虚。言八益者：身热，一益也，阴弱阳盛，故通身热也。**腠理闭，** 二益也。阳开腠理，过盛则闭。**而粗，** 三益也。热盛则腠理皮上粗涩也。平按："而粗"，《素问》作"喘粗"，《甲乙经》作"喘息粗"。**为之俯仰,**四益也。热盛上下,故身俯仰。平按:"俯仰",《甲乙经》作"后闷"。**汗不出而热,**五益也。阴气内绝,故汗不出,身仍热。**干齿六益也。**热盛至骨,故齿干也。平按:《素问》《甲乙经》作"齿干"。**以烦悗,**七益也。热以乱神,故烦闷也。平按:"悗",《素问》作"冤",《甲乙经》作"闷"。**腹满死,**八益也。热盛胃中,故腹满也。前已七益,复加腹满,故致死。平按:"满",《甲乙经》作"胀"。**能冬不能夏。**以其内热,故能冬之大寒,不能夏之小热。平按:二"能"字《甲乙经》作"耐"。**阴胜则身寒,**下言七损也:身寒,一损也,身苦寒。**汗出,**二损也。无阳禁腠,故汗出。**身常清,**三损也。清,冷也,身皮肤常冷也。平按:《素问》《甲乙经》"清"作"清",袁刻亦作"清"。**数栗四损也。**数数战栗也。**而寒,**五损也。战而复寒也。**寒则厥,**六损也。寒则手足逆冷也。**厥则腹满死,**七损也。前已六损,复加冷气满腹,冷气满腹故致死也。**能夏不能冬。**寒人遇热,故堪能也。平按:两"能"字,《甲乙经》均作"耐"。**此阴阳更胜之变也,病之形能也。**此是阴阳变极之理,亦是人之病所能也。

——《太素》卷三《阴阳大论》

按:阴阳者乃天地之道、万物之纲纪。那么,养生之道,何以法阴阳?阳卫之气,卫外而为固,其性热。阳胜则阴虚,阴阳失和则身热。邪客腠理,卫阳过于固护致皮肤致密，腠理闭塞，玄府不通，卫气不得泄越而外热。腠理玄腑为一身呼吸之孔，卫气司其开阖，腠理闭则肺司呼吸不畅，故喘息粗，身俯仰不安。阳卫盛致腠理密，故汗不能出而热。阳热郁于腠理故齿干，热而乱神致烦闷。三阳受邪，邪不去则入六腑，阳热耗伤津液致腹满，满不除则死。耐冬寒而不耐夏热。阴胜则阳病，阳病则寒。卫气者温煦肌肤，滋养皮腠，阳虚衰无以温养则身寒。卫阳虚不能密固与温煦，则身虚汗出。腠理开汗出进一步泄阳，故身凉。冷极则战栗，手足四逆而寒厥。卫阳外衰不能温煦手足，内衰不能行化物，致腹满死。耐夏热而不耐冬寒。这些都是阴胜与阳胜所致的病症。

阳气有余，为身热无汗，阳盛有余，极反为阴，外闭腠理，故汗不出，其身热也。**阴气有余，为多汗身寒**。阴气有余，极反为阳，外开腠理，故汗多出，其身寒也。平按："身寒"下，《素问》有"阴阳有余则无汗而寒"九字。

——《太素》卷十五《五脏脉诊》

按：阳气有余即卫阳盛。卫气温腠理司开阖，卫外而为固，盛则过于固护，致腠理密闭，玄府不开，阳热之气郁于内不能外越，为身热无汗。阴气有余为营阴盛。阴盛则阳虚，阳虚不能温肉腠、司开阖，则身寒多汗。

黄帝曰：余以闻虚实之形，不知其何以生？形，状也。
虚实之状，已闻于上，虚实所生，犹未知之，故复请也。
平按：《素问》"以闻"作"已闻"。《甲乙》无"余以闻"
三字。**岐伯对曰：气血以并，阴阳相倾，气乱于卫，血逆**
于经，十二经气乱卫气也。十二经血留于营经也。或曰血
流也。平按：《素问》《甲乙》"血留"作"血逆"。**血气离**
居，一实一虚。血气相并，离于本居处，故各有虚实也。
夫血气者，异名同类，相得成和。今既相并，一实一虚，
虚实所生，是所由者也。**血并于阴，**血并足太阴脉及足少
阴脉也。**气并于阳，乃为惊狂。**气并足阳明脉及足太阳脉
也。血气皆盛，故发惊狂也。**血并于阳，气并于阴，乃为**
炅中。血并足阳明，气并足太阴，为热中病也。炅，热也。
血并于上，气并于下，心烦悗善怒。血盛上冲心，故心烦
闷而喜怒。"悗"则"闷"同也。平按："悗"，《素问》作
"惋"，《甲乙》作"闷"。"喜"，《素问》《甲乙》作"善"。
血并于下，气并于上，气乱心善忘。气盛乱心，故善忘也。
平按："气乱心善忘"，《甲乙》作"乱而喜忘"，注云："《素
问》作善忘。"今本《素问》仍作"乱而喜忘"。**黄帝曰：**
血并于阴，气并于阳，于是血气离居，何者为实？何者为
虚？血气离居相并，未知二经虚实何定也。平按："于是"，
《素问》《甲乙》作"如是"。**岐伯对曰：血气者，喜温而**
恶寒，寒则泣不能流，温则消而去之，是故气之所并为血
虚，血之所并为气虚也。血之与气，皆恶于寒，故脉有寒

则泣而不流者，温则消释而去。是以气寒则血来并之，以为血虚，则气为实也；若血寒则气来并之，以为气虚，则血为实也。平按："是故"，"故"字袁刻作"知"。**黄帝曰：人之所有者，血与气耳。今夫子乃言血并为虚，气并为虚，是毋实乎？**人之所生，唯血与气。今夫子但言血气有虚，不言其实，是为人之血气不足，请申其意也。**岐伯对曰：有者为实，毋者为虚，故气并则毋血，血并则毋气，今血与气相失，故为虚焉。**血并则血有气毋，气并则气有血毋，是以言虚不无其实，论实不废其虚，故在身未曾无血气也。所言虚者，血气相并、相失为虚，相得为实耳。**络之与孙脉俱输于经，**大络、孙络，俱输血气入于大经，则大经血气俱实者也。平按："输"，《甲乙》作"注"，注云："一作输。"**血与气并，则为实焉。血与气并走于上，则为大厥，厥则暴死，复反则生，不反则死。**大经血气皆实，走膈以上，以下无气，故手足逆冷，卒暴死也。手足还暖复生，不还则死也。平按："复反"上，《素问》《甲乙》皆有"气"字。

　　黄帝曰：实者何道从来？虚者何道从去？虚实之要，愿闻其故。血气何道来入此经为实，何道而去此经为虚也。**岐伯对曰：夫阴与阳，皆有输会，阳注于阴，阴满之外，**腑阴阳之脉，皆有别走，输会相通。如足阳明从丰隆之穴别走足太阴，太阴从公孙之穴别走足阳明，故曰外也。**阴阳匀平，以充其形，**甲子一日一匝为旬。旬，匝也。阴

219

阳之脉五十匝无多少者，名曰旬平。旬平和气，以充其身形也。平按："旬平"，《素问》作"匀平"，《甲乙》作"a平"。**九候如一，命曰平人。**九候之动不先后，又不相反，故曰若一。和气若一，故人得和平。平按：注"九候"，袁刻作"九脉"。**夫邪之至生也，**平按：《素问》无"至"字，《甲乙》作"所"。**或生于阴，或生于阳。其生于阳者，得之风雨寒暑；其生于阴者，得之饮食居处，阴阳喜怒。**阴，五脏也；阳，六腑也。风雨寒暑外邪，从外先至六腑，故曰生于阳也。饮食居处，男女喜怒，内邪生于五脏，故曰生于阴也。**黄帝曰：风雨寒暑之伤人奈何？**平按：《素问》《甲乙》无"寒暑"二字。**岐伯对曰：风雨之伤人也，先客于皮肤，传入于孙脉，孙脉满则传入于络脉，络脉满乃输于大经脉，血气与邪并客于分腠之间，其脉坚大，故曰实。**此先言风雨二邪也。人因饥虚汗出，腠理开发，风雨之气，因客腠理，次入孙络，次入大络，次入大经。客腠理时，所客之脉坚而且大，故得称实也。平按："乃输"，《素问》作"则输"，《甲乙》作"乃注"。**实者，外坚充满，不可按，按之则痛。**所客之处外坚，按之则痛，以其气实故也。平按："不可按"，《素问》作"不可按之"。**黄帝曰：寒湿之气伤人奈何？**平按：《素问》《甲乙》无"气"字。**岐伯对曰：寒湿之中人也，皮肤收，肌肉坚，营血泣，卫气去，故曰虚也。**次论寒湿之气也。雨气上侵，湿气下入，有斯异也，略不言暑耳。寒湿中人，致虚有四：皮肤收者，言皮肤急而聚也；肌肉坚者，肌肉坚而不收也；营血泣者，邪气至于脉中，故营血泣也；卫气去者，邪气至于脉外，卫气不行，故曰去也。卫去之处，即为虚也。平按："皮肤收"，《素问》作"皮肤不收"，新校正云："全元起云：不收，不仁也。《甲乙》及《太素》作皮肤收，无不字。""坚"下，《素问》《甲乙》有"紧"字。注"故曰去也"，袁刻"去"误作"涩"。**虚者，慑辟气不足，血泣。**慑，纸辄反。分肉间无卫气，谓气不足也。平按："慑"，《素问》作"聂"，新校正云："《甲乙》作摄，《太素》作慑。"《素问》无"血泣"二字，《甲乙》作"血涩"。**按之则气足以温之，故快然而不痛。黄帝曰：善。**分肉之间既无卫气故寒，按之益损，所以气足又温，故快然也。**黄帝曰：阴之生实奈何？岐伯对曰：喜怒不节，则阴气上逆，上逆则下虚，下虚则阳气走之，故曰实。**人有喜怒不能自节，故怒则阴气上，阴气上则上逆，或欧血，或不能食。阴气既上则是下虚，下虚则阳气乘之，故名曰阴实也。平按：《素问》新校正云："经文喜怒不节则阴气上逆，疑剩喜字。"玩下文"喜则气下"自知。**黄帝曰：阴之生虚奈何？岐伯对曰：喜则气下，**天寒则气聚，温则气散，怒则气上，喜则气下，此物理之常也。喜则气和志达，营卫之行通利，故缓而下也。**悲则气消，消则脉虚，因寒饮食，寒气熏脏，则血泣气去，故曰虚。**夫人悲者，则心系急，肺布叶举，两焦不通，营卫不行，热气在中，故正气消散，经络空虚

221

也。又因寒饮食，寒气熏脏，脏之血泣，其气移去，故为虚也。平按："脉虚"，《素问》《甲乙》作"脉空虚"。"熏脏"，《素问》作"熏满"，《甲乙》作"动脏"。注"两焦"，"两"字袁刻误作"雨"。

黄帝曰：经言阳虚则外寒，阴虚则内热，经言，八十一篇经也。腑脉虚者，阴气乘之，故外寒也。脏脉虚，阳气乘之，故内热也。**阳盛则外热，阴盛则内寒，余以闻之矣，不知其所由然。**六腑主外为阳，故阳盛外热也。五脏主内为阴，故阴盛为寒。余已前闻，然未知所由然也。**岐伯对曰：阳受气于上焦，以温皮肤分肉之间，今寒气在外，则上焦不通，不通则寒独留于外，故寒栗。**阳，卫气也。卫出上焦，昼行阳二十五周，以温皮肤分肉之间。今阳虚阴乘留于外，故外寒也。平按：注"尽行二十五周"，考前经《卫五十周》云："卫气之行，一日一夜五十周于身，昼日行于阳二十五周。"据此，则"尽"字疑是"昼"字传写之误。

黄帝曰：阴虚生内热奈何？岐伯对曰：有所劳倦，形气衰少，谷气不盛，上焦不行，下脘不通，胃热熏中，故内热。内热之病，所由有五：一则有所劳倦致虚，二则形体及气不足，三则胃中无食，四则上焦卫气不行，五则肠胃不得相通。脘，古缓反，胃也。下脘，胃下口也。由此五种，卫热熏中，故内热也。平按："下脘"，《甲乙》作"下焦"。"胃热熏中"，《素问》作"胃气热，热气熏胸中"，

《甲乙》作"胃气热熏胸中"。注"由此"，袁刻作"有此"。

黄帝曰：阳盛而外热奈何？岐伯对曰：上焦不通利，皮肤致密，腠理闭塞不通，卫气不得泄越，故外热。外热之所由有三：上焦出气之处不通利，一也；皮肤致而腠闭，二也；卫气不得泄于腠理，三也。有此所由，故外热也。平按："闭塞"下，《素问》有"玄府"二字，新校正云："《甲乙》《太素》无'玄府'二字。"

黄帝曰：阴盛而生内寒奈何？岐伯对曰：厥气上逆，寒气积留于胸中而不泻，不泻则温气去，寒独留，则血涘泣，血涘泣则脉不通，其脉盛大以涩，故中寒。寒中有四：一则寒厥积胸，二则温去寒留，三则血凝脉壅，四则脉大汗涩。有此所由，故寒中也。平按："积"下，《素问》《甲乙》无"留"字。"涘泣"，《素问》《甲乙》作"凝泣"。"脉不通"，《甲乙》作"腠理不通"。

黄帝曰：阴之与阳，血气以并，病形以成，刺之奈何？问疗已成之病。平按："阴之与阳"，《素问》作"阴与阳并"。岐伯对曰：刺此者，取之经隧，取血于营，取气于卫，用形哉，因四时多少高下。刺已成病，法有三别：一则刺于大经别走之道，隧，道也，别走之道通阴阳道也；二则刺于脉中营血；三则刺于脉外卫气。用针之状，须因四时之气，观病轻重，发针多少；又须量病高下所在，取之令中，不同刺微之易也。平按："经隧"，《甲乙》作"经渠"。黄帝曰：血气以并，病形以成，阴阳相倾，补泻奈何？**岐伯对曰：泻实者，气盛乃内针**，夫泻者，以其邪气实盛，故须泻也。**仍以掐之令下**，然后刺之。不盛何泻，故譬无击逢逢之陈者也。平按："以并""以成"，《甲乙》"以"作"已"。**针与气俱内，以开其门如利其户，针与气俱出，精气不伤，邪气乃下，外门不闭，以出其病，摇大其道，如利其路，是谓大泻，必切而出，大气乃屈。**人之吸气，身上有孔闭处，皆入聚于肾肝；呼气之时，有孔开处，气皆从心肺而出，比囊之呼吸也。针开孔时，病人吸气，故针与气俱入内也。针得入已，摇大其穴，因呼出针，故针与邪气俱出，勿伤正气也。平按："以出其病"，《素问》《甲乙》"病"作"疾"。**黄帝曰：补虚奈何？岐伯对曰：持针勿置，以定其意**，持针勿置于肉中，先须安神定意，然后下针。若医者志意散乱，针下气之虚实有无皆不得知，故须定意也。平按：注"安神定意"，袁刻"意"作"志"。**候呼内针**，人之呼气，身上有孔，其气皆出，故所针孔气出之时内针，欲令有气从针而入，不使气泄，所以候呼内针者也。**气出针入，针空四塞，精无从去**，呼气出时针入穴者，欲使针空四塞，不泄正气也。平按：注"入穴"，袁刻"穴"作"空"。**方实而疾出针，气入针出**，方，正也。候气正实，疾出针。**热不得环**，夫虚者多寒，得热为补。环，转也。疾出针，使针下热气不得转也。平按：《素问》《甲乙》"环"作"还"。**闭塞其门，邪气布散，精气乃得存，动无后时**，出针已去，纵邪不出尽，自然布散

消亡，精气独在，无病动于后时也。平按："动无后时"，
《素问》作"动气候时"。**近气不失，远气乃来，是谓追之。**
行补之时，非其补处近气不失，远气亦来至此集也。已虚
之气引令实，故曰追也。**黄帝曰：夫子言虚实有十，生于
五脏，五脏，五脉耳，夫十二经脉皆生百病，今夫子独言
五脏。夫十二经脉者，皆络三百六十五节，节有病必被经
脉，经脉之病皆有虚实，何以合之？**节，即气穴也。但
十二经脉被三百六十五穴，则三百六十五穴所生之病甚多，
非唯五脏五脉独生十种虚实者。平按："皆生百病"，《素
问》作"皆生其病"，新校正云："《甲乙》云：皆生百病。
《太素》同。"**岐伯对曰：五脏者，故得六腑与为表里，经
络肢节，各生虚实，**内有五脏，外有六腑，腑脏经络表里
诸肢节，是生虚实，其亦甚多，不相违也。**视其病所居，
随而调之。病在血，调之脉；病在气，调之卫；病在肉，
调之分肉；病在筋，调之筋，燔针却刺其下及与急者；**视
三百六十五节所生病处，量其虚实，随而调之。调者，调
于五脏所主脉、卫、分肉、筋、骨也。平按：《素问》"其
病"上无"视"字；"病在血，调之脉"作"病在脉，调
之血"，新校正云："全元起及《甲乙》作'病在血，调之
脉'。"检今本《甲乙》仍作"病在脉，调之血"。又《素
问》《甲乙》"病在气"上，有"病在血，调之络"六字；
"调之筋"下，有"病在骨，调之骨"六字。**病在骨，卒
针药熨；**卒，穷也。痛痹在骨，穷针深之至骨，出针以药

熨之，以骨病痛深故也。熨法，上经已说也。平按："卒"，《素问》《甲乙》作"淬"。**病不知其所痛，两蹻为上。**诸骨病不定知于病之所在者，可取足少阴两阴蹻。两阴蹻是足少阴别，足少阴脉主骨者也。上者，胜也。平按：《素问》《甲乙》无"其"字。注"诸骨"，"诸"字袁刻作"痛"。**身形有痛者，九候莫病，则缪刺之。**审三部九候竟无病状，然身形有痛者，此络左右有病，可缪刺也。平按：《素问》《甲乙》无"者"字。**痛在于左而右脉病者，则巨刺之。**病在左经，是右经病也，故刺右经为巨刺也。平按："病在于左"，《素问》作"痛在于左"。**必谨察其九候，针道备矣。**为刺之道，以察九候为先者，针道毕矣。

——《太素》卷二十四《虚实所生》

按：黄帝说，我已经了解了虚实的症状，但不知道虚实是因何产生的。岐伯说：卫气、营血因邪而偏聚，导致营卫阴阳相互排斥，出现卫气运行紊乱，营血不能顺行经脉，气血阴阳不能相伴相随，而出现偏聚。表实者里必虚，里实者表必虚，乃病之常。气血离居，不能相随，出现一实一虚。血并于三阴经，气并于三阳经。三阳经所在的头面四末乃卫阳聚积之所，血并则血留滞，阳并则阳气盛，盛于上则发为惊狂。血并于表，气并于里，阳热不行，则为中热。血盛于上则心烦，气盛于下则动肝，扰肝则善怒。血并于下，气并于上，阴阳离散，故神乱善忘。

营血行脉内，出五脏走三阴经；卫气卫气走脉外，出六腑发三阳经。营阴卫阳相随乃为和。血偏聚于阴，气偏聚于阳，阴阳离决。那么什么情况是实，什么情况为虚呢？营血出五脏，属性为阴、寒，故喜温而恶寒，寒则脉内营血流动滞缓，温则寒去脉流如常。阳卫之气偏聚则气实，气实则血虚；营血之气偏聚则血实，血实则气虚。黄帝曰：人之所生，根本者乃血与气。您说气并血虚，血并气虚，是不是没有实呢？岐伯说：有者为实，无者为虚。所以气并则无血，血并则无气，无气无血为气血两失，故此只言虚而不论其实，实在其中。大络、孙络，俱输血气入于大经，如果血与气有偏聚，则为实。血与气并于上则上实下虚，乃为大厥，厥则暴死。如果血气能至极而复返，卫阳回转于手足则生，不返则死。

实从何处来？虚从何处去？虚实的关键是什么呢？营血行脉内，入五脏走三阴经。三阴经三阳经皆外有输会。营血在夜阴的时候由三阳经自外而内入五脏，自经归脏，谓"阳注于阴"；日阳的时候营血随阳卫由三阴经外出合三阳经，自脏归经，谓"阴满之外"。阴阳和调，相随而行，互相滋养，共营一身。九候若一，气血和匀，命曰平人。邪之所生，不越内外，或生于阴，或生于阳。风雨寒暑外邪，从外先至六腑，曰生于阳。饮食居处，男女喜怒，内邪生于五脏，曰生于阴。风雨寒暑这类外邪是怎样伤害人体的呢？邪之所凑，其气必虚。人因饥劳等卫阳失其守，风雨邪气，因客膝理，次入孙络，由孙络传入脉络，由脉络传入大经。营血由三阴经三阳经流注于络脉孙脉，邪客膝理，连及脉络，故所客之脉坚大，曰实。所谓实，有者为实。邪客之处外坚实，不可按，按之则痛。寒湿伤人是怎样的呢？寒湿侵害人体，皮肤收聚，肌肉坚紧，营血滞涩于脉中。邪凑血脉膝理为实。血实则气虚，卫气不能温煦，故谓虚。所谓虚，是起温煦固摄作用的卫气不足，气不足则脉行滞涩。分肉之间无卫气温煦则寒，按之则卫气足以温之，气至则阳聚阴散，故快然而痛止。前面谈到贼风等阳邪外犯而生虚实的情况，那么饮食、男女、忧愁等阴邪内犯，从而产生虚实的情况是怎样的呢？人有喜、怒、悲、忧、恐，喜怒等不节则伤阴。故怒则阴气上逆，上逆则下虚，下虚则阳邪乘之，所以为实。喜则气和志达，营卫行利，然喜过则气下；悲则心系急，肺布叶举，两焦不通，营卫不行，热气在中，热中则津伤，津伤则脏内脉虚；又因寒饮食，寒气熏脏伤阳，阳伤则无气温煦，则血涩不行，故曰中虚。

经言：阳虚则外寒，阴盛则内寒；阳盛则外热，阴虚则内热。那么，产生寒热的机理是怎样的呢？

（1）阳虚外寒：上焦泌津液化而为卫气，卫气行脉外，走肌肤膝理、头面四末，其功能是温煦肌肤、抵御病邪。今卫气虚不能温煦与固护，阳卫虚则营阴盛，阴盛则外寒。寒气在外，上焦卫阳之气不通，不能出以温煦血脉，营血流滞不通则寒邪独留于外，故寒栗。

（2）阴虚内热：营血走五脏，五脏在内为阴。阴阳和为常，今居于外的卫阳盛，则表盛实里必虚。内阴虚则外阳热乘之，阳气乘之则内热。造成阴虚内热的原因，诸如饮食劳倦所致形气衰少，不能纳水谷，谷气不盛无以充养，则上焦阳热卫气不行，下脘不通，阳卫之热熏于内，故内热。

（3）阳盛外热：六腑卫气行三阳经所在区域，三阳经卫气盛则外热。阳盛外热产生的机理是上焦泌津液出卫气，如雾露之溉，灌于肌肤腠理，其功能是温热与固护，司腠理开阖，今上焦卫气运行不通利，过于固护则致皮肤致密，不能司开阖则致腠理闭塞不通，阳热郁于腠理，卫气不得外越，故外热。

（4）阴盛内寒：五脏营气为阴，性寒凉，走脉内行三阴经，内阴盛则行于其外的阳卫虚，内外寒热阴阳失和则内寒。阴盛内寒产生的机理是寒邪积留于胸中而不泻，阴寒盛则卫阳虚，寒独留，无卫阳温煦则血凝脉壅塞不利，其脉盛大且涩，故内里寒。

营阴与卫阳，气并或血并生虚实寒热，病象因此形成，那么如何用针刺治疗呢？岐伯说：刺气血偏聚之为病，取之于经络。调营阴则刺脉中血；调阳气则刺脉外腠理的卫气。依据人形体的高低肥瘦，依据四时的阴阳寒热而用针不同。黄帝说：气血已并，病状形成，气血营卫相倾，病有虚实，如何补泻呢？泻实之法，趁气盛进针，进针与吸气同时进行，针入之后摇大其穴如同通利其道路，用来开腠理的呼吸之门，以利泻其邪气。然后出针与呼气同时进行，让针与邪气俱出，这样精气不会损伤，邪气乃得泻出。那么，如何补虚呢？岐伯说：医生需先持针安神定志，然后趁病人呼出的时候进针入穴，以使针孔四塞，不致精气流泻；候气正实，病人吸入的时候迅速出针，这样所补阳热不会随针而出，然后闭塞其门，使精气不失。这样不仅补近处的气不失，远处的气也来集于此。黄帝问曰：虚实有五实、五虚十种情况，皆生于五脏五脉。而十二经脉能生各种疾病，而您独言五脏。十二经脉，皆络三百六十五穴，每穴有病必连及经脉，而经脉之病又都有虚实，何以合于五脏？岐伯说：五脏为内，由三阴经络六腑；六腑为外，由三阳经络五脏。所以五脏三阴经、六腑三阳经相为表里，内连五脏六腑，外络肢节，贼邪袭之，各生虚实。视三百六十五穴所生病处，量其虚实，随而调之。病在血，调之于脉；病在气，调之于卫；病在肉，调之于分肉；病在筋，调之于筋，用燔针劫散其寒及拘急之处；病在骨，穷针深之至骨，出针以药熨之。如果病不知痛处，可取足少阴两阴蹻。身形有痛，但三部九候无病状，此络左右有病，可缪刺。痛在于左而右脉病，则巨刺之。针刺之道，必先谨察三部九候。

第五章　经脉概论

第一节　脉的定义及功用

在我们讨论十二经脉之前，必须清楚在《黄帝内经太素》里面经脉的定义和功用。《太素》卷二《六气》："何谓脉？岐伯曰：壅遏营气，令毋所避，是谓脉。"什么是脉？壅遏在它里面流动的营血，使之不能四溢乱行，让其沿着经络（大者为经，细小者为络）流注，这样类似堤防的管道组织就是脉。古人描述的脉，和今天的血管并没有本质的区别。经脉内流动的是血，那么对于失血的表现，《太素》明确指出：一是"色白"，杨注云："以无血，故色白。"二是"其脉空虚"，杨注云："脉中无血，故空虚。"这些都明确地说明了血液应在脉络内运行，血液溢出脉外则为病。《太素》的其他篇章也论述了脉络是容纳血液的组织器官。卷十六《杂诊》："夫脉者，血之府。"《玉篇·广部》："府，聚也。"脉是血液汇聚的地方。那么，经络的功能是仅用来容纳血液那么简单吗？在以《内经》为代表的传统医学理论里，重视的是物体的功能属性，而不是物体本身的形态结构。所以，经络的功能远非容纳血液这么简单。"经脉者，受血而营之。"（《太素》卷五《十二水》）这里明确指出了经脉一是受血，二是营。而最为关键的是

233

"营"或者曰"荣"。营什么？营阴阳。人体最大最关键的阴阳是五脏六腑及由五脏六腑所发的气——营血阴气、六腑阳气。"经脉者，所以行血气而营阴阳，濡筋骨，利关节者也。"（《太素》卷六《五脏命分》）指出经脉不仅用来行营血，更关键的是使营血在经络内流动从而滋养五脏六腑、濡筋骨、利关节。这里需要讨论一下对"经脉者，所以行血气"的理解。经脉是用来行血还是行气，还是气血都行？我们认为，这里的行血气是行血而非行"血"和"气"。"血气"是一个词，"气"是词缀，表示象。即脉是用来行血这个"现象"的，通俗地说，脉是用来行血这个东西的。营血出中焦，入手太阴肺经走五脏，属性阴。从清浊来划分，阴清而阳浊。故清阴营血走脉内，浊阳卫气走脉外。清阴营血不能溢出脉络进入卫阳活动的区域，卫阳也不能侵入营阴运行的区域即脉络之内，否则就是清浊相干，相干为逆，逆则为病。营血和卫阳各有活动区域：营行脉中，卫行脉外。"其气各异，营卫相随，阴阳已和，清浊不相干，如是则顺而治。"（《太素》卷十二《营卫气行》）营气、卫气是相随行，并不是营血可以溢出经脉之外运行、卫气可以深入经脉之内运行，而是阴阳相随而各守其运行区域。杨注云："营在脉中，卫在脉外，内外相顺，故曰相随，非相随行，相随和也。"杨上善的意思是，一个在脉内运行，一个在脉外运行，一个属性为阴，一个属性为阳，阴阳不能分离，所以曰相随。这个相随，不是"相随行”，即不是一个区域、一个方向同时运行，是“相随和”。

何以营血能营五脏六腑、四肢关节呢？这里需要回顾一下营血的来源与生成。人以谷气生。饮食入胃，化为津液，津液之清者上行，糟粕下行排出体外。上行的津液之清者经过中焦泌津液，使其变而赤，进入手太阴肺经，由肺经入五脏出三阴经，由三阴经而三阳经，周流内外，营养不休。营血能营阴阳、濡关节，最为关键的是它由手太阴肺经入五脏并自五脏出。营血入五脏，使五脏得以长养；营血出五脏，随着营血的运行，将五脏的功能通过经络输送到四肢百骸并长养之。经云：“阴者主脏，阴受气于五脏。”（《太素》卷十四《人迎脉口诊》）杨注云：“阴气主于五脏，在内；清阴起于五脏，浊阳者营于四肢，故阴受气于五脏也。”即清阴营血起于五脏，三阴经从五脏受得营血阴气以营五脏六腑、四肢百骸。营血具有营或者荣的功能，是因为营血出五脏。五脏法地为阴，阴的功能是成形，故营血能养身以成形。由于营血阴气出自五脏，将五脏的功能随着营血在脉络内流动而输布到四肢百骸。某脏器有病，则其功能不能随血液通过经络布散于外。营血不携带五脏的功能，则四肢百骸无以养。心藏脉，主管一身脉络及运行于其内的营血的正常运行；肝藏血，负责储藏营养物质；肾藏精，在营血滋养下生成生殖之精和各种骨髓液等；脾负责运化胃纳的水谷津液，使其变成血液并输送到手太阴肺经。《太素》卷十六《脉论》："饮食人于胃，游溢（溢）精气，上输于脾。脾气散精，上归于肺。"即饮食人胃生成的津液，上输于脾，经过脾为胃行津液，使营血之气"上归于肺"。那么肺的功能是什么呢？肺主要负责鼓动注入肺经的血液周流全身，使血液、水液、呼吸之气通调。胃为五脏六腑之海，胃纳水谷津液，使之化为营血入手太阴肺经，归于肺，即经云："其清气上注于肺，气从太阴而行之。"（《太素》卷九《脉行同异》）营血首先进入手太阴肺经，所以言营血之气从太阴行。但营血为阴，阴性静，需要宗气的推动和卫阳的温煦才能运行。根据杨上善的阐释，胃纳水谷生四道："谷化为气，计有四道：精微营卫，以为二道；化为糟粕及浊气并尿，其与精下传，复为一道；搏而不行，积于胸中，名气海，以为呼吸，复为一道，合为四道也。"（《太素》卷二《调食》）胸中气海之气呼则推于手太阴，吸则引于手太阴，使肺鼓动不已，从而使血液才能运动不休，周流不息。"经气归于肺，肺朝百脉，输精于皮毛。毛脉合精，行气于腑。"（《太素》卷十六《脉论》）营血之气生成进入手太阴肺经后，在宗气的推动下，肺有节律地鼓动，使经脉内的营血像潮汐那样有节奏地波动，由内而外，把精微营血从五脏三阴经输送到六腑三阳经所处的肌肤腠理中的络脉孙脉，夜阴的时候由三阳经再入三阴经，周而复始。实际上是我们先人认识到了血液在心脏的搏动下，动脉血的外出与静脉血的回流，而古人的认识并不仅停留于此，而是深刻地认识到了血液自三阴而三阳外出，夜晚由三阳而三阴回流，携带了五脏六腑的功能并滋养五脏六腑，四肢百骸。所以医经云："五脏之道，皆出于经隧，以行血气，血气不和，百病乃化变而生于血气，故守经隧焉。"（《太素》卷二十四《虚实补泻》）即五脏的功能都随营血之气从经络出，营血不和，百病由生。

不仅五脏之道出经隧，六腑之道也出经隧。在中医学中，经络内行营血，经络外行卫气。六腑法天为阳，出卫气，卫气浮悍，走脉外肌肤腠理，温煦而为固，外应六律，主阳；五脏法地为阴，出营血阴气，走脉内，以营五脏六腑、四肢百骸，内应音、色、时、味、位等，主阴。人之十二经脉合于十二月、十二辰、十二节、十二经水、十二时。所以说，五脏六腑通过十二经脉来顺应天地阴阳变化的规律。三阴经发五脏气，三阳经发六腑气。五脏的功能通过经隧达于外，六腑的功能通过随行于脉外的卫气达于外。贼风邪气外犯三阳，邪犯三阳不治入六腑；饮食五味走三阴，五味不和害五脏。所以，十二经脉也是疾病形成之所。

【相关医经选读】

经脉者，受血而营之。合而以治奈何？刺之深浅，灸之壮数，可得闻乎？营气从中焦，并胃口出上焦之后，所谓受气，泌糟粕，□津液，化津液精微，注之肺脉中，化而为血，流十二脉中，以奉生身，故生身之贵，无过血也。故营气独行于十二经，导营身，故曰营气。营气行经，如雾者也。经中血者，如渠中水也。故十二经受血各营也。平按：注"津液"上一字，下半虫蚀不全，袁刻作"成"，细玩上半剩处，确非成字，宜空一格。

——《太素》卷五《十二水》

按： 经脉用来受纳营血，使其在脉内流动，通过三阴脉、三阳脉流注以滋养五脏六腑、四肢百骸。营血在经脉中运行，像沟渠中的河水那样缓缓流动，其滋养身体的方式，像雾露那样浸淫五脏六腑、四肢百骸。所以，营血独得行于十二经脉之中，在脉络内流动营养全身，由于血液具有这种营养功能，故又叫营气。

黄帝问于岐伯曰：余闻人之合于天道也，内有五脏，以应五音、五色、五时、五味、五位；外有六腑，以应六律，六律建主阳。 天地变化之理谓之天道，人从天生，故人合天道。天道大数有二，谓五与六。故人亦应之，内有五脏，以应音、色、时、味、位等，主阴也；外有六腑，以应六律，主阳也。建，立也。平按："天道"，《甲乙经》作"天地"。"建主阳"，《灵枢》作"建阴阳"，《甲乙经》作"主持阴阳"。**诸经而合之十二月、十二辰、十二节、诸经，** 谓人之十二经脉也，与月、辰、节、水、时等诸十二数合也，十二节，谓四时八节也，又十二月各有节也。十二经水、十二时。十二经脉者，此五脏六腑之所以**应天道也。夫十二经脉者，人之所以生**，十二经脉乃是五脏六腑经隧，故遍劝通之。举其八德，以劝通之。人之受身时，一月而膏，二月而脉，为形之先，故所以生也。**病之所以成**，邪客孙脉入经，通于腑脏成病，故曰所以 [成]也。**人之所以治**，行诸血气，营于阴阳，濡于筋骨，利诸关节，理 [于] 身者谓经脉。**病之所以起**，经脉是动所生，故病起也。**学之所以始**，将学长生之始，须行导引，调于经脉也。**工之所止也**，欲行十全之道济人，可留心调于经脉止留也。**粗之所易**，愚人以经脉为易，同楚人之贱宝也。**工之所难也**。智者以经脉为妙，若和璧之难知也。平按："工"，《灵枢》《甲乙经》均作"上"。

——《太素》卷九《经脉正别》

按：天阳地阴，阳化气，阴成形，阳躁阴静，自然之道。六腑法天为阳，出卫气，卫气浮悍，走脉外肌肤腠理，温煦而为固，外应六律，主阳；五脏法地为阴，出营血阴气，走脉内，以营五脏六腑、四肢百骸，内应音、色、时、味、位等，主阴。人之十二经脉合于十二月、十二辰、十二节、十二经水、十二时。所以说，五脏六腑通过十二经脉来顺应天地阴阳变化规律。十二经脉用来发五脏六腑之气，是人得以长养的凭依。贼风邪气犯三阳，邪犯三阳入六腑；饮食五味走三阴，五味不和害五脏。所以，十二经脉也是疾病形成之所。经脉行诸血气，营于阴阳，濡于筋骨，利诸关节，是我们养生必须掌握的道理，是学习医学的基础。

　　雷公问于黄帝曰:《禁服》之言：凡刺之理，经脉为始，营其所行，制其度量，内次五脏，别其六腑。愿尽闻其道。雷公先口吟此《九针》六十篇之道，勤服日久，编绝简垢，恐绝子孙，请问其约。黄帝乃令设盟诚之，详授针灸经脉脏腑之道，故今问之。黄帝曰：人始生，先成精，人生成形，凡有八种，谓先遗体，阴阳二精，一也。精成而脑髓生，阴阳二精，变成脑髓。脑、髓同是骨中脂也，在头为脑，在四肢为髓，二也。骨为干，干，本也。脑、髓之骨成，与皮肉筋脉为本，三也。脉为营，经脉成，通行血气，以营其身，四也。筋为纲，筋脉成，纲维四肢，约束百体，五也。肉为墙，其肉成已，盛裹筋骨，壅罗脏腑，六也。皮肤坚，皮肤成已，腠理坚实，七也。毛发长，毛发成已，润泽滋长，八也。谷入于胃，脉道以通，血气乃行。人体成长，经脉血气遂得通行。雷公曰：愿卒闻经脉之始生。黄帝曰：经脉者，所以能决死生，人之死生，血气先见经脉，故欲知死生，必先候经脉也。处百病，百病所生，经脉由之，欲处分百病，须候经脉也。调虚实，不可不通也。人之虚实之气，欲行补泻，须通经脉也。

　　　　　　　　　　——《太素》卷八《经脉连环》

按： 经脉是用来行气血并通过三阴脉、三阳脉来滋养五脏六腑、濡润筋骨、滑利关节的。血和则经脉流行，营覆阴阳，筋骨劲强，关节滑利。所以针刺之理，从了解经脉运行的终始开始。营血行三阴经，三阴经属五脏络六腑；卫气走三阳经，三阳经属六腑络五脏。男女阴阳媾精，人得始生。阴阳二精合而脑髓生，骨为躯干。经脉形成，通行血气，以营其身。筋脉纲维四肢，约束百体。肉为墙体，盛裹筋骨，壅罗脏腑。皮肤长成，腠理坚实。人成以后，受气于谷。水谷入胃，化为津液，清者为营，营行脉中；浊者为卫，卫行脉外。人之死生先现于经脉，欲知死生，必先候经脉，故经脉能判断人的死生；百病所生，经脉由之，故经脉能分辨各种疾病。病有虚实，治则由经脉行补泻之道，故不能不通经脉运行的终始。

第二节　脉诊的关键是别阴阳

经络的功用是容纳营血，并通过经络把营卫阴阳之气布散到周身。五脏出阴气，阴气营血行脉内走三阴经，在体内营五脏六腑、四肢百骸。六腑出阳气，阳气行脉外肌肤，功能是温煦肌肤、抵御病邪。五脏阴气、六腑阳气皆由经络变现于寸口、人迎。于寸口、人迎得五脏阴脉、六腑阳脉之善恶而能决生死。百病所生，外犯三阳，内伤三阴；犯三阳入六腑，伤三阴入五脏，故于寸口诊得邪之所犯，知表实则里虚，气实则血虚，阴病治阳，阳病治阴，虚则补之，实则泻之。所以，脉诊之要，在于别阴阳。阴阳者，五脏营血在里为阴，六腑阳气在外为阳。善于诊脉的人，一定要先别疾病是在表还是在里，即在六腑三阳经还是在五脏三阴经；六腑出卫气为浊，卫气在脉外，走三阳经所在区域，卫气发四肢；五脏出阴气为清，营气行脉内走五脏。还需审查疾病是在浊阳卫气还是清阴营气。需知两手各有寸关尺三部之别。看病人喘息迟急粗细，听病人五行音声，即知五脏六腑、皮毛肤肉、筋脉骨髓何者所苦。所以，观阴阳，知病所在；按寸口观脉之浮沉滑涩，而能知病在表还是在里，是伤卫阳六腑还是营血五脏。用脉口诊脉沉浮滑涩，别阴阳审清浊，再视喘息听声音，则治疗不会出错，诊治不会失误。形为表，表为阳，卫气行三阳走肌肤腠理，卫阳不足，以益气温阳之药补之；饮食五味入六腑，化而为营血，营血走五脏，五脏藏精。所以精不足，不能营五脏六腑、四肢百骸，则以五味补养之。

【相关医经选读】

故善治者治皮毛，其次治肌肤，其次治筋脉，其次治六腑，其次治五脏，五脏半死半生。善者，谓上工善知声色形脉之候，妙识本标，故疗皮毛，能愈脏腑之病，亦疗脏腑，能除皮毛之疾。故病在皮毛，疗于皮毛；病在五脏，疗于五脏。或病浅而疗浅，或病深而疗深，或病浅而疗深，或病深而疗浅，皆愈者，斯为上智十全者也。今夫邪气始入皮毛之浅，遂至五脏之深，上工疗之有十，五死五生者，以其阴阳两感深重故也。平按："五脏"二字，袁刻不重。"五脏"下，《素问》有"治五脏者"四字。**故天之邪气，感则害五脏；**谓天降八正虚风，从冲上来，为损至深，故害五脏也。平按："害"下，《素问》有"人"字。**水谷之寒温，感则害六腑；**天地之间资生气味，谓水谷也。六腑贮于水谷，节之失和，次害六腑也。平按：《素问》"温"作"热"；"害"下有"于"字。**地之湿气，感则害皮肉筋脉。**肾为水脏，主骨又深，少湿未能即伤。余之四脏，所主皮肉筋脉在外，感即先伤，未至六腑也。**故用针者，从阴引阳，从阳引阴，**肝脏足厥阴脉实，肝腑胆足少阳脉虚，须泻厥阴以补少阳，即从阴引阳也。若少阳实，厥阴虚，须泻少阳以补厥阴，即从阳引阴也。余例准此。平按："故"下，《素问》有"善"字。**以右治左，以左治右，**谓以缪刺，刺诸络脉；谓以巨刺，刺诸经脉。**以我知彼，**谓医不病，能知病人。**以表知里，**或瞻六腑表脉，以知五脏里脉；或瞻声色之表，以知脏腑之里也。**以观过与不及之理，见微得过，用之不殆。**寸口之脉，过五十动，然后一代，谓之过；不满五十，谓之不及。见关格微病，得过失也。见微过而救人者，谓未病之病，疗十十全，故无危殆。

平按:"得",《甲乙经》作"则"。**善诊者按脉,**善,谓上工善能诊候。诊候之要,谓按脉。平按:《素问》"按脉"上有"察色"二字,《甲乙经》同。**先别阴阳,审清浊,而知部候;**按脉之道,先须识别五脏阴脉、六腑阳脉,亦须审量营气为浊,卫气为清,和两手各有寸、关、尺三部之别也。平按:"部候",《素问》《甲乙》作"部分",别本亦作"部分"。注"和两手","和"字疑是"知"字传写之误。**视喘息,听音声,而知所苦;**须看病人喘息迟急粗细,听病人五行音声,即知五脏六腑、皮毛肤肉、筋脉骨髓何者所苦,此谓听声而知者也。平按:《甲乙》"音声"作"声音";"知"下有"病"字。**观权衡规矩,而知病所在;**面部有五脏六腑五行气色,观乎即知病在何脏腑也。平按:"规"上,《甲乙》有"视"字。"在"《素问》作"主",《甲乙》作"生"。**按尺寸而观浮沉滑涩,而知病所生;**涩,所敕反,不滑也。人之两手,从关至鱼九分,为寸也;从关至尺一寸,为尺也;尺寸终始一寸九分,为尺寸也。凡按脉也者,按寸口得五脏六腑十二经脉之气,以知善恶;又按尺部,得知善恶。依此大经,竟无关部,关者,尺寸分处,关自无地。依秦越人,寸口为阳,得地九分;尺部为阴,得地一寸,尺寸终始一寸九分,亦无关地。华佗云:"尺寸关三部各有一寸,三部之地合有三寸。"未知此言何所依据。王叔和、皇甫谧等各说不同,并有关地,既无依据,不可行用。但关部不得言无,然是尺寸分处,自无其地。脾脉在中，有病寄见尺寸两间，至下脉经之中，具定是非也。按脉之道，先别阴阳清浊，知部分，以次察声色，知病所苦所在，始按尺寸，观浮沉等四时之脉，以识病源也。平按："所生"下，《素问》有"以治"二字，新校正云："按《甲乙经》作知病所在，以治则无过。下无过二字，续此为句。"与此正合。注"尺寸分处"，袁刻作"寸尺分处"。**以治无过，以诊则不失矣。**此以诊候知病源已，然后命诸针艾汤药等法疗诸病者，必有祛疾服灵之福，定无夭年损伤之罪，以其善诊则无失也。平按：《甲乙》"治"下有"则"字；"不"作"无"。**故曰：病之始起也，可刺而已；**以其善诊，病之始生，即以小针消息去之，不用毒药者，此则其微易散者也。**其盛，可待而衰也。**病盛不可疗者，如堂堂之阵，不可即击。待其衰时，然后疗者，易得去之，如疟病等也。平按："而衰也"，《素问》《甲乙》作"衰而已"。**故曰：因其轻而扬之，**谓风痹等，因其轻动，道引微针，扬而散之。**因其重而减之，**谓湿痹等，因其沉重，燔针按熨，渐减损也。平按：注"湿痹"，袁刻误作"滋痹"。**因其衰而彰之。**谓癫狂等，取其衰时，彰泻去之也。**形不足者，温之以气；**谓寒瘦少气之徒，补其阳气也。**精不足者，补之以味。**五脏精液少者，以药以食五种滋味而补养之。**其高者，因而越之；**风热实于头胸，因泻越之。**其下者，引而竭之；**寒湿实于腰足，引泻竭之。**中满者，泻之于内；**气胀肠胃之中，可以泻之。**其有邪者，**

清以为汗；**其在皮者，汗而发之**；清，冷也。邪，肠胃寒
热病气也。或入脏腑，或在皮毛，皆用针药以调汗而出之
也。平按："清"，《素问》《甲乙》作"渍形"二字，袁刻
作"清"，今依原钞作"清"。**其慓悍者，按而投之**；慓，
芳照反，急疾也。悍，胡旦反。禁其气急不散，以手按取，
然后投针也。平按："投"，《素问》《甲乙》作"收"。**其实
者，散而泻之**。诸有实者，皆散泻之。**审其阴阳，以别柔
刚，阳病治阴，阴病治阳**。夫物柔弱者，阳之徒也；刚强
者，阴之徒也。阴经受邪，流入阳经为病，是为阴经为本，
阳经为标。疗其本者，疗于阴经，即阳病疗阴也。阳经受
邪，准阴疗阳也，即阴病疗阳也。人阴阳二经，阴经若实，
阳经必虚；阳经若实，阴经定虚。故阳虚病者宜泻阴，阴
实病者宜补阳也。**定其血气，各守其乡，血实宜决之，气
虚宜掣引之**。须定所病在气在血，各守血气病之别乡，泻
乃用针刺去实血，补乃用针引气，引皮补已，纵皮闭门，
使气不泄。掣，充曳反，引也。平按："气虚"，《甲乙》作
"气实"。"掣"，《素问》作"挈"。注"纵皮"，"纵"字，
袁刻作"从"。

——《太素》卷三《阴阳大论》

按：贼风邪气害人，三阳受之。阳卫受邪，不亟治则
入六腑。病邪害人，由表及里，由三阳经到三阴经。所以
上工良医，善知声、色、形、脉之候，妙识疾病本标。病

在皮毛，疾病尚浅即治之，其次治病在肌肤，其次是病在筋脉、六腑、五脏。疾病深入五脏，则有半死半生之治。天邪发病三阳经受之，不亟治则入六腑、害五脏；饮食水谷入六腑，寒温不和则害六腑、伤五脏。地之湿气，感则害皮肉筋脉。经云："有者为实，无者为虚。""气之所并为血虚，血之所并为气虚。"邪气非人身所有，乃外加者。加于人身也就是有。有为邪之所并，并则为实。表实者里必虚，气实者血必虚，人之常也。针刺的要义在于调阴阳，阴阳和则人得安。三阳经为表，行卫气，属六腑；三阴经为里，走营血，属五脏。贼风邪气害三阳，阳胜则阴病，阴病则热。阴胜则阳病，阳病则寒。故经云："阳病治阴，阴病治阳。"从阴引阳，即阳病寒而治其阴；从阳引阴，即阴病热而治其阳。从右治左，从左治右，由此及彼，由三阳六腑知三阴五脏。有实就有虚，有过就有不及，见微知过，疗未病之病，则有十全之疗。善于诊脉的人，一定要先别疾病是在表还是在里，即在六腑三阳经还是在五脏三阴经。六腑出卫气，卫气在脉外，走三阳经，浊而清的卫阳发四肢。五脏出阴气，营气行脉内走五脏。所以还需审查疾病是在浊而清的阳卫之气还是清而浊的阴营之气。需知两手各有寸关尺三部之别。看病人喘息迟急粗细，听病人五行音声，即知五脏六腑、皮毛肤肉、筋脉骨髓何者所苦。所以，观阴阳，知病所在；按寸口观脉之浮沉滑涩，而能知病在表还是在里，是伤卫阳六腑还是营血五脏。用脉口诊脉沉浮滑涩，别五脏六腑阴阳审营血卫气清浊，再视喘息听声音，则治疗不会出错，诊治不会失误。所以说，病始生，可刺而已；病势正盛，可待其衰而疗之；这就是所说的，根据病情尚轻扬而散之；根据病势尚重待其衰然后减损之；再根据病后气血虚衰而补益之。形为表，表为阳，卫气行三阳走肌肤腠理，卫阳不足，以益气温阳之药补之；饮食五味入六腑，化而为营血，营血走五脏，五脏藏精。所以精不足，不能营五脏六腑、荣四肢百骸，则以五味补养之。病在上，则因其上而发散涌吐之；病在下则荡涤疏利之；中满者泻其实；邪在内，可用热药发汗以凉之；邪在皮表，可以汗而出之。其病势悍急，可按而收之。诊脉审查五脏出营血为阴清，六腑发卫气为阳浊，营血为阴，性静为柔，卫气为阳，性躁为刚。阴胜则阳病，阳病治阴；阳胜则阴病，阴病治阳。定病在气还是在血，也就是定病在五脏阴经还是六腑阳经，是阳病还是阴病。分别守气血阴阳之向，血实宜疏导，卫气虚则温补之。

岐伯曰：善为脉者，谨察五脏六腑逆顺，阴阳表里雌雄之纪，藏之心意，合之于精，非其人勿教，非其人勿授，是谓得道。善候脉者，须察脏腑之气，有逆有顺，阴阳表里雌雄纲纪，得之于心，合于至妙，然后教于人。教于人之道，观人所能，妙知声色之情，可使瞻声察色，诸如是等，谓其人也。教，谓教童蒙也。授，谓授久学也。

如是行者，可谓上合先圣人道也。平按:《素问》"善"上有"故"字，无"岐伯曰"三字;"逆顺"二字作"一逆一从"四字;"合之于精"作"合心于精"。**黄帝问于岐伯曰:人有四经十二顺，**四经，谓四时经脉也。十二顺，谓六阴爻、六阳爻，相顺者也。平按:《素问》"黄帝问"下无"于岐伯"三字;"顺"作"从"，下同。下有"何谓?岐伯对曰"六字。**四经应四时，十二顺应十二月，**肝、心、肺、肾四脉，应四时之气;十二爻，应十二月。**十二月应十二脉。**十二经脉也。**脉有阴阳，**十二经脉，六阴六阳。**知阳者知阴，知阴者知阳。**妙知人迎之变，即悬识气口;于气口之动，亦达人迎。**凡阳有五,五五二十五阳。**五脏之脉于五时见，随一时中即有五脉，五脉见时皆有胃气，即阳有五也。五时脉见，即有二十五阳数者也。**所谓阴者真脏，其见则为败，败必死。**于五时中，五脏脉见各无胃气，唯有真脏独见，此为阴也。平按:"其"，《素问》作"也"。又，《素问》"死"下有"也"字。注"为阴"，"为"字袁刻作"所谓"二字。**所谓阳者，胃胞之阴阳。**胃胞之中，苞裹五谷，具五脏为粮，此则真脏阴为阳，故曰胃胞阴阳者也。平按:《素问》"胞"作"脘";"阳"上无"阴"字，下有"也"字。**别于阳者，知病之处;**阳，胃气也。足阳明脉通于胃，是以妙别阳明胃气，则诸脉受病所在并知之。**别于阴者，知死生之期。**妙别五脏之脉，即知死生有期。**三阳在头，三阴在手，三阳行胃人迎之**

脉，在头；三阴行太阴寸口之脉，在手也。**所谓一也。**阴
阳上下动如引绳，故曰一也。**别于阳者，知病忌时。**善别
胃脉，即和胃气有无禁忌在于四时。平按：注"和"，别
本作"知"。**别于阴者，知死生之期。**善别手太阴脉，即
知真脏脉之有无，死生之期。

——《太素》卷三《阴阳杂说》

按： 善于诊脉的人，谨察五脏三阴脉走营血为里、六
腑三阳脉行卫气为表，营气顺行脉、卫气逆行脉，肝为牡
脏、脾为牝脏，这些阴阳表里雄雌逆顺的纲纪，必须熟藏
于心，这样才能算懂得了诊脉之道。肝、心、肺、肾四经
脉谓四经，四经顺四时，故春肝脉弦，夏心脉钩，秋肺脉
毛，冬肾脉石，为平人脉。手足三阴脉三阳脉以应十二月，
谓十二顺。人迎、寸口上下其动若一，诊三阳脉脉口人迎，
可知五脏阴脉；同样，诊手太阴脉寸口，可以知六腑阳脉。
五脏之脉皆应该见胃阳，五脏合五时，故有二十五阳。所
谓知阴，即知真脏脉。"胃者，五脏六腑之海也，水谷皆入
于胃，五脏六腑皆禀于胃。"五脏阴脉禀气于胃，五时之
中，五脏脉皆见胃气，无胃气曰真脏，真脏脉现为败，败
必死。所谓知阳，就是从脉口诊得胃阳。胃阳行脉外，走
肌肤腠理、头面四末，温煦而为固，其动在人迎。足阳明
脉通于胃，于人迎诊得胃阳之气，则知诸脉受病所在。于
寸口诊得五脏阴脉，审是否真脏脉现，则知生死之期。胃

气出六腑行三阳，其功用是"卫"，其动在头人迎，故"三阳在头"；营血出五脏走三阴经，其功用是"营"，其动在寸口，故曰"三阴在手"。所谓人迎、寸口，上下阴阳齐动若引绳是谓平人。

第三节　三阴、三阳得名及别称

经脉行血气，何以别名太阳、阳明等数名？分类是为了揭示事物的属性，对事物分类越细，说明对事物的特性认识越深入。比如，"人"比较笼统，细而分为男人、女人，大人、小人等，就进一步揭示了类别的特点。三阴、三阳之名，即是对经脉属性的进一步阴阳分类。

"阴阳者，数之可十，离之可百，散之可千，推之可万，万之大不可胜数也，然其要一。"（《太素》卷五《阴阳合》）阴阳的"要"是什么呢？即阴阳是为事物属性分类的，这种分类采用二分法，故适合阴阳分类的事物可以无限分类下去，大之则无外，小之则无内。形成阴中有阳，阳中有阴，可以无限分类，也就是不可胜数。阴阳由于是为事物属性分类，分类的标准，或者说分类的角度不同，同一事物其阴阳属性可以迥异。比如"清者为营，浊者为卫"，即清阴为营血，浊阳为卫气。分类的标准是脉内外。

如果以上下分阴阳，胃纳水谷上行者为清，下行走脉内的为浊，故云"清阳发四肢"，"浊阴走五脏"，则卫气为清阳，营气为浊阴。所以，杨上善在注释"清阳出上窍，浊阴出下窍"时指出："夫阴阳者，有名而无形也，所以数之可十，离之可百，散之可千，推之可万，故有上下清浊阴阳、内外表里阴阳等，变化无穷也。内外者，脉内营气称为清阴，脉外卫气名为浊阳，是则阴清阳浊者也。言上下者，清阳为天，浊阴为地，是则阳清阴浊者也。彼说内外清浊阴阳，此言上下清浊阴阳也。"现在研究中医经典者，不谙古代语言，不知阴阳乃为事物属性分类之词，分类的标准、分类的角度不同，事物的阴阳属性自然不同。人们困惑于三阴三阳之名实在经典中内涵不一说法较多，愤愤然怀疑古人逻辑混乱，盖不知阴阳乃分类之词，不定之名也。阴阳可以用来为身外的天地自然界万事万物分类，但身体之外的自然之理只是用来辅助说明人体生理病理变化的，所以，人体的阴阳关系及其进一步细分才是中医理论必须解释的。自然界天地阴阳：天为阳、地为阴，天阳化气、地阴成形。四季阴阳：春夏为阳，生养万物，秋冬为阴，长成万物。人法自然：六腑法天为阳，六腑阳气走脉外三阳经所在区域，功能是温煦与固护；五脏法地为阴，五脏阴气走脉内三阴经，由内而外合三阳经，再回三阴经，周流不息，功能是养周身以成形。用阴阳来为经络分类，首先揭示了气出自法天的六腑与法地的五脏的不同。阳气出六腑，但汇聚于人体四末，动于手足腕踝。四末有手足的不同，故分而为手三阳、足三阳。同样，阴气出五脏，根据五脏气发于手足的不同，分而为手三阴、足三阴。

那么，具体的三阴三阳之名是如何得来的呢？《荀子·正名》："名无固宜，约之以命，约定俗成谓之宜，异于约则谓之不宜。"事物的名称本来没有什么宜不宜的问题，大家用习惯了，就是宜。比如，"狗"这个名称，本来没有什么对不对的问题，就是习惯上的用来区别于他物的一个标记，如果大家都习惯了把狗叫作猫，也是恰当的。再比如"闻"，本来是耳朵的功能，《说文·耳部》："闻，知声也。"即听到声音。后来习惯用作鼻子的功能。大家习惯了"闻"是鼻子的功能，约定成俗，也就是适宜的了。荀子从语言学上揭示了事物名和实之间不存在什么宜不宜的问题，大家都习惯就是宜。但中国古人为事物命名，并不是随便取名的，大多名、实之间有一定联系，汉人声训就是用以揭示事物命名的原因。如汉·刘熙《释名·释水》："山夹水曰涧；涧，间也，言在两山之间也。"意思是说，涧是因为在两山之间而得名。那么，三阴、三阳是因何而得名的呢？总观《黄帝内经太素》，三阴三阳的得名，缘由有三：

一、分类标准——四时阴阳气之多少

人法自然，天人合一。天阳气，地阴气。一年四季，春夏秋冬十二月，阴阳之气各不同。春为阳始盛，夏为阳隆，但阳极而孕阴，阴极而孕阳，阴阳之理，互相转换。故夏之后秋为阴始，冬为阴隆。细而分之，正月寅太阳。太，大也，阳大之谓。盖十一月、十二月虽为隆冬阴盛，但盛阴之下，阳气已生。十一月一阳生，十二月二阳生，正月三阳生。三阳已生，能令万物生起，故曰生阳。三阳生寅之时，其阳已大，故曰大阳。大阳，即太阳。三月辰厥阴。春三月为阳，但生阳和竭阴是同时进行的。十二月二阳已生，阴已少，正月三阳生，阳已大，阳大则阳下的阴气衰微，到三月阴气乃厥。厥，气逆转也，为阴终之时，故曰厥阴。五月午阳明。五月阳盛之时，但阳极而阴，故五月阳隆之下已经一阴生，六月二阴生，七月三阴生。三阴已生，能令万物衰故曰生阴。五月盛阳而生一阴，阳明且亮，迥别于春三月的阳只是大，故命曰阳明，为阳中之阴。七月申少阴。七月阴气尚少，故曰少阴。少，不多之谓。九月戌少阳。九月阳已少，故曰少阳。虽七月少阴始，八月阴气大，阴进阳退，生阴与竭阳是同时进行的，故到九月阳衰竭。少阳，阳已不多之谓。大阳，是阳开始大，但并不隆盛，与少阳同义，不同的是，一个是阳在不断增长，一个是阳在不断衰竭，总之都是不多。十一月子太阴。七月三阴生，八月阴已大，十一月阴犹大，故曰大（太）阴。阴大极而阳生，到了正月阳已大，三月则阴衰竭曰厥阴。

人法自然，不仅人的阳气随四时阴阳气的多少而变化，人体内阳卫之气也随着一天之内阳气的盛衰而变化。"卫气者，出其悍气之慓疾，而先行四末、分肉、皮肤之间而不休者也，昼日行于阳，夜行于阴，其入于阴也，常从足少阴之分间，行于五脏六腑。"（《太素》卷十二《营卫气行》）阳气白天活跃，夜晚静伏。在一天之中，平旦寅时（3～4时）阴气衰竭阳气开始活跃，日出卯时（5～6时），阳气上头，目张而阳气散，自头目由足三阳经由上而下足曰顺行，自头目下手三阳经曰逆行。阳气逐渐增大，曰大阳（太阳）。阴阳互根，阳大的同时则是阴逐渐衰竭。故食时辰时阴衰竭曰厥阴。日中午时（11～12时）人体阳卫之气如天上的太阳最大，阳气隆盛，曰阳明。物极则反，阳极则阴生。故午时一阴生，未时二阴生，申时三阴生，日晡申时三阴已生，曰少阴。未时（13～14时）日仄阴生而阳始少，酉时（17～18时）日入阴气已大，夜半子时（23～24时）阴气隆盛曰太阴。阳气在阴大的时候衰竭，夜阴阳随阴入五脏。到平旦寅时阴气尽而阳受气，如此循环不已，和天地阴阳运行的规律相同。所以，阳气从大阳，到隆盛的阳明，到阳衰少的少阳。阳盛极而为阴，阴气也从较少的少阴到隆盛的太阴，然后是衰竭的厥阴。（表5-1）

表 5-1 四时、一日阴阳气之多少

十二月	11月	12月	1月	2月	3月	4月	5月	6月	7月	8月	9月	10月
地支	子	丑	寅	卯	辰	巳	午	未	申	酉	戌	亥
时段	夜半	鸡鸣	平旦	日出	食时	隅中	日中	日昃	晡时	日入	黄昏	人定
现代时间	23~24时	1~2时	3~4时	5~6时	7~8时	9~10时	11~12时	13~14时	15~16时	17~18时	19~20时	21~22时
生阳	一阳生	二阳生	三阳生									
三阳			太阳				阳明				少阳	
阳气多少			阳始生				阳气隆				阳气终	
生阴							一阴生	二阴生	三阴生			
三阴	太阴				厥阴				少阴			
阴气多少	阴气隆				阴气终				阴始生			
关阖枢	关				阖				枢			
阴阳离合	阳生于子，阴生于午，阴阳相接曰合						阳退于酉，阴退于卯，阴阳相背曰离					

【相关医经选读】

太阳所谓肿、腰脽痛者，正月大阳寅。寅，大阳也。脽，尻也，音谁也。十一月一阳生，十二月二阳生，正月三阳生。三阳生寅之时，其阳已大，故曰大阳也。**正月阳气出在上，**一阳在地下，深牙初发也；二阳在地中，浅牙出也；三阳在地上出，故曰正月阳气出在上也。平按：注二"牙"字，袁刻均误作"少"。**而阴气盛，阳未得自次也，故肿、腰脽痛。**三阴犹在地上未没，故阴气盛也。以阴气盛隔，阳气未得次第专用，故发肿于肤肉，生痛于腰也。

少阳所谓心胁痛者，言少阳戌也，戌者心之所表也，手少阳脉络心包，足少阳脉循胁里，故少阳病心胁痛也。戌为九月，九月阳少，故曰少阳也。戌少阳脉，散络心包，故为心之所表。平按：二"戌"字《素问》均作"盛"。**九月阳尽而阴气盛，故心胁痛。**阴气已盛，阳气将尽，少阳为病，故心胁痛也。平按："阳尽"，《素问》作"阳气尽"。

阳明所谓洒洒振寒者，阳明，三阳之长也。午为五月，阳之盛也。在于广明，故曰阳明。平按："洒洒"，《素问》作"灑灑"，下同，不再举。**阳明者午也，五月盛阳之阴也，**五月盛阳，一阴爻生，即是阳中之阴也。**阳盛而阴气加之，故洒洒振寒。**一阴始生，劲猛加阳，故洒洒振寒也。

太阴所谓病胀者，曰太阴者子也，十一月万物气皆藏

于中，故曰病胀。以十一月阴气大，故曰太阴。阴气内聚，
阳气外通；十一月阴气内聚，虽有一阳始生，气微未能外
通，故内病为胀也。

**少阴所谓腰痛者，曰少阴者肾也，七月万物阳气背伤，
故腰痛。**七月秋气始至，故曰少阴。十一月少阴之气大，
三月少阴已厥，故少阴至肾七月之时，三阴已起，万物之
阳已衰，太阳行腰，太阳既衰，腰痛也。平按："七月"，《素
问》作"十月"；"背伤"作"皆伤"。注"故少阴至肾"，
袁刻脱"阴"字。

**厥阴所谓㿗疝、妇人少腹肿者，曰厥阴者辰也，三月
阳中之阴也，邪在中，故曰㿗疝少腹肿。**三月阴气将尽，
故曰厥阴。三月为阳，厥阴脉在中，故曰阳中之阴。邪客
厥阴之脉，遂为㿗疝。㿗，谓丈夫少腹寒气成，积阴器之
中而痛也。疝，谓寒积气上，入少腹而痛也。病在少腹痛，
不得大小便，病名曰疝也。平按："㿗"，《素问》作"癞"。
注"上入小腹"，袁刻脱"上"字。

——《太素》卷八《经脉病解》

按：正月寅大阳。何以谓之大阳？盖十一月一阳生，
十二月二阳生，正月三阳生。三阳生寅之时，其阳已大，
故曰大阳。大阳，即太阳。《广雅·释诂一》："太，大也。"
《书·禹贡》："既修太原，至于岳阳。"唐·孔颖达疏："太
原，原之大者。"太原即大原。太阳所谓肿、腰脽痛，是因

为一阳在地下，二阳在地中，三阳在地上。正月为三阳，阳气出于地，而阴气尚盛，阳气未得次第专用，故发肿于肤肉，生痛于腰。正月为三阳之首，春之首，属于初春，乍暖还寒，足太阳膀胱经主事。人法自然，从卫气的运行来看，太阴行夜阴尽，则足太阳膀胱经主事，肾与膀胱相表里。太阳属于阳起阴未衰尽之时，阴盛则致肾腰痛。

九月戌少阳。九月阳已少，故曰少阳。虽七月少阴始，八月阴气大，但生阴与竭阳同时进行，故到九月阳衰竭。九月少阳胆，厥阴肝之腑，肝胆互为表里。故九月戌，足少阳胆，阳终。足少阳胆脉，循胁里，散络心包，为心之所表，且九月阴气已盛，阳气将尽，少阳为病，故心胁痛。

五月午阳明。五月阳盛之时，但阳极而阴，五月已经一阴生，六月二阴生，七月三阴生。五月盛阳而生一阴，为阳中之阴。阳盛而阴生，故洒洒振寒。

十一月子太阴。七月三阴生，八月阴已大，十一月阴犹大，故曰大（太）阴。十一月阴气内聚，虽有一阳始生，气微未能外通，故内病为胀。

七月申少阴。阳极而孕阴。五月一阴生，六月二阴生，七月三阴生。三阴已生，能令万物衰故曰生阴。但七月阴气尚少，曰生阴。因其阴气尚少，故曰少阴。三阴已起，万物之阳已衰，太阳行腰，太阳既衰，故腰痛。

三月辰厥阴。春三月为阳，三阳生，但生阳和竭阴是同时进行的。十二月阴已少，到三月阴气乃厥。春三月足少阳胆用事，胆为肝之腑，胆阳肝阴，故三月阴厥为阳中之阴。阴终。邪客厥阴之脉，故曰㿉疝少腹肿。

二、分类标准——十二月阴阳气之多少

前面以四时阴阳气的多少分三阴三阳。三月阳气始大曰大阳，五月阳气隆盛曰阳明，九月阳衰竭曰少阳。阳长阴消，阴消阳长，阴阳互根。故五月阳隆盛，盛极而衰，五月一阴生，六月二阴生，七月三阴生，三阴已生曰生阴，但阳尚盛，阴未大，曰少阴。十一月阴隆盛，曰太阴。阴极而生阳，故十一月一阳生，十二月二阳生，正月三阳生。三阳已生曰生阳，但阴尚盛，阳始大，故正月大阳，三月阴竭曰厥阴。以自然界四季阴阳气的多少及其变化，揭示三阴三阳气之多少。这里以人体腰以上为天和日，日阳主火；腰以下为地和月，月阴生水。以足十二脉，应十二月。手之十指在上为阳，以应十日。人之两足，左为阳，右为阴。以十二月阴阳气之多少配十二经脉，说明三阴三阳气之多少。但简单地以春夏为阳配三阳，秋冬为阴配三阴，则阴中无阳，阳中无阴，不免有些机械。足十二脉合十二月为：

春夏为阳。正月寅，合左足少阳，一日之中为平旦（3～4时）。阴尽阳用气之时，但正月阳未大，如一日之中，平旦阳始生，合于脉为左足少阳。何以曰少阳？阳气未大是也。六月未，此时阳已少，与正月阳未大同，故合

右足少阳。一日之中为日仄（13～14时）。

二月卯，合左足太阳。一月阳已生，二月阳已大，故曰太阳。一日之中为日出（5～6时）。五月午，一日之中为日中（11～12时），五月午时为阴阳转折之时，阳隆之内已经生阴，但阳犹大，和二月阳大中渐隆相同，皆曰太阳。于脉，合右足太阳。

三月辰，合左足阳明。一日之中为食时（7～8时）。四月巳，一日之中为隅中（9～10时），阳大且明，合右足阳明。何以言阳明？是因为三月四月阳大且明，且两阳合明，故曰阳明。

秋冬为阴。七月申，合右足少阴。一日之中为晡时（15～16时）。春夏为阳，生万物；秋冬为阴，熟万物。七月阴气尚少，故月少阴。十二月丑，一日之中为鸡鸣（1～2时），十二月阴气已衰，故曰少阴，合左足少阴。

八月酉，合右足太阴。一日之中为日入（17～18时），阴气已大，故曰太阴。太者，大也。十一月子，一日之中为夜半（23～24时），十一月阴气犹大，故曰太阴，合左足太阴。

九月戌，合右足厥阴。一日之中为黄昏（19～20时）。十月亥，一日之中为人定（21～22时），合左足厥阴。

足在下为阴，合十二地支；手在上为阳，合十天干。

甲主左手少阳，己主右手少阳。甲己为少阳者，春气浮于正月，故曰少阳，阳气少之谓；己为夏阳将衰，故曰少阳，阳气衰竭之谓。

乙主左手太阳，戊主右手太阳。乙戊为手太阳者，乙为二月，阳气已大，故曰太阳；戊夏阳盛，故为太阳。

丙主左手阳明，丁主右手阳明。丙丁为阳明者，丙为五月，丁为六月，皆是南方火也，二火合明，故曰阳明。

庚主右手少阴，癸主左手少阴。庚癸为少阴者，十二辰为地，十干为天，天中更有阴阳，故甲乙等六为阳，庚辛等四为阴。庚为七月申，阴气未大，故曰少阴；癸为十二月丑，阴气将终，故曰少阴。

辛主右手太阴，壬主左手太阴。辛壬为太阴者，辛为八月酉，阴气已大，故曰太阴；壬为十一月子，阴气盛大，故曰太阴。

心主、厥阴之脉，非正心脉，于十干外，无所主也。

手以应天，足以应地。腰以上者为阳，腰以下者为阴。手之六阳，乃是腰以上阳中之阳，故曰太阳。手之六阴，乃是腰以上阳中之阴，阳大阴少，故曰少阴。就五脏的阴阳属性来说，心、肺居膈以上为阳，肝、脾、肾居膈以下为阴。心以属火，为阳中太阳；肺以属金，为阳中少阴。肝、脾、肾居膈以下为阴。肝脏属木，为阴中少阳；脾在膈下属土，为阴中至阴；肾下属水，为阴中之太阴。这些阴阳的划分，对治疗疾病有哪些指导意义呢？正月、二月、三月，人阳气旺于左足，无刺左足三阳；四月、五月、六月，人阳气旺于右足，无刺右足三阳；七

月、八月、九月，人气旺于右足三阴，无刺右足三阴；十月、十一月、十二月，人气旺于左足三阴，无刺左足三阴。（表 5-2）

表 5-2　十二月气之多少合十二经脉

阴阳	阳						阴					
四时	春三月			夏三月			秋三月			冬三月		
十二月	一月	二月	三月	四月	五月	六月	七月	八月	九月	十月	十一月	十二月
十二地支	寅	卯	辰	巳	午	未	申	酉	戌	亥	子	丑
足十二脉	左少阳	左太阳	左阳明	右阳明	右太阳	右少阳	右少阴	右太阴	右厥阴	左厥阴	左太阴	左少阴
十天干	甲	乙	丙	丁	戊	己	庚	辛			壬	癸
手十二脉	左少阳	左太阳	左阳明	右阳明	右太阳	右少阳	右少阴	右太阴			左太阴	左少阴

【相关医经选读】

黄帝曰：余闻天为阳，地为阴，日为阳，月为阴，其合之于人奈何？岐伯曰：**腰以上为天，腰以下为地，故天为阳，地为阴。**夫人身阴阳应有多种：自有背腹上下阴阳，有脏腑内外阴阳，有五脏雌雄阴阳，有身手足左右阴阳，有腰上下天地阴阳也。**足之十二脉，以应十二月，月生于水，故在下者为阴；**腰下为地，故两足各有三阴三阳，应十二月，故十二脉也。人身左右随是一边即有十二脉者，天地通取也。月为太阴之精，生水在地，故为阴也。平按：《灵枢》"足"上有"故"字；"腰"上有"经"字。**手之十指，以应十日，日生于火，故在上者为阳。**日为太阳之精，生火在天，故为阳也。平按："日生于火"，《灵枢》作"日主火"。黄帝曰：合之于脉奈何？岐伯曰：**寅者正月，生阳也，主左足之少阳；未者六月，主右足之少阳；卯者二月，主左足之太阳；午者五月，主右足之太阳；辰者三月，主左足之阳明；巳者四月，主右足之阳明。此两阳合于前，故曰阳明。**从寅至未六辰为阳，从申至丑六辰为阴。十一月一阳生，十二月二阳生，正月三阳生。三阳已生，能令万物生起，故曰生阳。生物阳气，正月未大，故曰少阳；六月阳气已少，故曰少阳。二月阳气已大，故曰太阳；五月阳气犹大，故曰太阳。三月、四月二阳合明，故曰阳明也。平按："正月"下《灵枢》有"之"字。**申者七月，生**

阴也，主右足之少阴；丑者十二月，主左足之少阴；酉者八月，主右足之太阴；子者十一月，主左足之太阴；戌者九月，主右足之厥阴；亥者十月，主左足之厥阴。此两阴交尽，故曰厥阴。五月一阴生，六月二阴生，七月三阴生。三阴已生，能令万物始衰，故曰生阴。生物七月阴气尚少，故曰少阴；十二月阴气已衰，故曰少阴。八月阴气已大，故曰太阴；十一月阴气犹大，故曰太阴。九月、十月二阴交尽，故曰厥阴。厥，尽也。平按："七月"下，《灵枢》有"之"字。甲主左手之少阳，己主右手之少阳。乙主左手之太阳，戊主右手之太阳。丙主左手之阳明，丁主右手之阳明。此两火并合，故为阳明。甲、乙、景、丁、戊、己，为手之阳也；庚、辛、壬、癸，为手之阴也。甲己为少阳者，春气浮于正月，故曰少阳；己为夏阳将衰，故曰少阳。甲在东方，故为左也；己在中宫，故为右也。乙戊为手太阳者，乙为二月，阳气已大，故曰太阳；戊夏阳盛，故为太阳。乙在东方，戊在中宫，故有左右也。景丁为阳明者，景为五月，丁为六月，皆是南方火也，二火合明，故曰阳明也。平按："景"，《灵枢》作"丙"，唐人避太祖讳"丙"为"景"，犹讳"渊"为"泉"也。注"夏阳将衰"，"夏""衰"二字因虫蚀不全，玩其剩处，与"夏""衰"二字相近，证以上注"阳气已少，故曰少阳；阴气已衰，故曰少阴"，于义亦合，谨拟作"夏""衰"二字。庚主右手之少阴，癸主左手之少阴。辛主右手之太

阴，壬主左手之太阴。**故足之阳者，阴中之少阳也；足之**
阴者，阴中之太阴也。庚癸为少阴者，十二辰为地，十干
为天，天中更有阴阳，故甲乙等六为阳，庚辛等四为阴。
庚为七月申，阴气未大，故曰少阴；癸为十二月丑，阴气
将终，故曰少阴。辛壬为太阴者，辛为八月酉，阴气已
大，故曰太阴；壬为十一月子，阴气盛大，故曰太阴。心
主厥阴之脉，非正心脉，于十干外，无所主也。足为阴
也，足之有阳，阴中少也；足之有阴，阴中大也。平按：
注"八月"下原缺一字，证以上注"七月申"，则此八月应
是"酉"字，谨拟作"酉"。又注"十干"，"干"字原缺右
方，疑是"干"字，谨拟作"干"。**手之阳者，阳中之太阳**
也；手之六阳，乃是腰以上阳中之阳，故曰太阳。**手之阴**
者，阳中之少阴也。手之六阴，乃是腰以上阳中之阴，阳
大阴少，故曰少阴。**腰以上者为阳，腰以下者为阴。**此上
下阴阳也。**其于五脏也，心为阳中之太阳，肺为阳中之少**
阴，以上，上下阴阳，此为五脏阴阳。心、肺居鬲以上为
阳，肝、脾、肾居鬲以下为阴。故阳者呼，心与肺也；阴
者吸，脾与肾也。心肺俱阳，心以属火，故为阳中太阳也；
心肺俱阳，肺以属金，故为阳中少阴也。平按：注"阴者
吸"，"者"字原缺，据上文"阳者呼"，当是"者"字，谨
拟作"者"。**肝为阴中之少阳，脾为阴中之至阴，肾为阴中**
之太阴。三脏居鬲以下为阴，肝脏属木，故为阴中少阳也。
脾在鬲下属土，[且]以居下，故为阴中至阴。肾下属水，

故为阴中之太阴也。平按:《素问·六节藏象论》谓:"肺为阳中之太阴,肾为阴中之少阴,肝为阳中之少阳。"新校正引《太素》"肺为阳中之少阴,肾为阴中之太阴,肝为阴中之少阳",以证《素问》王注之失,其说甚详,检《素问》卷三第九《六节藏象论》王注下新校正自知。**黄帝曰:以治之奈何? 岐伯曰:正月、二月、三月,人气在左,无刺左足之阳;**春之三月,人三阳气在左足王处,故不可刺也。**四月、五月、六月,人气在右,无刺右足之阳;**夏之三月,人三阳气在右足王处,故不可刺也。**七月、八月、九月,人气在右,无刺右足之阴;**秋之三月,人三阴气在右足王处,故不可刺也。**十月、十一月、十二月,人气在左,无刺左足之阴。**冬之三月,人三阴气在左足王处,故不可刺也。

——《太素》卷五《阴阳合》

按:自然之理,阳中孕阴,阴中孕阳。阳极而阴,阴极而阳。十一月、十二月,阴也,看似阴盛,实乃阴中孕阳,故十一月一阳生,十二月二阳生,正月三阳生。三阳已生,万物生发,草木葱郁,但正月生阳之气未大,故月少阳,少者,不足,尚弱之谓也。二月生阳之气已大,故曰太阳,三月、四月,二阳合明,故曰阳明。阴阳之道,"阳生阴长,阴杀阳藏"(《太素》卷三《阴阳大论》)。春夏为阳,秋冬为阴。春生、夏长,春夏为阳,万物茂长,故曰阳生；秋收、冬藏，万物花实，故曰阴长。阳为生始，阴为死始。自然界万事万物，生而长，长而死。阳者生气，阴者死气。阴死则阳孕，所谓野火烧不尽，春风吹又生。犹如五月为阳，但已孕阴气，阳极生阴，是阳杀阴藏；十一月为阴，但已是阴尽阳孕之时，阴极生阳，是阴杀阳藏。杀，死也。物极而变，是自然之理。七月申，生物七月阴气尚少，故曰少阴。八月酉，阴气已大，故曰太阴。太者，大也。《广雅·释诂一》："太，大也。"九月戌，十月亥。八月阴已大，九月十月阴隆盛，两阴合盛，曰厥阴。厥，尽也。尽阴，皆阴，隆盛之谓也。交尽，合尽。《广雅·释诂二》："交，合也。"两阳合明，与两阴交尽，阳隆盛，阴隆盛之谓。十一月子，阴气犹大，故曰太阴。十二月丑，阴气已衰，故曰少阴。太（大）与少（读 sháo）相对，少，不多，小之谓。《说文·小部》："少，不多也。"足为阴，手为阳。所以足之阳，阴中之少阳。少阳，阳不多之谓。足之阴者，阴中之太阴。太阴，大阴，多阴之谓。盖足为阴也，则足之阴者，阴中大也。同理，手为阳，则手之阳者，乃阳中之太阳。盖手之六阳，乃是腰以上阳中之阳，故曰太阳。手之阴者，阳中之少阴，盖手之六阴，乃是腰以上阳中之阴，阳大阴少，故曰少阴。太、少：大小、多少之谓也。

仲春痹。圣人南面而立，上覆于天，下载于地，总法于道，造化万物，故人法四大而生，所以人身俱应四大。故正月即是少阳，以阳始起，故曰少阳；六月少阳，以阳衰少，故曰少阳。二月大阳，以其阳大，故曰大阳；五月大阳，以阳正大，故曰大阳。三月、四月阳明，二阳相合，故曰阳明。

仲夏痹。 六月手之少阳，正月足之少阳，五月手之太阳，二月足之太阳，四月手之阳明，三月足之阳明，筋于此时感气为病，故曰仲夏等痹也。

仲秋痹。 七月足之少阴，始起，故曰少阴；十二月手之少阴，以其阴衰，故曰少阴。八月足之大阴，以其阴大，故曰大阴；十一月手之大阴，以其阴正大，故曰大阴。九月足之厥阴，十月手之厥阴，交尽，故曰厥阴。

仲冬痹。 十二月手之少阴，七月足之少阴，十一月手之大阴，八月足之大阴，十月手心主厥阴，九月足厥阴，筋于此时感气为病，名为仲冬痹也。十二经脉，足之三阴三阳，配十二月，手之三阴三阳，配甲乙等数，与此十二经筋不同，良以阴阳之气，成物无方故耳。

——《太素》卷十三《经筋》

按： 圣人上坐南面而立，天覆于上，地载于下，人生于地。人体阴阳气之多少，法四时十二月阴阳气之变化。春夏为阳。正月阳始起，六月阳衰少曰少阳；二月阳大，五月阳正大，曰大阳（太阳）；三月四月两阳合明，曰阳明。春夏为阳，合于人之手足三阳。正月、六月合手、足少阳。二月、五月合手足大阳（太阳），三月、四月合手足阳明。秋冬为阴。七月阴始起，十二月阴正衰曰少阴；八月阴大，十一月阴正大曰大阴（太阴）；九月、十月两阴交尽曰厥阴。秋冬为阴，合于人之手足三阴。七月、十二月合人之手足少阴。八月、十一月合人之手足太阴。九月、十月合手足厥阴。

三、分类标准——脏腑所在位置

十二经脉法日月十二月，月有阴阳，气各不同。阳气始大曰大阳，阳气衰少曰少阳，阳大且明曰阳明，为阳气隆盛之时。《尔雅·释言》："明，朗也。"《广韵·庚韵》："明，光也。"《周易·系辞下》："日往则月来，月往则日来，日月相推而明生焉。"三月四月，阳气大且连续，两阳合明，故曰阳明。三阴三阳之命名，其于人也，是如何划分的呢？皮毛肤肉，在外为阳；筋骨脏腑，在内为阴。背在胸上近头，为阳；腹在胸下近腰，为阴。肺、肝、心、脾、肾，五脏皆为阴；胆、胃、大肠、小肠、三焦、膀胱，六腑皆为阳。据《太素》卷五《阴阳合》可知，圣人处明堂，南面而立，是取法的基本准则。

（1）"前曰广明，后曰太冲，太冲之地，名曰少阴，少阴之上，名曰太阳"：中身以上，体表的前部，曰广明。广，大也。大明者，阳明也。即人体的前、表是阳明。

（2）"中身而上，名曰广明，广明之下，名曰太阴，太阴之前，名曰阳明"：广明之下，名曰太阴，即在处于前、表的阳明下面，亦即里面，是太阴。从太阴这个角度来说，就是"太阴之前，名曰阳明"。

（3）"太阴之后，名曰少阴"：太阴的后面是少阴。

（4）"少阴之上，名曰太阳"：在少阴的表、上是太阳。

（5）"少阴之前，名曰厥阴"：少阴的前侧，名曰厥阴。

（6）"厥阴之表，名曰少阳"：厥阴的表是少阳。

脏阴在内，腑阳居外。三阳经属六腑，走于人体肌表的前、后、侧。前阳明，后太阳，侧少阳。根据人参天地应阴阳：足阳明，外合于海水，内属于胃；手阳明，外合于江水，内属于大肠。足太阳，外合于清水，内属于膀胱；手太阳，外合于淮水，内属于小肠。足少阳，外合于渭水，内属于胆；手少阳，外合于漯水，内属于三焦。手足三阳和六腑相配：则前、表足阳明胃，手阳明大肠；后、表足太阳膀胱，手太阳小肠；侧、表足少阳胆，手少阳三焦。

三阴经属五脏，五脏为阴在里，分别走于人体内里的前、后、侧。根据人参天地应阴阳：足太阴，外合于湖水，内属于脾；手太阴，外合于河水，内属于肺。足少阴，外合于汝水，内属于肾；手少阴，外合于济水，内属于心。足厥阴，外合于沔水，内属于肝；手心主，外合于漳水，内属于心包。手足三阴经和五脏相配则：前、里足太阴脾，手太阴肺；后、里足少阴肾，手少阴心；侧、里足厥阴肝，手心主心包。

这样，三阴经、三阳经分手足，和五脏六腑联系起来，表里相合，脏腑通过经络相连。手足三阴脉属五脏络六腑，行于里，发五脏气；手足三阳属六腑络五脏，行于肌表，发六腑气。（表5-3）

表5-3 脏腑位置与十二经络相配图

		前		侧		后
六腑 阳、表、上	阳明	足阳明胃	少阳	足少阳胆	太阳	足太阳膀胱
		手阳明大肠		手少阳三焦		手太阳小肠
五脏 阴、里、下	太阴	足太阴脾	厥阴	足厥阴肝	少阴	足少阴肾
		手太阴肺		手厥阴心包		手少阴心

【相关医经选读】

岐伯曰：阴阳者，数之可十，离之可百，散之可千，推之可万，万之大不可胜数也，然其要一也。言阴阳之理，大而无外，细入无间，毫末之形，并阴阳雕刻，故其数者，不可胜数也。故阴中有阴，阳中有阳，阳中有阴，阴中有阳。然则混成，同为一气，则要一也。平按：《素问》"岐伯"下有"对"字；"离"作"推"；"散"作"数"。**天覆地载，万物方生也。**二仪合气也。**未出地者，命曰阴处，名曰阴中之阴；**辨阴阳，所谓雄雌者也。人之与物，未生以前，合在阴中，未出地也。未生为阴，在阴之中，故为阴

中之阴也。**则出地者，命曰阴中之阳。**所生已生曰阳，初
生未离于地，故曰阴中之阳也。**阳予之正，阴为之主。**阳
气以为人物生正，阴气以为人物养主也。**故生因春，长因
夏，收因秋，藏因冬，失常则天地四塞。**一气离为阴阳，
以作生养之本，复分四时，遂为生长收藏之用，终而复始，
如环无端，谓之常也。若失其常，四时之施，壅塞不行也。
平按：注"施"，袁刻作"弛"。**阴阳之变，其在人者，亦
数之可散也。**散，分也。阴阳之变，俱通内外，外物既尔，
内身之变，亦可分为众□□可胜数也。**黄帝曰：愿闻三阴
三阳之离合也。**别为三阴三阳，推之可万，故为离也。唯
一阴一阳，故为合也。**岐伯曰：圣人南面而立，**古者圣人
欲法天、地、人三才形象，处于明堂，南面而立，以取法
焉也。**前曰广明，后曰太冲，太冲之地，名曰少阴，**圣人
中身以上，阳明为表在前，故曰广明。太阴为里在后，故
广明下名曰太阴。冲脉在太阴之下，故称后曰太冲。太冲
脉下，次有少阴，故曰少阴为地，以肾最居下故也。**少阴
之上，名曰太阳，**太阳即足太阳，是肾之腑膀胱脉也。脏
阴在内，腑阳居外，故为上者也。**太阳根于至阴，结于命
门，**至阴，是肾少阴脉也，是阴之极，阳生之处，故曰至
阴。太阳接至阴而起，故曰根于至阴。上行络项，聚于目
也。结，聚也。平按：《素问》"根"下有"起"字。**名曰
阴中之阳。**少阴水中而有此阳气，故曰阴中之阳也。**中身
而上，名曰广明，广明之下，名曰太阴，**身中表之上，名

曰广明。脾脏足太阴脉从足至舌下，太阴脉在广明里，故
为下也。广明为表，故为上也。**太阴之前，名曰阳明。阳
明根起于厉兑，结于颡大**，阳明脾腑之脉，在太阴表前，
从足指厉兑上行，聚于额上额颅。颡，额也，苏荡反。平
按："结于颡大"，《素问》无此句，《灵枢》作"结于颡大，
颡大者钳耳也"，《甲乙经》作"结于颃颡，颃颡者钳大，
钳大者耳也"，原钞本作"颡大"，又本书卷十《经脉根结》
亦作"颡大"，袁刻作"颡上"。**名曰阴中之阳。**人腹为阴，
阳明从太阴而起，行于腹阴，上至于颡，故为阴中阳。**厥
阴之表，名曰少阳，少阳根起于窍阴，结于窗笼，名曰阴
中之少阳。**厥阴之脉，起于足大指丛毛之上，循阴股上注
于肺，阴脏行内也。少阳肝腑之脉，起足窍阴，上聚于耳，
为表阳腑也。以少阳属木，故为阴中少阳也。平按：《素
问》无"结于窗笼"四字。**是故三阳之离合也，太阳为关，
阳明为阖，少阳为枢。**三阳离合为关、阖、枢，以营于身
也。夫为门者具有三义：一者门关，主禁者也。膀胱足太
阳脉主禁津液及于毛孔，故为关也；二者门阖，谓是门扉，
主关闭也。胃足阳明脉令真气止息，复无留滞，故名为阖
也；三者门枢，主转动者也。胆足少阳脉主筋，纲维诸骨，
令其转动，故为枢也。平按："太阳为关"，"关"字《甲
乙经》《素问》《灵枢》均作"开"。日本钞本均作"開"，
乃"关"字省文。玩杨注"门有三义，一者门关，主禁者
也。""主禁"之义，"关"字为长，若"开"字，则说不去

矣。再考《灵枢·根结篇》及《甲乙经·经脉根结篇》，于"太阳为开"之上均有"不知根结，五脏六腑折关败枢开阖而走"之文，本书卷十《经脉根结》与《灵枢》《甲乙》同，则是前以关、枢、阖三者并举，后复以为关、为阖、为枢分析言之，足证明后之"为关""关"字，即前之"折关""关"字无疑矣。下"太阴为关"与此同义，不再举。再按：嘉祐本《素问》新校正云："《九墟》太阳为关。"作"关"。**三经者，不得相失，抟而勿传，命曰一阳。**惟有太阳关者，则真气行止留滞，骨摇动也。惟有阳明阖者，则肉节败、骨动摇也。惟有少阳枢者，则真气行止留滞，肉节内败也。相得各守所司，同为一阳之道也。抟，相得也。传，失所守也。平按："传"，《素问》作"浮"。**愿闻三阴。岐伯曰：外者为阳，内者为阴。然则中为阴，其冲在下者，名曰太阴，太阴根起于隐白，结于太仓，名曰阴中之阴。**冲在太阴之下，少阴脉上。足太阴脉从隐白而出，聚于太仓，上至舌本。是脾阴之脉，行于腹阴，故曰阴中之阴也。平按：《素问》"隐"上有"于"字；"隐白"下无"结于太仓"四字。**太阴之后，名曰少阴。少阴根起于涌泉，结于廉泉，名曰少阴。**肾脉足少阴，从足小指之下入涌泉，上行聚于廉泉，至于舌本也。平按：《素问》无"结于廉泉"四字；"名曰少阴"，作"名曰阴中之少阴"。**少阴之前，名曰厥阴，厥阴根起于大敦，结于玉英，**肝脉足厥阴在少阴前，起于大指丛毛之上，入大敦，聚于玉英，上头与督脉会于颠，注于肺中也。平按:《素问》无"结于玉英"四字。**阴之绝阳，名曰阴之绝阴。**无阳之阴，是阴必绝，故曰阴之绝阴。**是故三阴之离合也，太阴为关，厥阴为阖，少阴为枢。**三阳为外门，三阴为内门。内门亦有三者:一者门关，主禁者也。脾脏足太阴脉主禁水谷之气，输纳于中不失，故为关也。二者门阖，主开闭者也。肝脏足厥阴脉主守神气出入通塞悲乐，故为阖也。三者门枢，主动转也。肾脏足少阴脉主行津液，通诸津液，故为枢者也。**三经者，不得相失也，抟而勿沉，名曰一阴。**三阴，经脉也。三阴之脉，抟聚而不偏沉，故得三阴同一用也。**阴阳钟钟也，传为一周，**钟钟，行不止住貌。营卫行三阴三阳之气，相注不已，传行周旋，一日一夜五十周也。平按:《素问》"钟钟"作"㲦㲦";"传"字上无"也"字，有"积"字。**气里形表而相成者也。**五脏之气在里，内营形也;六腑之气在表，外成形者也。平按:"而相成者也",《素问》作"而为相成也"。

　　　　　　　　　　　——《太素》卷五《阴阳合》

　　按:阴阳者，不定之名，有名而无形、实。阴阳是为事物属性分类的，事物无限，则阴阳无限。故阴阳者，分而离之，小则无内，大则无外。数之可十，推之可万,万之大不可胜数。然其要则只有一个，就是为事物属性分类。所以天为阳地为阴，外为阳里为阴，六腑为阳五脏为阴，手为阳足为阴，阴阳之数不可尽数。然阴中还有阳，阳中还有阴，阴阳之分，无穷无尽。比如天覆盖，地承载，天地阴阳合气，万物乃生。天阳地阴，未出地者曰阴处，为阴中之阴；初生未离于地，为阴中之阳。天地之道，天阳化气，地阴成形，阴阳合气，万物乃生。物生虽由乎阴阳，但阳动阴静，天阳不与之气，地阴无以成形。譬如男女，男女媾精，生命诞生，但没有男阳施精，则无女阴成形。故男阳主正，女阴主成形。自然万物皆如此。春夏为阳，生因春，长因夏；秋冬为阴，阴主成形，秋实而冬藏。违反了阳正阴主这个规律，则天地四塞，阴阳否隔，万物不生。十二经脉法日月十二月，十二月气各不同。阳气始大曰大阳（太阳），阳气明且亮曰阳明，阳气衰少曰少阳。阴气尚少曰少阴，阴气隆盛曰大阴（太阴），阴气衰竭曰厥阴。三阴三阳之命名，其于人也，是如何划分的呢？圣人处明堂，南面而立，是我们取法的基本准则。圣人中身以上，体表的前部，曰广明。广，大也。大明者，阳明也。广明之下，名曰太阴。即在上、表的胃阳明经下面，亦即里面，是太阴脾经。胃阳明经根起于足趾厉兑，上行聚于颡大，名曰阴中之阳。在阳明胃经的后部为太冲之地，太冲脉下，有少阴肾脉，少阴肾脉在里。少阴肾经之上，即少阴经之表为太阳膀胱经。脏阴在内，腑阳居外。膀胱太阳经根于足趾之至阴，结于目之睛明，名曰阴中之阳。厥阴肝经的表是少阳胆经，胆少阳经根于足窍阴，上聚于耳之窗笼，名曰阴中之少阳。所以三阳经的分合，膀胱足太阳脉主禁津液及毛孔，为关；胃足阳明脉主水谷津液的行止留滞，为阖；胆足少阳脉主筋，纲维诸骨，为枢。太阳、阳明、少阳三经各守所司，不能丧失其功能。三阳经之气，聚于表而又不浮越，共同发挥阳气卫外而为固的功能。

　　人体外为阳，内为阴。圣人南面坐，前曰广明，"广明之下，名曰太阴"。即胃阳明脉的内里、下部是脾太阴脉。太阴、阳明相为表里。脾足太阴脉起于隐白，结于太仓，名曰阴中之阴。与太阴脾位置相对，在其后部的是肾少阴脉。肾足少阴脉根起于涌泉，结于廉泉。肾足少阴脉的前侧，名曰厥阴。肝足厥阴脉起于大敦，结于玉英，名曰阴中之绝阴。绝阴者，阴气厥也。十一月一阳生，十二月二阳生，正月三阳生。三阳已生，阳乃主事，其下之阴到三月已竭，纯阳主事，故曰厥阴。所以三阴脉的分合，脾脏足太阴脉主禁水谷之气，输纳于中而不失，为关；肝脏足厥阴脉主守神气出入，通塞悲乐，为阖；肾脏足少阴脉主行津液，通诸津液，为枢。太阴、厥阴、少阴三阴经各守其司，不得失其功能。三阴脉气聚于里而不偏沉，共同发挥阴成形的功能。所谓"气里形表"：阴气出五脏，行脉内，其功能是营。营气行经，如河渠水，滋养五脏六腑、四肢百骸以成人一身，是谓五脏之气在里内营形。六腑阳卫之气在脉外，行四末肌肤卫外为固，是谓六腑之气在表外温煦。营血阴气，六腑卫气二者相辅相成，共营一身。

经脉者，受血而营之。合而以治奈何？刺之深浅，灸之壮数，可得闻乎？营气从中焦并胃口，出上焦之后，所谓受气，泌糟粕，承津液，化津液精微，注之肺脉之中，化而为血，流十二脉中，以奉生身，故生身之贵，无过血也。故营气独行于十二经道营身，故曰营气。营气行经，如雾者也。经中血者，如渠中水也。故十二经受血各营也。平按：注"津液"上一字，下半虫蚀不全，袁刻作"成"，细玩上半剩处，确非成字，宜空一格。岐伯答曰：善乎哉问也。天至高不可度，地至广不可量，此之谓也。且夫人生天地之间，六合之内，此天之高，地之广，非人力所能度量而至也。若夫八尺之士，皮肉在此，外可度量切循而得也，死可解部而视也。二仪之大，人力不可度量。人之八尺之身，生则观其皮肉，切循色脉，死则解其身部，视其脏腑，不同天地，故可知也。平按："外可度量"，袁刻于"外"下增"生"字，不合，《灵枢》亦无。"部"，《灵枢》作"剖"。其脏之坚脆，腑之大小，谷之多少，脉之长短，血之清浊，气之多少，十二经之多血少气，与其少血多气，与其皆多血气，与其皆少血气，皆有大数。其治以针艾，各调其经气，固其常有合乎？夫人禀气受形，既有七种不同，以针艾调养固有常契，不可同乎天地无度量也。黄帝曰：余闻之快于耳，不解于心，愿卒闻。快于耳，浅知也；解于心，深识也。平按："卒闻"下，《灵枢》

有之字。**岐伯答曰：此人之所以参天地而应阴阳，不可不察。**正以天地不可度量，人参天地，故不可不察也。**足太阳，外合于清水，内属于膀胱。**清水出魏郡内黄县，南经清泉县，东北流入河也。平按："膀胱"下，《灵枢》《甲乙》均有"而通水道焉"五字，本书在后。**足少阳，外合于渭水，内属于胆。**渭水出陇西首阳县乌鼠同穴山，东北至华阴入河，过郡四，行一千八百七十里，雍州浸也。**足阳明，外合于海水，内属于胃。**海，晦也，言其水广博，望之晦暗，不测崖际，故曰海也。海，即四海也。足阳明脉血气最多，合之四海，众水之长也。**足太阴，外合于湖水，内属于脾。**湖当为虖，虖陀水出代郡卤城县，东流过郡九，行千三百四十里，为并州川。一解云：湖当为沽，沽水出渔阳郡，东南入海，行七百五十里。此二水亦得为合也。平按："虖"，袁刻作"雩"。**足少阴，外合于汝水，内属于肾。**汝水出汝南郡定陵县高陵山，东南流入淮，过郡四，行一千三百四十里也。**足厥阴，外合于沔水，内属于肝。**沔，绵善反。沔水出武郡番冢山，东流入江也。平按："沔"，《灵枢》《甲乙》均作"渑"。注"武郡"，"武"字原钞作"武"，袁刻作"南郡"，考《水经注》"沔水出武都沮县狼谷"，应作"武"。**手太阳，外合于淮水，内属于小肠，而通水道焉。**淮水出南阳郡平武县桐柏山，东南流入海，过郡四，行三千二百四十里也。**手少阳，外合于漯水，内属于三焦。**漯，汤合反。漯水出平原郡，东北流入于海。又河内亦有漯水，出王屋山，东南流入河。此二水并得为合也。**手阳明，外合于江水，内属于大肠。**江水出蜀岷山郡升迁县，东南流入海，过郡九，行七千六百六十里也。平按：注"升迁"，原钞作"外迁"，据《水经注》应作"升"。**手太阴，外合于河水，内属于肺。**河水出昆仑山东北隅，便潜行至葱岭于阗国，到积石山，东北流入海，过郡十六，行九千四百里也。**手少阴，外合于济水，内属于心。**济水出河东恒县，至王屋山，东北流入于河。**手心主，外合于漳水，内属于心包。**漳水，清漳水也，出上党沽县西北少山，东流合浊漳入于海。一解是浊漳，浊漳出于上党长子县西发鸠山，东流入海也。**凡此五脏六腑十二经水者，皆外有源泉而内有所禀，此皆外内相贯，如环无端，人经亦然。**十二经水，如江出岷山，河出昆仑，即外有源也。流入于海，即内有所禀也。水至于海已，上为天河，复从源出，流入于海，即为外内相贯，如环无端也。人经亦尔，足三阴脉从足指起，即外有源也。上行络腑属脏，比之入海，即内有所禀也。以为手三阴脉，从胸至手，变为手三阳脉，从手而起，即外有源也。上行络脏属腑，即内有所禀也。上头以为足三阳脉，从头之下足，复变为足三阴脉，即外内相贯，如环无端也。平按："外内"，《灵枢》《甲乙》作"内外"。

——《太素》卷五《十二水》

按： 经脉是用来容纳营血，使血液在其中流动以营养五脏六腑、四肢百骸。针刺之道在于调和阴阳，那么，刺的深浅、灸的壮数以多少为宜呢？天非常高远不可度量，地非常广阔不可丈量。但人生天地之间，六合之类，非比于天地，像那些八尺之躯，生则可观其皮肉，切循色脉，死则可解剖其身部，视其脏腑，不同于天地，所以还是可知的。那么，人们脏的坚脆、腑的大小、纳谷的多少、经脉的长短、血的清浊、气的多少，以及十二经是多血少气还是多气少血之类，都有一定的数。人参天地而应阴阳。足太阳脉，外合于自然的清水，内属于膀胱。足少阳脉，外合于自然的渭水，内属于胆。足太阴脉，外合于自然的湖水，内属于脾。足少阴脉，外合于自然的汝水，内属于肾。足厥阴脉，外合于自然的沔水，内属于肝。手太阳脉，外合于自然的淮水，内属于小肠，功用是通行水道。手少阳脉，外合于自然的漯水，内属于三焦。手阳明脉，外合于自然的长江水，内属于大肠。手太阴脉，外合于自然的黄河水，内属于肺。手少阴脉，外合于自然的济水，内属于心。手心主脉，外合于漳水，内属于心包。以上五脏阴脉、六腑阳脉共十二经脉，合于自然界的十二水。十二水有源头、有注入，人体内的十二经脉也是如此。足三阴脉从足趾起，即外有源。上行络腑属脏，比之水入海，即内有所禀。手三阴脉从胸至手，变为手三阳脉。从手而起，即外有源。上行络脏属腑，即内有所禀。手三阳脉上头以为足三阳脉，从头下足，复变为足三阴脉，即外内相贯，如环无端。

第四节　三阴经三阳经之别名、功能及气血多少

少阴、太（大）阴、厥阴为三阴经，太（大）阳、阳明、少阳为三阳经。六腑出阳气，阳气浮行脉外，走三阳经所在的肌肤腠理、头面四末，功能是温煦与卫护。五脏出阴气，阴气行脉内，走经络，营四肢百骸，功能是养身成形。五脏阴经居内为里，六腑阳经处外为表。三阳经发六腑气，但根据每个脏器所发挥的功能不同，又分为三阳、二阳、一阳之名。

膀胱足太阳脉曰三阳。足太阳脉主禁津液及汗孔，为关。关，门关，即门闩。为户门开阖的关键。足太阳从二目内眦上顶，分为四道，下项并正、别脉，上下六道，以行于背与身，因此为诸阳之主，为经。《说文·系部》："经，织从丝也。"即织布机上的纵线。引而申之，谓道路、途径。《广韵·青韵》："经，径也。"足太阳膀胱经谓之三阳，谓其为阳气循行的主要路径。足太阳脉在背，管五脏六腑气输，以生身，其尊比之于天，故为父。

胃足阳明脉为二阳。胃为五脏六腑之海，主一身津液

的止行留滞，为阖。阖，门扇，为出入室的门户。足阳明胃脉，自鼻下咽，分正、别下行腹，纲维于身，为维。阳明胃脉在腹，胃腑纳水谷化津液，津液上行经上焦泌津液，化而为卫气，卫阳之气如雾露之溉，行脉外的肌肤腠理、头面四末，温煦肌肤，抵御贼邪，故为卫。

胆足少阳脉为一阳。少阳胆与厥阴肝相表里，九月戌少阳为阳竭，其后阴主事；三月厥阴为阴竭，其后阳主事，故少阳为枢，阴阳转换的枢纽。枢，门的转轴。少阳之脉在身两侧，经营百节，纲纪于身，故为纪。少阳起目外眦，络头分为四道，下缺盆，并正别脉上下，主经营一节，流气上中下三部，故曰一阳游部。

脾足太阴脉为三阴。足太阴脉主禁水谷之气，输纳于中不失，为关。五脏六腑皆禀气于胃，但"必因于脾乃得禀"。脾阴胃阳，相为表里。足太阴脾受于胃气，助阳明胃行津液，为五脏六腑提供资粮，内养五脏六腑以生身，故为母。

肾足少阴脉为二阴。足少阴脉主行津液，通诸津液，为枢。少阴肾属水能生万物，故为雌。

肝足厥阴脉为一阴。足厥阴脉主守神气出入通塞悲乐，为阖。厥阴至而阴绝。厥，绝逆也。其后纯阳主事，故厥阴独使。

十二经脉各有所主，故所发之气亦各不同。少阴、太阳多血少气，以其阴多阳少。厥阴、少阳多气少血，以其阳多阴少。太阴、阳明多血多气，以其阴阳俱多谷气。（表5–4）

表 5-4　三阴三阳的别名、功能及气血多少

	正月寅	三月辰	五月午	七月申	九月戌	十一月子
六腑阳经在表行卫气	正月寅（3～6时）太阳膀胱		五月午（11～14时）阳明胃		九月戌（17～22时）少阳胆	
阳气盛衰	阳始		阳隆		阳尽	
生阳生阴	十一月一阳生 十二月二阳生 一月三阳生		五月一阴生 六月二阴生 七月三阴生			
别名、功能	三阳：为关为经为父		二阳：为阖为维为卫		一阳：为枢游部，为纪	
气血多少	多血少气		多血多气		多气少血	
五脏阴经在里行营血		三月辰（7～10时）厥阴肝		七月申（15～18时）少阴肾		十一月子（23～2时）太阴脾
阴气盛衰		阴尽		阴始		阴隆
别名、功能		一阴：为阖；独使		二阴：为枢；为雌		三阴：为关；为母
气血多少		多气少血		多血少气		多血多气

【相关医经选读】

孟春始至，黄帝燕坐，临观八极，始正风八之气，而问雷公曰：阴阳之类，经脉之道，五中所主，何脏最贵？ 八极，即八方也。八方之风，即八风也。夫天为阳也，地为阴也，人为和。阴而无其阳，衰杀无已；阳无其阴，生长不止。生长不止则伤于阴，阴伤则阴灾起矣。衰杀不已，则伤于阳，阳伤则祸生矣。故须圣人在人在天地间和阴阳气，令万物生也。和，气之道也。谓先修身为德，则阴阳气和，阴阳气和则八节风调，八节风调正则八虚风正，于是疵疠不起，嘉祥竞集。此不和，所以然而然亦也。故黄帝问身之经脉贵贱，依之调摄，修德于身，以正八风之气，斯是广成所问之道也。编者按："始正风八之气"《素问》作"正八风之气"。**雷公曰：春甲乙青，中主肝，治七十二日，是脉之主时，臣以其道最贵。** 雷公以肝主春，甲乙万物之始，故五脏脉中，谓肝脏脉为贵。编者按："雷公"后，《素问》有"对"字；"其道"作"其脏"。**黄帝曰：却念上下经，阴阳从容，子所言贵，最其下也。雷公致斋七日，复侍坐。** 三阴三阳，五脏终始之总，此最为贵。肝脉主时，为下。故雷公自以为未通，致斋得诏之也。编者按："黄帝曰"《素问》作"帝曰"，下同，不再举。"复"字前，《素问》有"旦"字。**黄帝曰：三阳为经，** 三阳，足太阳也，膀胱脉也。足太阳从二目内眦上顶，分为四道，下项并正、别脉，上下六道，以行于背与身，为经也。以是诸阳之主，故得总名也。**二阳为维，**二阳，足阳明脉也。以是二阳之总，故得名也。足阳明脉者，胃脉也，为经络海，从鼻而起下咽，分为四道，并正别脉六道上下行腹，纲维于身，故曰为维也。编者按："维"字，仁和寺本、盛文堂本均作"经"，据《素问》及杨注"故曰为维也"，当作"维"。**一阳游部，**一阳，足少阳胆脉者也。足少阳脉以是少阳，故曰一阳。游部有三部：头法于天，以为上部；腰下法地，以为下部；腰中法人，以为中部。此一少阳起目外眦，络头分为四道，下缺盆，并正别脉上下，主经营一节，流气三部，故曰游部也。编者按："阳"字后，《素问》有"为"字。注"此一少阳"，"少"字疑衍。**此知五脏终始。**此三阳脉起于五脏，终于五脏，故知此脉者，知五脏终始之也。**三阳为表，二阴为里，一阴至绝，作明晦却具合以政其理。**三阳，太阳也，太阳在外故也，为表也。二阴，少阴也，少阴居中，故为里也。一阴，厥阴也，厥阴脉至十二经脉绝环之终，寸口、人迎亦然，故曰至绝。如此三阳三阴之脉见于寸口、人迎表里，作日夜之变，却审委具共相合会，以政身之理之也。编者按："明晦"《素问》作"朔晦"。"政"《素问》作"正"，仁和寺本作"政"，盛文堂本误作"攻"。**雷公曰：受业未能明也。**雷公自申不通之意。编者按："也"字《素问》无。**黄帝曰：所谓三阳者，太阳为经，三阳脉至手太阴而弦，浮而不沉，决以**

度，察以心，合之阴阳之论。太阳总于三阳之气，卫气将来，至手太阴寸口，中见洪大以长，是太阳平也。今至寸口弦浮不沉，此为病也。如此商量，可决之以度数，察之以心神也。编者按："而弦，浮"《素问》作"弦浮"。**所谓二阳者，阳明也，至手太阴，弦而沉急不鼓，炅至以病皆死。**炅，音桂，兒也。此经热也，阳明之气总于二阳也。阳明脉至于寸口，见时浮太而短，是其阳明平也。今至寸口弦而沉急不鼓，是阴击阳，又为热病，热至故为阳明、太阳之病，皆死也。编者按：阳明后，《素问》有也字。**一阳者，少阳也，至手太阴，上连人迎，弦急悬不绝，此少阳之病也，专阴则死。**阳气始生，故曰少阳。少阳脉至寸口，乍疏乍数，乍长乍短，平也。今见手太阴寸口并及喉侧胃脉人迎，二处之脉并弦急悬微不断绝，是为少阳之病也。若弦急实，专阴无阳，悬而绝者死也。**三阴者，此六经之所主也，**三阴，太阴也。六经谓太阴、少阴、厥阴之脉。手足两箱合，有六经脉也。此六经脉总以太阴为主，太阴有二，足太阴受于胃气，与五脏六腑以为资粮。手太阴主五脏六腑之气，故曰六经所主也。编者按："也"字，《素问》无。**交于太阴，伏鼓不浮，上空志心。**交，会也。三阴六经之脉，脉皆会于手太阴寸口也。肺气手太阴脉寸口见时浮涩，此为平也。今见寸口伏鼓不浮，是失其常也。肾脉足少阴，贯脊属骨，络膀胱，从肾贯肝上鬲入肺中，从肺出络心。肺气下入肾志，上入心神之空也。编者按：注"失"字，原作"夫"，盖传写之误，今据文义改。**二阴至 [肺]，其气归膀胱，外连胃脾。**二阴，少阴也。少阴上入于肺，下合膀胱之腑也。外连脾胃者，脾胃为脏腑之海，主出津液，以资少阴。少阴在内，外与脾胃脏腑相 [连] 者也。编者按："脉"字，《素问》作"肺"。"胃脾"《素问》作"脾胃"。注"相之"，据经文疑为"相连"之误。**一阴独至，绝气浮不鼓，勾而滑。**一阴，厥阴也。厥阴之脉，不兼余脉，故为独也。在寸口亦至绝，虽浮动，不鼓盛也。勾，实邪来乘也。滑者，气盛而微热也。编者按："绝"字前《素问》有"经"字。"勾"《素问》作"钩"。**此六脉者，乍阳乍阴，[交] 属相并，缪通其五脏，而合于阴阳，**五脏六腑，三阴三阳，气之盛衰，故见寸口则乍阴乍阳也。缪，互也。脏脉别走入腑，腑脉别走入脏，皆交相属，可通脏腑，合阴阳之也。编者按："乍阳乍阴"《素问》作"乍阴乍阳"；"六属"作"交属"。"其"、"合"二字，《素问》无。**先至为主，后至为客。**阴阳之脉见寸口时，先至为主，后至为客也。假令先得肝脉，肝脉为主，后有余脉来乘，即为客也。**雷公曰：臣悉书，尝受传经脉，诵得从容之道，以合从容，不知次第阴阳，不知雌雄。**三阴三阳，经脉容从之道，悉书以读之，未知 [阴] 阳造物次第，及雄雌之别也。从容，审理也。雷公自谓得审理之经行之，合理身之理也。编者按："书"《素问》作"尽意"；"诵"作"颂"；无后"之道"二字；无"次第"二字。注"阳造物",疑为"阴阳造物"之误。**黄帝曰:三阳为父**,三阳,太阳也。太阳阳脉在背,管五脏六腑气输以生身,尊比之于天,故为父也。**二阳为卫**,二阳,阳明也。阳明脉在腹,经络于身,故为卫。**一阳为纪**。一阳,少阳也。少阳之脉在身两侧,经营百节,纲纪于身,故为纪者。**三阴为母**,三阴,太阴也。太阴脉气,内资脏腑以生身,尊比之内地,故为母也。编者按:"三阴",仁和寺本误作"三阳",盛文堂本及《素问》《甲乙经》均作"三阳"。注"母"字前,仁和寺本衍一"之"字,盛文堂本误"之"为重复号,故作"母母",今皆不取。**二阴为雌**,二阴,少阴也。少阴既非其长,又非其下,在内居中,故为雌也。**一阴独使**。一阴,厥阴也。厥阴之脉,唯一独行,故曰独使也。编者按:"阴"字后,《素问》有"为"字。

——《太素》卷十六《脉论》

按: 天阳地阴,腑阳脏阴。六腑出阳气,阳气浮行脉外,走肌肤腠理、头面四末,功能是卫护。五脏出阴气,阴气行脉内,走经络,营四肢百骸,功能是养身成形。五脏阴经居内为里,六腑阳经处外为表。那么,五脏之中,何脏最贵?甲乙为春,万物之始,五行为木,其色为青。春三月,肝木主七十二日,五脏脉中,足厥阴肝脉为最贵。

膀胱足太阳脉为三阳。足太阳从二目内眦上顶,分为四道,下项并正、别脉,上下六道,以行于背与身,因此为诸阳之主，为经。《说文·糸部》："经，织从丝也。"即织布机上的纵线。引而申之，谓道路、途径。膀胱足太阳脉谓之三阳，谓其为阳气循行的主要路径。太阳脉在背，管五脏六腑气输，以生身，尊比之于天，故为父。太阳总于三阳之气，卫气携至手太阴寸口，中见洪大以长，是为平。今至寸口弦浮不沉，为病。判决它要用诊脉的法度，察以心，合于阴阳之论。

足阳明脉为二阳。二阳为维，为卫。胃足阳明脉，自鼻下咽，分正、别下行腹，纲维于身，为维。阳明胃脉在腹，胃腑发阳气，经络一身，温煦肌肤，抵御贼邪，故为卫。足阳明胃脉气至手太阴脉口，当现浮大而短，是为平。今至寸口弦而沉急不鼓，是阴击阳，热至而病，皆死。

足少阳脉为一阳。一阳游部，一阳为纪。胆足少阳脉起目外眦，其正、别上游于头，下入于缺盆，循胸过季胁，其气流于上中下三部，故曰一阳游部。少阳之脉在身两侧，经营百节，纲纪于身，故为纪。胆足少阳脉气至手太阴脉口，乍疏乍数，乍长乍短，是为平。今见手太阴寸口并及喉侧胃脉人迎二处之脉，并弦急悬微不断绝，是为少阳之病也。若弦急实，专阴无阳，悬而绝者死。此三阳脉起于五脏，终于五脏，故知此脉者，知五脏终始。三阳为足太阳膀胱，其气布于表，二阴为足少阴脉，肾足少阴脉居于里，一阴为足厥阴脉。十一月一阳生，十二月二阳生，正月三阳生。三阳已生，阳气主事，厥阴至而阴绝。厥，绝逆也。其后纯阳主事。六腑阳气昼行三阳经所在区域，活跃；夜入五脏，静谧。所以，阳气活跃与静伏，合于圣人理政，日出而作、日入而息之理。

所谓三阴，即足太阴脾脉。五脏六腑皆禀气于胃，但"必因于脾乃得禀"。脾阴胃阳，相为表里。足太阴受于胃气，为五脏六腑提供资粮。太阴助阳明胃行津液，内养五脏六腑以生身，故为母。手太阴主五脏六腑之气，三阴六经之脉皆会于手太阴寸口，故太阴为六经之所主。手太阴肺主五脏六腑之气，营血在肺气的推动下，如潮汐那样由内而外，由五脏通过经脉到达肌表络脉孙脉，夜阴入于五脏，以长养一身。所以说足太阴为六经所主。

所谓二阴，即足少阴肾脉。肾与膀胱相表里，外连胃脾，脾胃为脏腑之海，主出津液，以资少阴。少阴在内属水能生物，故为雌。

一阴者，厥阴。厥阴之脉，不兼余脉，故厥阴独使。如果厥阴脉气独至无胃气和，则气浮于外，不能鼓勾而滑，则生意已竭。

三阴经属五脏络六腑，其气走脉内，三阳经属六腑络五脏，其气走脉外。五脏六腑交相连属，上下沟通，表里相属，其气皆变现于寸口，或阴或阳，合于阴阳之道。六脉现于寸口，至有先后，先者为主，后者为客。

夫人之常数，太阳常多血少气，少阳常多气少血，阳

明常多血气，厥阴常多气少血，少阴常多血少气，太阴常多血气，此天之常数也。手足少阴、太阳多血少气，以阴多阳少也。手足厥阴、少阳多气少血，以阳多阴少也。手足太阴、阳明多血气，以阴阳俱多谷气故也。此又授人血气多少之常数也。平按："阳明常多血气"，《灵枢》《甲乙经》作"多血多气"，袁刻作"多血少气"。"太阴常多血气"，《灵枢》作"常多血少气"。

——《太素》卷十《任脉》

按：《太素》卷十九《知形志所宜》所言六经气血多少与此不同，不拟采用。盖足阳明胃、足太阴脾为表里，少阳、厥阴为表里，太阳、少阴为表里，脏腑由三阴经三阳经相属相络，内外阴阳相连，其气亦等。故太阳、少阴常多血少气；少阳、厥阴常多气少血；阳明、太阴常多血多气。

第五节　阳明行三阳经气，太阴行三阴经气

太阳、阳明、少阳三阳经发六腑气，六腑三阳脉以阳明胃气为本。阳明胃为五脏六腑之海，五脏六腑各因其经受气于阳明，故阳明能为胃行气于三阳经。水谷入胃，化

而为津液，其清者上行。中焦泌津液化而赤为营血，营血行脉内，入手太阴肺经，行十二经络之内，以资养五脏六腑。心藏脉，肝藏血，肾藏精，脾助胃行津液，肺主营血之气，鼓动营血到达四肢百骸以长养之。营血养五脏并把五脏的功能通过脉络输送到全身以长养之，五脏功能的强弱，随血液运行到达手太阴脉口，于脉口诊得五脏善恶。但营血出五脏为阴，阴静而阳躁。五脏气不能自己到达手太阴脉脉口，它需要宗气的推动和卫气的温煦。五脏之气由三阴经外出到达手太阴脉寸口，必因于胃气。胃气者，胃脘之阳气，别于胃纳水谷所化之阴者营血。阳性热躁。卫气昼行于阳，夜行于阴。卫气行阴尽开始行阳，带动阴气即营血之气从手太阴肺脉到达寸口，由手三阴经合手三阳经，手三阳经上头合足三阳经，足三阳经由头下足合足三阴经，再由足三阴经由外入内，周而复始，如环无端。故五脏六腑之气，皆阳明胃气携将而来，胃为三阳经之大主，故阳明脉能为胃行气于三阳经。

少阴、太阴、厥阴经发五脏气，脾足太阴脉能行气于三阴经。脾足太阴脉起于足大指之端，上膝入股内前廉，其别者入腹属脾络胃，上行络嗌，其气强盛，能助行三阴经之脉气。太阴何以能为胃行气于三阴经呢？"人受气于谷，谷入于胃，以传肺，五脏六腑，皆以受气。"（《太素》卷十二《营卫气别》）五脏六腑受气，受从肺经开始在脉内流动的营血之气滋养。但五脏能得营血之气滋养，必因于脾。"饮入于胃，游溢精气，上输于脾，脾气散精，上归于肺，肺调水道，下输膀胱。"(《太素》卷十六《脉论》)水谷入胃化而为津液，游溢水谷津液上输于脾，脾运化津液使其上行达于手太阴肺经，自肺经由经络流注于四肢百骸。没有脾助胃运化津液，则营血不得归于肺。"胃者，水谷之海也，六腑之大也。五味入口，藏于胃以养五气，气口亦太阴也。是以五脏六腑之气味，皆出于胃，变见于气口。"(《太素》卷十四《人迎脉口诊》)气口本为肺手太阴脉的脉口，而曰"气口亦太阴"者何也？盖气口属肺，手太阴脉也；布行胃气，则在于脾足太阴脉。阳明虽为阴阳脏腑之海，亦赖脾助行津液才能行气于三阳经，故五脏六腑各因脾经而能从阳明胃受得血气，赖脾为胃行津液。四肢如果不能通过经络得水谷津液的滋养，气血虚衰，脉道不通，筋骨肌肉皆无气以滋养，则四肢不用。

【相关医经选读】

问曰：见真脏曰死，何也？ 无余物和杂，故名真也。五脏之气皆胃气和之，不得独用。如至刚不得独用，独用即折，和柔用之即固也。五脏之气，和于胃气，即得长生；若真独见，无和胃气，必死期也。欲知五脏真见为死、和胃为生者，于寸口诊手太阴，即可知之也。见者如弦是肝脉也，微弦为平好也。微弦，谓弦之少也，三分有一分为微，二分胃气与一分弦气俱动，为微弦也。三分并是弦气，竟无胃气，为见真脏也。见真脏死，其理至妙，请陈其理，故曰何也。平按：《素问》新校正引此注甚详。**答曰：五脏者皆禀气于胃，胃者五脏之本也。五脏不能自致于手太阴，必因于胃气，乃能至手太阴。**胃受水谷，变化精气而资五脏，故五脏得至手太阴寸口，见于微弦也。**故五脏各以其时，自为而至手太阴。**五脏主于五时，至其时也，其脏有病之甚者，胃气不与之居，不因胃气，以呼吸之力，独自至于太阴寸口，见于真弦也。平按："自"字原缺，谨依《素问》补。注"不与之居"，别本"居"作"俱"。**故邪气胜者精气衰。**真脏脉弦不微，无胃气者，则知肝病胜也。肝病邪胜，则胃谷精气衰。**故病甚者，胃气不能与之俱至于手太阴，故真脏之气独见。独见者，为病胜脏也，故曰死。黄帝曰：善。**真见病甚，故致死也。平按：自"问曰：见真脏"至此，新校正谓："全元起本在《太阴阳明表里篇》中，此乃王氏所移。"今检《素问·太阴阳明论篇》，前后均在此篇，惟此一段在《玉机真脏论》中，其为王氏所移益信。

问曰：脾病而四肢不用何也？五脏皆连四肢，何因脾病独四肢不用也？平按："脾"字原缺，谨依《素问》补入。**答曰：四肢皆禀气于胃，而不得径至，必因于脾乃得禀。今脾病，不能为胃行其津液，四肢不得禀水谷气，气日以衰，脉道不利，筋骨肌肉皆无气生，故不用焉。**土旺四季，四季皆有土也；脾长四脏，四脏皆有脾也。何者？

四肢百体禀气于胃，胃以水谷津液资四肢。当用资四肢之时，胃气不能径到四肢，要因于脾，得水谷津液营卫之气，营于四肢，四肢禀承，方得用也。若其脾病脉道不通，则筋骨肌肉无气以生，故不用也。平按："径至"，袁刻误作"俱至"，《素问》作"至经"，新校正云：《太素》至经作径至，杨上善云：胃以水谷资四肢，不能径至四肢，要因于脾，得水谷津液，营卫于四肢。"与此注合。"不利"，《甲乙》作"不通"。"皆无气生"，《素问》作"皆无气以生"，《甲乙》同。**问曰：脾之不主时何也？答曰：脾者土也，治中央，常以四时长四脏，各十八日寄治，不得独主时，脾脏有常著土之精也。**四脏之本，皆为土也。十八日用，故曰寄也。著，澄略反，在也。脾脏在土之精妙也。平按："治中央"，《甲乙》作"土者中央"。"不得独主时"，《甲乙》无"得"字，《素问》作"不得独主于时也"。"脾脏有常著"，《甲乙》作"脾者土脏常著胃"，《素问》作"脾脏者常著胃"。**土者，主万物而法天地，故上下至头足，不得主时。**土为万物之质，法于天地，与万物为质，故身与头手足为体，身不别主时。平按："主"，《素问》《甲乙》作"生"。"天地"，"天"字、"主时"二字原缺，谨依《素问》《甲乙》补。**问曰：脾与胃也，以募相逆耳，而能为之行津液，何也？**脾阴胃阳，脾内胃外，其位各别，故相逆也。其[器]异，何能为胃行津液气也？一曰相连，脾胃表里阴阳，募既相假，故曰相连也。平按："以募相逆"，

《素问》作"以膜相连耳"。新校正云："按《太素》作以募相逆，杨上善云：脾阴胃阳，脾内胃外，其位各异，故相逆也。"又注"故相"下，原钞缺二字，依新校正所引，应作"逆也"二字。袁刻"相"上脱"故"字；"逆"下脱"也"字。又注"阴阳募"，袁刻"暮"误作"前"。**答曰：足太阴，三阴也，脉贯胃属脾络嗌，故太阴为之行气于三阴。** 嗌，于未反，咽也。足太阴脉贯胃属脾，上行络嗌，其气强盛，能行三阴之脉，故太阴脉得三阴名也。平按："脉"上，《素问》《甲乙》有"其"字。**阳明者表也，五脏六腑之海也，亦为之行气于三阳。脏腑各因其经而受气于阳明，故为胃行其津液。四肢不得禀水谷之气，日以益衰，阴道不利，筋骨脉肉皆毋气以主，故不用焉。** 阳明为阴阳脏腑之海，五脏六腑各因十二经脉受气于阳明，故经脉得为胃行津液之气。四肢禀承，四肢得得气也。经脉不通阳明，则阴脉不通，筋骨脉肉无气以主也。平按："阳明者表也"，"者表"二字原缺，谨依《素问》《甲乙》补入。"水谷"下，《素问》《甲乙》无"之"字。"日以益衰"，《甲乙》作"气日以衰"。"脉肉"二字原缺，《素问》《甲乙》作"肌肉"，依本注应作"脉肉"。

——《太素》卷六《脏腑气液》

按： 见真脏死，是因为什么呢？无余物和杂，曰真。五脏之气皆需有胃气和之，不得独用。胃者五脏六腑之海。水谷入胃，化而为津液，其清者上行。中焦泌津液化而赤为营血，营血行脉内，入手太阴肺经，行十二经络之内，以资养五脏六腑。心藏脉，肝藏血，肾藏精，脾助胃行津液，肺主气，五脏合力推动营血到达四肢百骸以长养之。五脏功能的强弱，随血液运行到手太阴脉口，于脉口诊得五脏善恶。但营血出五脏为阴，阴静而阳躁。五脏气不能自己到达手太阴脉脉口，它是怎样到达手太阴寸口的呢？营血行脉内，卫阳走脉外，营卫阴阳相随乃得和。所以，五脏之气不能自己由三阴经外出到达手太阴脉寸口，必因于胃气。胃气者，胃脘之阳气也，别于胃纳水谷所化之阴者营血。阳性热躁。卫气昼行于阳，夜行于阴。卫气于夜晚行阴尽开始行阳，带动营血阴气从肺手太阴脉到达寸口，由手三阴经合手三阳经，白天由内而外，夜晚由外而内，周而复始，如环无端。所以，五脏阴气随阳卫到达寸口，因而可以从寸口诊得五脏气。五脏主于五时，春肝夏心秋肺冬肾，各有四时之脉。至其主时，如果其脏病甚，胃气不与之居，即无胃阳之气和，真阴独现。其出于脉口不因胃气，而是靠呼吸之力，独自至于太阴脉寸口，是谓真脏。邪气胜者精气衰。病甚则阳卫气衰，胃气衰不能与营血俱至于肺手太阴脉，仅由呼吸之气带到手太阴肺脉的脉口寸口，脏气独现。脏气独现，为病胜脏，故曰死。

　　五脏皆连四肢，何以脾病而四肢不用？土旺四季，四季皆有土；脾长四脏，四脏皆有脾。四肢百体禀气于胃，胃以水谷津液资四肢。当用资养四肢之时，胃所纳水谷津液不能径到四肢，需要肝藏营血，脾助胃行津液，肺气鼓动营血如潮汐那样到达四肢百骸。水谷津液营于四肢，四肢方得用。若脾病不能为胃行津液，营卫之气日以衰，脉道不通利，则筋骨肌肉无气以生，故不用。春肝夏心，秋肺冬肾，脾不主四时是因为什么呢？脾为中土，主中央，常以四时长养五脏。四季十二月中，各主十八日，是四时之中皆有土气，不得独主一时。脾土，法天地而主生养万物，助胃行津液输布于一身，上至头，下至足，无所不至，故不得主一时。脾阴胃阳，脾内胃外，在胸腹以募相络。脾能为胃行水谷津液，是因为什么呢？足太阴，又曰三阴。脾足太阴脉起于足大趾之端，上膝入股内前廉，其别者入腹属脾络胃，上行络嗌，其气强盛，能助行三阴经脉气。胃足阳明脉属性阳居于表，是五脏六腑之气的源泉，能行气于三阳经。五脏三阴经属五脏络六腑，六腑三阳属六腑络五脏。脏腑各因其经受气于阳明胃，而脾足太阴脉为胃行津液，助运化，肝藏血，肺主气，推动水谷津液之精专营血如潮汐那样达于肌肤，使四肢得养，手足得用。如果脾病，四肢不能得到水谷津液的滋养，则气血一天天的虚衰，脉道不通，筋骨肌肉皆无气以滋养，故四肢不用。

第六节　三阴经、三阳经的清浊

　　人体十二经脉合自然界十二经水，自然界十二水清浊不同，人的十二经脉也如之。人法自然，天阳化气，地阴成形。阴清而阳浊。六腑法天为阳，故六腑气为阳浊。三阳脉气出六腑，走脉外肌肤腠理，故"浊者为卫"。五脏法地为阴，故五脏气为清阴。营血出五脏，行脉内，故"清者为营"。气清而谷浊。六腑受纳水谷，浊谷入于胃，故"浊者注阳"。胃纳水谷生津液，清者上行，浊者下行排出体外。津液之精专者化而赤入手太阴肺经，流注五脏，故"清者注阴"。注阴即清阴营血注肺，肺受营血阴气，以传于十二经脉。诸阴经皆从五脏受得脉气，故诸阴经皆清。那么，何经之清独甚呢？手太阴肺经独受五脏清气。阴清的营血行于脉内，达于三百六十五络，皆上于面，故曰"清者上走孔窍"。六阴之脉皆为阴为清，但足太阴脾经独受水谷浊气。脾与胃相为表里，胃为五脏六腑之海，脾主运化，为胃行水谷津液，以资养五脏六腑，四肢百骸，故脾病则四肢不用。脾主水谷浊气，故足太阴独受阴之浊。三阳脉属六腑络五脏。六腑法天，受纳浊谷，故为阳为浊。诸阳经从六腑受得脉气，故诸阳脉皆浊，那么何经之浊独甚呢？手太阳小肠独受阳腑之浊，何也？胃者，腐熟水谷，传与小肠，小肠受盛，然后传与大肠，大肠传过，是为小肠受秽浊最多，故小肠经独受阳之浊。

【相关医经选读】

黄帝曰：余闻十二经脉，以应十二经水。十二经水者，**其五色各异，清浊不同，人之血气若一，应之奈何？**十二水，谓泾、渭、海、湖、汝、沔、淮、漯、江、河、济、漳。此十二水，十二经所法，以应五行，故色各异也。江清河浊，即清浊不同也。若，如也。人血脉如一，若为彼十二经水也？平按："十二经水"四字，《灵枢》不重。**岐伯曰：人之血气，苟能若一，则天下为一矣，恶有乱者乎？**人之血气苟能一种无差者，不可同应于十二经水，正以血脉十二经不同，故得应于十二经水，所以有相乱也。**黄帝曰：余问一人，非问天下之众。岐伯曰：夫一人者，亦有乱气，天下之众，亦有乱气，其[合]为一耳。**非直天下众人血脉有乱，一人自有十二经脉，故有乱也。平按："其"下原缺一字，《灵枢》作"合"，袁刻作"理"。**黄帝曰：愿闻人气之清浊。岐伯曰：受谷者浊，受气者清，**受谷之浊，胃气也；受气之清，肺气也。**清者注阴，**阴，肺也。**浊者注阳，**阳，胃也。**浊而清者上出于咽，**谷气浊而清者上出咽口，以为噫气也。**清而浊者则下行，**谷气清而浊者，下行经脉之中，以为营气。平按："则下行"，《甲乙》作"下行于胃"。**清浊相干，命曰乱气**。清者为阴，浊者为阳，清浊相干，则阴阳气乱也。平按："命"，《甲乙》作"名"。**黄帝曰：夫阴清而阳浊，浊者有清，清者有浊，别之奈何？** 问清浊之状也。平按："别"上，《灵枢》有"清浊"二字。**岐伯曰：气之大别**，气之细别多种，今言其大略耳。**清者上注于肺**，谷之清气，上注于肺。**浊者下流于胃**。谷之浊者，下流于胃。**胃之清气，上出于口；** 胃中谷气浊而清者，上咽出口，以为噫气。**肺之浊气，下注于经，内积于海**。注肺清，而浊气下注十二经，并积膻中，以为气海而成呼吸也。**黄帝曰：诸阳皆浊，何阳独甚乎？** 诸阴皆清，诸阳皆浊。诸阳之脉皆浊，未知何经独受中之浊也。**岐伯曰：手太阳独受阳之浊**。胃者，腐熟水谷，传与小肠，小肠受盛，然后传与大肠，大肠传过，是为小肠受秽浊最多，故小肠经受阳之浊也。**手太阴独受阴之清，其清者上走空窍**，肺脉手太阴受于清气，其有二别。有清清之气，行于三百六十五络，皆上于面，精阳之气上行目而为精，其别气走耳而为听，其宗气上出于鼻而为臭，其浊气出于唇口为味，皆是手太阴清气行之故也。平按："空窍"，《甲乙》作"孔窍"。注"精阳"二字，袁刻作"清"。**其浊者下行诸经**。手太阴清而浊者，下入于脉，行十二经中也。**诸阴皆清，足太阴独受其浊**。六阴之脉皆清，足太阴以是脾脉，脾主水谷浊气，故足太阴受阴之浊也。平按：注"脾主"，"主"字上半虫伤不全，下半剩"土"字，当是"主"字剩文，袁刻作"上"。**黄帝曰：治之奈何？岐伯曰：清者其气滑，浊者其气涩，此气之常也。故刺阳者，深而留之；刺阴者，浅而疾之；清浊相干者，以数调之。**诸经多以清者为阳，浊者为阴；此经皆以谷之悍气为浊为阳，谷之精气为清为阴，有此不同也。故人气清而滑利者，刺浅而疾之；其气浊而涩者，刺深而留之；阴阳清浊气并乱，以理调之，理数然也。平按：《灵枢》"刺阳"作"刺阴"；"刺阴"作"刺阳"。《甲乙》同。"疾之"《甲乙》作"疾取之"。

——《太素》卷十二《营卫气行》

按：人体十二经脉合自然界十二水。自然界十二水其色各异，清浊不同，但人的气血好像是一样的，那么，气血如何能应自然界的十二水呢？岐伯说：人的气血如果一样，则天下人都一样了，也不能应于十二经水。正是因为十二经脉清浊不同，才得以应十二经水，才会有清浊相乱的情况。人法自然，天阳化气，地阴成形。阴清而阳浊，气清而谷浊。受谷者浊，浊者注阳。胃受纳水谷，所以卫气浊阳。卫气出自阳性的六腑，浮行脉外的肌肤腠理，布散于阳、表的肌肤头面，故又云"浊者注阳"。受气者清，清者注阴。肺受纳中焦泌津液所化的营血，故"清者为营"。营血由手太阴肺经入五脏，五脏为阴，其功能是营四肢百骸不休，故云"清者注阴"，"清者上注于肺"。然而清中有浊，浊中有清。谷气浊而清者，上出咽口，以为噫气；谷气清而浊者，下行经脉之中，以为营气。营行脉中，卫走脉外，营卫各行其道，各有其活动区域。营在脉中如沟渠中水流动，卫在脉外如雾露之溉，二者相随相伴，相互滋养，共营一身。如果营阴受邪瘀滞或溢出脉外，卫阳受邪聚而不行，营卫不各行其道，营清卫浊相互侵犯，命曰阴阳气乱，乱则为病。

诸阳经从六腑受得脉气，故诸阳脉皆浊，那么何经之浊独甚呢？小肠手太阳经独受阳之浊，何也？胃者，腐熟水谷，传与小肠，小肠受盛，然后传与大肠，大肠传过，是为小肠受秽浊最多，故小肠经独受阳之浊。五脏法地为阴为清，出营血之气，营血行脉内如沟渠，以长养五脏六腑四肢百骸。诸阴经从五脏受得血气，故诸阴皆清。那么，何经之清独甚呢？肺手太阴经独受五脏清气。行于脉内的清清之气，达于三百六十五络，皆上于面。精阳之气上行目而为精，其别气走耳而为听，其宗气上出于鼻而为臭，其浊气出于唇口而为味。故曰"清者上走孔窍"。手太阴之清而浊者，下入于脉，行十二经中。六阴之脉皆为阴为清，但足太阴脾经独受水谷浊气。脾与胃相为表里，胃为五脏六腑之海，脾主运化，为胃行水谷津液，以资养五脏六腑，四肢百骸，故脾病则四肢不用。脾主水谷浊气，故足太阴受阴之浊。十二经气之清浊，在治疗上有什么意义呢？阴经之气清而滑，刺之则浅而疾；阳经之气浊而涩，刺之则

深而留之。三阴经之气清，清阴营血走脉内；三阳脉之气
浊，浊阳卫气行脉外。营阴卫阳相随相伴则阴阳和，和则
无病。清浊相干则为逆，阴阳清浊气行逆乱，则以理调之。

第七节 气海、气街

　　人有髓海、血海、气海、谷海，以应自然界之四海。
刺法不离营卫气血，所以需先明五脏阴脉为里，营血行于
脉内；六腑阳脉为表，卫气行于脉外。还须知每经之腧穴。
胃为水谷之海，水谷入胃，化而为津液，中焦泌津液为血
液，入手太阴肺经，以五味长养五脏，故五脏六腑皆受气
于胃，变现于寸口。胃阳明脉，其气上输气街，下至三里。
输，送也，聚也。饮食入胃，清津上行，其大气之不行于
经，聚而不行，积于胸中，命曰气海。膻中，为气之海。
气海之气出于肺，循喉咙，呼则出，吸则入。其输上在柱
骨之上下，前在于人迎。脑为髓海。胃流津液，渗入骨空，
变而为髓，头中最多，故为海也。"脉者，血之府。"脉是
容纳营血以使其在脉内运行不休，营养周身的组织。十二
经脉、奇经八脉、十五络脉、皮部诸络，皆以任、冲二脉
血气为大，故冲脉为血海。冲脉为十二经之海，其脉气上
发于大杼，下出于巨虚之上下廉。冲脉管十二经脉，其气

壮盛，主渗灌骨肉会处，益其血气。

　　胸、腹、头、胻四处，行气之要道，谓之气街。脑为头气之街，故头有气，止于百会。膺中肺输，为胸气之街，胸中有气，止于膺与背输。营阴卫阳相随而行，上下表里相贯，如环无端，流注不休。猝然遭贼风邪气及大寒的侵袭，邪气客于头面四肢，致三阴经、三阳经气血相输之道阻遏不通，那么营卫之气由何得还回？"四肢者，诸阳之本也（《阳明脉解》）"。"阴者主脏，阴受气于五脏"；"阳者主府，阳受气于四末"。四肢是诸阳汇聚的地方，是三阳经脉气的本始。营血主于五脏，三阴经从五脏受得营血之气。卫气主于六腑，三阳经从四末受得阳气。三阴经三阳经会于头面手足腕踝处，故四末乃阴阳之大会，是阴阳之气运行的大络。胸、腹、头、胻四街是脉气循行的道路，邪气大寒客于四末，先客络脉，络脉虽壅，内里大经尚通，故气相输如环。寒邪解除，脉阴阳之道复得相输如故。

【相关医经选读】

　　黄帝问岐伯曰：余闻刺法于夫子，夫子之所言，不离于营卫血气。夫十二经脉者，内属于腑脏，外络于支节，子乃合之于四海何乎？血，谓十二脉中血也。气，谓十二脉中当经气也。平按：《灵枢》"问"下有"于"字；"支"作"肢"；"四海"下无"何"字。**岐伯曰：人亦有四海十二经水。十二经水者，皆注于海。海有东西南北，命曰**

四海。黄帝曰：以人应之奈何？岐伯曰：人亦有四海。黄
帝曰：请闻人之四海。岐伯曰：人有髓海，有血海，有气
海，有水谷之海，凡此四者，所以应四海者也。十二经水
者，皆注东海，东海周环，遂为四海。十二经脉皆归胃海，
水谷胃气环流，遂为气血髓骨之海故也。水谷之海，比于
东海也。平按：《灵枢》"以人应之奈何"下，无"岐伯曰：
人亦有四海。黄帝曰：请闻人之四海"十七字。**黄帝曰：
远乎哉！夫子之合人天地四海也，愿闻应之奈何？岐伯曰：
必先明知阴阳表里营输所在，四海定矣。**胃脉以为阳，表
也；手太阴、足少阴脉为阴，里也；冲脉为十二经脉及络
脉之海，即亦表亦里也。平按："营"，《灵枢》作"荥"。
**黄帝曰：定之奈何？岐伯曰：胃者为水谷之海，其输上在
气街，下至三里；**胃盛水谷，故名水谷之海。胃脉，足阳
明也。足阳明脉过于气街、三里，其气上下输此等穴也。
平按：《甲乙》"输"作"腧"，下同，不再举。**冲脉者，为
十二经之海，其输上在于大杼，下出于巨虚之上下廉；**冲脉
管十二经脉。大杼是足太阳、手太阳脉所发之穴。巨虚上下
廉，则足阳明脉所发之穴。此等诸穴，皆是冲脉致气之处，
故名输也。**膻中者，为气之海，其输上在柱骨之上下，前在
于人迎；**膻，胸中也，音檀。食入胃已，其气分为三道，有
气上行经隧，聚于胸中，名曰气海，为肺所主。手阳明是肺
腑脉，行于柱骨上下，入缺盆，支者上行至鼻，为足阳明，
循颈下人迎之前，皆是膻中气海之输也。**脑为髓之海，其输**

上在其盖，下在风府。**胃流津液，渗入骨空，变而为髓，头中最多，故为海也。是肾所生，其气上输脑盖百会之穴，下输风府也。黄帝曰：凡此四海者，何利何害？何生何败？岐伯曰：得顺者生，得逆者败；知调者利，不知调者害。得生得败，言逆顺，天也；为利为害，言调不，人也。**

——《太素》卷五《四海合》

按：五脏阴气行脉内，走三阴，六腑阳气行脉外，走肌肤腠理。营阴卫阳相随为和，清浊相干则为逆。刺法之要在于调和营阴卫阳。十二经脉，阴脉属五脏络六腑，阳脉属六腑络五脏，内外相连，表里相合，气血周流不休，如环无端。人法自然，也有四海十二经脉，合于自然界十二水。人有髓海、血海、气海、谷海，以应自然界之四海。刺法不离营卫气血，所以需先明五脏阴脉为里，营血行于脉内；六腑阳脉为表，卫气行于脉外。还须知每经之腧穴。胃为水谷之海，其气上输气街，下至三里。输，送也，聚也。胃脉，足阳明也。五脏六腑皆禀气于胃。胃足阳明脉过于气街、三里、其气上行输于此，故胃足阳明脉为水谷之海。脉者血之府。冲脉主管十二经脉，为十二经脉之海，其气上输于大杼，下出于巨虚之上下廉。大杼是足太阳、手太阳脉气所发之穴，巨虚上下廉，则足阳明脉气所发之穴，其气出于胃。十二经脉皆归胃海，水谷胃气环流，遂为气血髓骨之海。水谷之海，环注十二经脉，周流不休，比之于十二经水，皆注于海，周环不休。饮食入胃，清津上行，浊阴下行。上行走于脉内者为营血，行于脉外者为卫气，聚而不行，积于胸中者，命曰气海。膻中，为气之海。出于肺，循喉咙，呼则出，吸则入。其输上在柱骨之上下，前在于人迎。脑为髓海。胃流津液，渗入骨空，变而为髓，头中最多，故为海也。是肾所生，其气上输脑盖百会之穴，下输风府。

冲脉者，经脉之海也，主渗灌溪谷，阳明以为脏腑海。冲脉血气壮盛，故为经脉之海，主渗灌骨肉会处，益其血气。**与阳明合于筋阴，总宗筋之会，会于气街，而阳明为之长，皆属于带脉而络于督脉。**冲脉与阳明二脉合于阴器，总聚于宗筋，宗筋即二核及茎也，复会于左右气街，以左右阳明为主，共属带脉，仍络于督脉，以带脉为控带也。平按："筋阴"，《素问》《甲乙经》作"宗筋阴阳"四字。"气街"《甲乙经》作"气冲"。

——《太素》卷十三《带脉》

按：冲脉为经络之海，其气源于胃阳明。足阳明，胃脉也。胃者，五脏六腑之海也。五脏六腑皆禀气于胃。故冲脉血气壮盛，为经脉之海，主渗灌骨肉会处，益其血气，与手足阳明二脉合于阴器，总聚于宗筋，复会于左右气街，以左右阳明为主，共属带脉，仍络于督脉，以带脉为控带。

岐伯曰：冲脉者，十二经之海也，与少阴之大络起于肾下，出于气街，循阴股内廉，邪入腘中，循胫骨内廉，并少阴之经，下入内踝之后，入足下；其别者，邪入踝，出属跗上，入大指之间，注诸络以温足胫，此脉之常动者也。少阴正经，从足心上内踝之后，上行循胫向肾。冲脉起于肾下，与少阴大络下行出气街，循胫入内踝，后下入足下。按《逆顺肥瘦》少阴独下中云："注少阴大络。"若尔，则冲脉共少阴常动也。若取与少阴大络俱下，则是冲脉常动，少阴不能动也。平按：《甲乙经》"邪"作"斜"；"胫骨"作"胕骨"；"足胫"作"足跗"。注"少阴正经"，袁刻"经"作"阴"。黄帝曰：营卫之行也，上下相贯，如环之毋端。今有其卒然遇邪气，及逢大寒，手足懈惰，其脉阴阳之道，相输之会，行相失也，气何由得还？营行手太阴，下至手大指、次指之端，回为手阳明，上行至头，下足阳明，如此十二经脉，阴阳相贯，如环无端也。卒有邪气及寒，客于四肢，阴阳相输之道不通，何由还也？平按："营卫"，《甲乙经》作"卫气"；"懈惰"作"不随"。"得还"，"得"字《灵枢》《甲乙经》均无。岐伯曰：夫四末阴阳之会者，此气之大络也。四街者，气之径也。故络绝则经通，四末解则气从合，相输如环。四末，谓四肢，身之末也。四街，谓胸、腹、头、胻脉气道也。邪气大寒客于四末，先客络脉，络脉虽壅，内经尚通，故气相输如环，寒邪解已，复得通也。平按："气之径"，《灵枢》作

"气之径路"，《甲乙》作"气之经"，注："经，一作径。"正统本《甲乙经》作"径"。"相输"，袁刻作"相辅"，注同。**黄帝曰：善。此所谓如环之毋端，莫知其纪，终而复始之谓也。**述其所解。

——《太素》卷九《脉行同异》

按：冲脉为十二经之海，与足少阴之大络起于肾下，出于气街，循阴股内廉，斜入腘中，下入内踝之后，入足下。其别者，斜入踝，出跗上入大趾之间，注诸络以温足、胫。营出中焦，入五脏走脉内；卫出上焦，行脉外肌肤腠理。卫气天亮日阳的时候携营血由内而外，由手三阳经上头合足三阳经，再由足三阳经下行，夜阴的时候随营阴由外而内，入五脏。营阴卫阳相随而行，上下表里相贯，如环无端，流注不休。猝然遭贼风邪气及大寒的侵袭，贼邪客于头面四肢，致三阴经、三阳经气血相输之道阻遏不通，那么，营卫之气由何得还？三阴经从五脏受得营血阴气，三阳经从四末受得阳气。三阴经、三阳经会于头面手足腕踝处，故四末乃阴阳之大会，是阴阳之气运行的大络，胸、腹、头、胻四街是脉气循行的道路，邪气大寒客于四末，先客络脉，络脉虽壅遏不通，但其内经脉尚通，故气相输如环。寒邪解除，脉阴阳之道复得相输。

请言气街：街，道也。补泻之法，须依血气之道，故请言之也。**胸气有街，腹气有街，头气有街，胻气有街。**胸、腹、头、胻四种，身之要也。四处气行之道，谓之街也。平按："胻"，《灵枢》作"胫"，《甲乙经》作"骱"。**故气在头者，止之于脑**，脑为头气之街，故头有气，止百会也。平按："止"，《甲乙经》作"上"，下同。**气在胸者，止之膺与背输。**膺中肺输，为胸气之街，故胸中有气，取此二输也。平按：《甲乙经》"胸"下有"中"字。**气在腹者，止之于背输与冲脉于脐左右之动者。**脾输及脐左右冲脉，以为腹气之街，若腹中有气，取此二输也。平按："动"下《灵枢》《甲乙经》有"脉"字。**气在胻者，止之于气街与承山踝上下。**三阴气街，并与承山至踝上下，以为胻气之街，若胻有气，取此三处也。平按："上下"，《灵枢》《甲乙经》作"上以下"。

——《太素》卷十《经脉标本》

按：胸、腹、头、胻四处，行气之要道，谓之气街。脑为头气之街，故头有气，止百会。膺中肺输，为胸气之街，故胸中有气，止于膺与背输。背输与冲脉在脐左右的动脉，为腹气之街，腹中有气取之于此。三阴气街并与承山至踝上下，为胻气之街，胻有气取之于此。

第八节　三阴脉三阳脉标本、根结

　　三阴脉、三阳脉的标本、根结，与五脏阴气、六腑阳气的运行终始相关。六腑纳谷生津液，化而赤者为血，营血起于中焦行于脉中，内即入于五脏，资其血气，外则行于分肉、经络肢节，一日一夜行五十周，以营于身。就其功能来说曰营气、荣气；就其来源来说，营血虽然源自胃纳水谷，但营血入五脏并将五脏的功能携将出来，通过经脉流注于四肢百骸以养周身。血液能营周身，乃是因其携五脏之功能。又因五脏法地为阴，血液走内里的脉络之内，故营血之气又曰阴气。六腑化谷生津液，经过上焦泌津液，如雾露之溉，其动剽悍滑急，浮行脉外而不入经脉之中，昼从于目，行于四肢分肉之间二十五周，夜行五脏二十五周，一日一夜行五十周，以卫于身。就其功能来说，能温煦肌肤、抵御病邪，故曰卫气；就其运行特点来说，其浮行脉外而不走经络之内，其动滑悍慓疾，曰浮气、悍气；就其来源来说，源自六腑，六腑法天为阳，阳热性动，故又曰阳气。营血阴气，六腑阳气皆源自胃纳水谷化津液。五脏六腑在人体之内，但其气发于外。营气出五脏，其气由三阴经发于外；卫气出六腑，其气由三阳经发于外。发于外则行有路径，出入有标本。故经云："阳者主腑，阳受气于四末。"阳气主于六腑，三阳经从四末受得阳气。阳气虽然出自六腑，但其气发于外，聚于头面四末，四末为诸阳之会，故言诸阳经受气于四末。人体四末为阳经之气在肌表之本。又经云："阴者主脏，阴受气于五脏。"营血主于五脏，三阴经从五脏受得阴气，则阴经之本在五脏。然而阴经、阳经合于人的手足腕踝之处，五脏之气发于外者，也自手足始，故阴经的本也在手足。杨上善注曰："血气所出，皆从脏腑而起，今六经之本皆在四肢，其标在腋肝输以上，何也？然气生虽从腑脏为根，末在四肢，比天生物，流气从天，根成地也。"（《太素》卷十《经脉标本》）五脏气发五输，五五二十五输；六腑气发六输，六六三十六输。杨上善云："以所出为井，此为根者，井为出水之处，故根即井也。"（《太素》卷十《经脉根结》）五脏六腑之气，发于体表手足腕踝之处曰井，脉气流注聚结之处曰结，所极之末曰标。

足太阳之本，在跟以上五寸中，标在两缓命门。命门者，目也。

足少阳之本，在窍阴之间，标在窗笼之前。窗笼者，耳也。

足阳明之本，在厉兑，标在人迎颊下，上侠颃颡。

足太阴之本，在中封前上四寸之中，标在背输与舌本。

足少阴之本，在内踝下二寸中，标在背输与舌下两脉。

足厥阴之本，在行间上五寸所，标在背输。

手太阳之本，在外踝之后，标在命门之上三寸。

手少阳之本，在小指、次指之间上二寸，标在耳后上角下外眦。

手阳明之本，在肘骨中上至别阳，标在颊下合于钳上。

手太阴之本，在寸口之中，标在腋内动脉。

手少阴之本，在兑骨之端，标在背输。

手心主之本，在掌后两筋之间二寸中，标在腋下三寸。心手少阴脉为何没有腧穴呢？这是因为，少阴，是心脉。心为五脏六腑之大主，精神之舍。邪不能客于心，邪客心则心伤神去，人神去则死。邪只能客于心包络。

凡候此十二经，根在手足，标在头和胸腹。诸本阳虚，则为手足寒厥；诸本阳盛，则为手足热厥；诸标阴虚，则为眩冒；诸标阴盛，则头项热痛。所以知十二经标、本如果盛实，则泻而止之；标、本如果虚衰，则引而补之。

【相关医经选读】

黄帝曰：五脏者，所以藏精神魂魄也。肾藏精也，心藏神也，肝藏魂也，肺藏魄也。脾藏意智为五脏本，所以不论也。**六腑者，所以受水谷而行化物者也。**胆之腑，唯受所化木精汁三合，不能化物也，今就多者为言耳。平按："行化"，《甲乙经》无"行"字。**其气内入于五脏，而外络肢节。**六腑谷气，化为血气，内即入于五脏，资其血气，外则行于分肉、经络肢节也。平按："入于"二字《灵枢》作"干"，《甲乙经》作"循"。**其浮气之不循经者，为卫气；其精气之行于经者，为营气。**六腑所受水谷，变化为气，凡有二别：起胃上口，其悍气浮而行者，不入经脉之中，昼从于目，行于四肢分肉之间二十五周，夜行五脏二十五周，一日一夜行五十周，以卫于身，故曰卫气；其谷之精气，起于中焦，亦并胃上口行于脉中，一日一夜亦五十周，以营于身，故曰营气也。**阴阳相随，外内相贯，如环之无端，混乎孰能穷之？**浮气为阳为卫，随阴从外贯内；精气为阴为营，随阳从内贯外也。阴阳相贯成和，莫知终始，故如环无端也。平按："混乎"，《灵枢》《甲乙经》作"亭亭淳淳乎"。**然其分别阴阳，皆有标本虚实所离之处。**夫阴阳之气在于身也，即有标有本，有虚有实，有所历之处也。**能别阴阳十二经者，知病之所生。**十二经脉有阴有阳，能知十二经脉标本所在，则知邪入病生所由也。**知候虚实之所在者，能得病之高下。**十二经脉，上实下虚病在下，下实上虚病在其上，虚实为病，高下可知也。平按：《灵枢》《甲乙经》无"知"字。**知六腑之气街者，能解经结挈绍于门户。**街，六腑气行要道也。门户，输穴也。六腑，阳也。能知六腑气行要道，即能挈继输穴门户解结者也。绍，继也。平按："解"上，《灵枢》《甲乙经》有"知"字。"经结挈"，《灵枢》作"结契"二字，《甲乙经》作"结"，无"经挈"二字。**能知虚实之坚耎者，知补泻**

之所在。知虚为㮚，知实为坚，即能泻坚补㮚也。㮚，而免反，柔也。平按:《甲乙经》无"能"字。"实"，《灵枢》作"石"。"㮚"，《灵枢》作"软"，《甲乙经》作"濡"。**能知六经标本者，可以无惑于天下。**三阴三阳，故曰六经也。标本则根条。知六经脉根条，则天下皆同，所以不惑者也。

岐伯曰：**博哉，圣帝之论！臣请尽意悉言之。**赞帝所知极物之理也。尽意，欲穷所知也。悉言，欲极其理也。平按:《甲乙经》无"尽意"二字。**足太阳之本，在跟以上五寸中，标在两缓命门。命门者，目也。**血气所出，皆从脏腑而起，今六经之本皆在四肢，其标在掖肝输以上，何也？然气生虽从腑脏为根，末在四肢，比天生物，流气从天，根成地也。跟上五寸，当承筋下，足跟上，是足太阳脉为根之处也。其末行于天柱，至二目内眦，以为标末也。肾为命门，上通太阳于目，故目为命门。缓，大也，命门为大故也。平按:"缓"，《灵枢》《甲乙经》作"络"。**足少阳之本，在窍阴之间，标在窗笼之前。窗笼者，耳也。**足少阳脉为根在窍阴，其末上出天窗，支入耳中，出走耳前，即在窗笼之前。以耳为身窗舍，笼，音声，故曰窗笼也。**足阳明之本，在厉兑，标在人迎颊下，上侠颃颡。**足阳明之为根厉兑，其末上至人迎颊下也。平按:《甲乙经》"颊下，上侠"作"上侠"二字，《灵枢》无"下""上"二字。**足太阴之本，在中封前上四寸之中，标在背输与舌本。**足太阴脉出足大指端内侧，行于内踝下微前商丘，上于内踝，近于中封。中封虽是厥阴所行，太阴为根，此中封之前四寸之中也。末在背第十一椎两箱一寸半脾输，及连舌本，散在舌下也。平按：《甲乙经》无"上"字。"输"，《灵枢》《甲乙经》均作"腧"，下同，不再举。又按：《灵枢》"足阳明""足太阴"两段在"足厥阴"后。**足少阴之本，在内踝下二寸中，标在背腧与舌下两脉。**足少阴脉起小指下，邪起趣足心，至内踝下二寸为根也。末在背第 [十] 四椎两箱一寸半肾输，及循喉咙，侠舌本也。平按："二寸"，《灵枢》《甲乙经》作"上三寸"。注"第四椎"，据本书《气穴篇》及《灵枢·背腧篇》，应作"第十四椎"。"一寸半"袁刻误作"一尺半"。又按：《甲乙经》"足少阴"一段在"足少阳"前。**足厥阴之本，在行间上五寸所，标在背输。**足厥阴脉起于大指丛毛之上，行大指歧内行间上五寸之中为根也。末在背第九椎两箱一寸半肝输也。平按：《甲乙经》"足厥阴"一段在"足太阴"前。**手太阳之本，在外踝之后，标在命门之上三寸。**手太阳脉起于小指之端，循手外侧上腕，出外踝之后为根也。手腕之处，当大指者为内踝，当小指者为外踝也。其末在目上三寸也。平按："三寸"，《灵枢》《甲乙经》均作"一寸"。**手少阳之本，在小指、次指之间上二寸，标在耳后上角下外眦。**手少阳脉起于小指、次指之端，上出两指间上二寸之中为根也。末在耳后完骨下、发际上，出耳上角，下至外眦也。平按："二寸"，《甲乙经》作"三寸"。注"出两指间"，"出"字袁刻作"在"。**手阳明之本，在肘骨中，上至别阳，标在颊下合于钳上。**手阳明脉起大指、次指之端，循指上廉至肘外廉骨中，上至背臑，背臑手阳明络，名曰别阳，以下至肘骨中，为手阳明本也。末在颊下一寸，人迎后，扶突上，名为钳。钳，颈铁也，当此铁处，名为钳上。渠廉反。平按："颊"，《灵枢》作"颜"，《甲乙经》作"腋"。**手太阴之本，在寸口之中，标在掖内动脉。**手太阴脉出大指、次指之端，上至寸口为根也。末在掖下天府动脉也。平按："掖"，《灵枢》《甲乙经》作"腋"。"内动脉"，《灵枢》"脉"作"也"，《甲乙经》"内"上有"下"字。**手少阴之本，在兑骨之端，标在背输。**手少阴脉出于手小指之端，上至腕后兑骨之端神门穴为根也。末在于背第五椎下两傍一寸半心输。问曰：少阴无输，何以此中有输？答曰：少阴无输，谓无五行五输，不言无背输也，故此中有背输也。若依《明堂》，少阴有五输，如别所解也。平按："兑"，《灵枢》作"锐"。注"末在于背"，袁刻脱"于"字。"答曰：少阴无输"，袁刻"无"作"天"。**手心主之本，在掌后两筋之间二寸中，标在掖下三寸。**手心主脉出中指之端，上行至于掌后两筋之间，间使上下二寸之中为根也。末在掖下三寸天池也。平按：《甲乙经》无"二寸中"三字。《灵枢》"掖"下，重"下"字。**凡候此者，下虚则厥，下盛则热痛；上虚则眩，上盛则热痛。**此，谓本标也。下则本也，标即上也。诸本阳虚者，手足皆冷为寒厥；诸本阳盛，则手足热痛为热厥也。诸标阴虚，则为眩冒；诸标阴盛，则头项热痛也。平按：《甲乙经》"下虚"上有"主"字。"下盛则热痛"，《灵枢》《甲乙》均无"痛"字。**故实者绝而止之，虚者引而起之。**阴阳盛实，绝泻止其盛也。阴阳虚者，引气而补起也。平按："实"，《灵枢》作"石"。

——《太素》卷十《经脉标本》

按：五脏，藏五精舍五神。肝藏血舍魂，心藏脉舍神，肾藏精舍志，肺藏气舍魄，脾藏营舍意。六腑化谷生津液，中焦泌津液化而赤为营血，并胃上口行于脉中，内即入于五脏，资其血气，经络肢节，一日一夜行五十周，以营于身，曰营气。上焦泌津液，如雾露之溉，其动剽悍滑急，浮行脉外而不入经脉之中，昼出于目，行于四肢分肉之间二十五周，夜行五脏二十五周，一日一夜行五十周，以卫于身，曰卫气。营卫之气阴阳相随，内外相贯，如环无端。气分阴阳。阳气出六腑，走三阳经；阴气出五脏，走三阴经。然营阴卫阳二气，行有本标。阳气主于六腑，三阳经从四末受得阳气，所以阳经之本在四末。营血主于五脏，三阴经从五脏受得阴气，所以阴经之本在五脏。三阴经属五脏，为里、阴，行营气；三阳经属六腑为表、阳，行卫气。表实者里必虚，里实者表必虚，病之常也。"邪气盛则实，精气夺则虚。""有者为实，无者为虚。"邪加于营为血实，邪加于气为气实。气实则血虚，血实则气虚，阴阳之理也。所以，须知五脏阴经走营血为阴在里，六腑发阳气为阳在表。阴经、阳经皆有标有本，能知十二经脉标本所在，则知邪入病生所由。邪并于气则气实血虚，并于血则血实气虚。十二经脉，上实下虚病在下，下实上虚病在其上，虚实为病，高下可知。六腑发阳气，阳卫之气行脉外三阳经所在区域，主表。胸、腹、头、胻，为三阳经脉气出行之要道，门户，谓之气街。所以，知六腑阳气往来的气街，就掌握了从门户解开经络聚结的关键。知虚为软，知实为坚，即能知泻坚补软之所。知道了标本、虚实，则可以无惑。

岐伯曰：天地相感，寒煖相移，阴阳之道，孰少孰多？ 推前后皆有其问，此中义例须说，岐伯即亦不待于问也。二仪之气交泰，故曰相感。阴盛移为阳，阳盛移为阴，故阴阳之气不可偏为多少也。平按："煖"，《灵枢》作"暖"，《甲乙经》作"热"。注"岐伯"二字，袁刻脱。**阴道偶而阳道奇，**阳为天道，其数奇也；阴为地道，其数偶也。**发于春夏，阴气少而阳气多，阴阳不调，何补何泻？** 有病发于春夏，春夏阳多阴少，是为阴阳不调，若为补泻也？**发于秋冬，阳气少而阴气多，阴气盛而阳气衰，则茎叶枯槁，湿而下溜，阴阳相移，何补何泻？** 有病发于秋冬，秋冬阴多阳少，阳气衰故茎叶枯槁，阴气盛故津液归根，是亦阴阳相移，多少不同，若为补泻也？平按："湿而下

322

涊"，《灵枢》《甲乙经》作"湿雨下归"。考"涊"与"浸"同，渍也。**奇邪离经，不可胜数**，风寒暑湿，百端奇异，侵经络为病，万类千殊，故不可胜数也。离，历也。**不知根结五脏六腑，折关败枢开阖而走，阴阳大失，不可复取。**根，本也。结，系也。人之不知根结是脏腑之要，故邪离经脉，折太阳骨节关，亦败少阳筋骨维枢，及开阳明之阖，胃及太阳气有失泄也。良以不知根结，令关枢阖不得有守，故阴阳失于纲纪，病成不可复取也。平按：注"骨节关"，"关"字袁刻误作"开"。又"关枢阖"袁刻误作"开枢阖"。**九针之要，在于终始，故知终始，一言而毕，不知终始，针道绝灭。**终始，根结也。知根结之言，即一言也。平按："要"字上，《灵枢》有"玄"字。"故知"，《灵枢》作"故能知"，《甲乙经》作"能知"；"绝灭"，《灵枢》作"咸绝"，《甲乙经》作"绝矣"。

　　太阳根于至阴，结于命门。此太阳根结与标本同，唯从至阴上跟上五寸为本有异耳。平按："命门"下，《灵枢》《甲乙经》有"命门者目也"五字。**阳明根于厉兑，结于颡大。颡大者，钳耳也。**此与标本终始同也。平按："颡大"，《甲乙经》作"颃颡"。**少阳根于窍阴，结于窗笼。**亦与标本同也。平按："窗笼"下，《灵枢》有"窗笼者耳中也"六字，《甲乙经》同，惟无"中"字。**太阳为关，阳明为阖，少阳为枢。**三阴三阳之脉，为身为门，营卫身也。门有三种：一者门关，比之太阳；二者门扉，比之阳明；三者门枢，比之少阳也。平按："为关"，《灵枢》《甲乙经》均作"为开"，说见前《阴阳合篇》。注"身"上所缺二字，谨拟作"脉于"二字。**关折则肉节殰而暴疾起矣，故暴病者取之太阳，视有余不足。**殰者，肉宛燋而弱。太阳主骨气为关，故骨气折，肉节内败。殰，音独，胎生内败曰殰。肉节内败，故暴病起。暴病起者，则知太阳关折，所以调太阳也。平按："殰"，《灵枢》作"渎"，《甲乙经》作"渍缓"二字。"肉宛燋"，《灵枢》作"皮肉宛膲"，《甲乙经》作"皮肉缓膲"。注"骨气折"下，袁刻脱"肉节内败"四字。**阖折则气无所止息而痿疾起矣，故痿疾者取之阳明，视有余不足。**阳明主肉主气，故肉气折损，则正气不能禁用，即身痿厥，痿而不收，则知阳明阖折也。平按："疾"，《甲乙经》作"病"。平按：注"要"下，别本有"用"字。**无所止息者，谓真气稽留邪气居之。**能止气不泄，能行气滋息者，真气之要也。阳明阖折，则真气稽留不用，故邪气居之，痿疾起也。平按：注"要"下，别本有"用"字。**枢折则骨繇而不安于地，故骨繇者取之少阳，视有余不足。**少阳主筋，筋以约束骨节。骨节气弛，无所约束，故骨摇。骨摇，则知少阳枢折也。平按：《甲乙经》"繇"作"摇"；"不安"作"不能安"。**骨繇者，节缓而不收。所谓骨繇者，摇也，当覈其本。**骨节缓而摇动。覈，音核。诊候研覈，得其病源，然后取之也。平按："不收"下，《甲乙经》有"者"字，无"骨繇者"及"所谓骨繇者摇也"

十字。"覈",《灵枢》作"穷"。**太阴根于隐白,结于太仓。**隐白,足大指端。太仓,在腹中管穴,与标本不同。平按:"隐白",《甲乙经》作"阴白",恐误。注"中管"上所缺一字,袁刻作"脘",按:中管穴,本书作中管,《甲乙经》作中脘,即太仓穴,在上脘下一寸,居心蔽骨与脐之中,乃任脉腹自鸠尾十五穴之一,谨拟作"腹"。**少阴根于涌泉,结于廉泉。**少阴先出涌泉为根,行至踝下二寸中为本,上行至结喉上廉泉为结,上至舌本及肾输为标,有此不同也。平按:"涌",《灵枢》《甲乙经》作"湧"。注"上至舌本",袁刻"上"作"止"。**厥阴根于太敦,结于玉英,络于膻中。**厥阴先出大敦为根,行至行间上五寸所为本,行至玉英膻中为结,后至肝输为标,有此不同也。平按:"终",《灵枢》《甲乙经》作"络"。"厥阴"一段《甲乙经》在"少阴"之前。**太阴为关,厥阴为阖,少阴为枢。**门有二种,有内门外门,三阴为内门,三阳为外门。内门关者,谓是太阴;内门阖者,谓是厥阴;内门枢者,谓是少阴也。平按:"关",《灵枢》《甲乙经》作"开",下同,说见前。**关折则仓廪无所输鬲洞者,取之太阴,视有余不足,故关折者气不足而生病。**太阴主水谷以资身肉,太阴脉气关折,则水谷无由得行,故曰仓无输也。以无所输,膈气虚弱,洞泄无禁,故气不足而生病也。平按:《灵枢》《甲乙经》"鬲"作"膈";"洞"下复有"膈洞"二字。**阖折则气施而喜悲,悲者取之厥阴,视有余不足。**厥阴主筋,厥阴筋气缓纵，则无禁喜悲。平按："施"，《灵枢》作"绝"，《甲乙经》作"弛"。"喜"，《甲乙经》作"善"。**枢折则脉有所结而不通，不通者取之少阴，视有余不足，有结者皆取之。**少阴主骨，骨气有损，则少阴之脉不流，故有所结不通。结，即少阴络结也。平按："皆取之"下，《灵枢》有"不足"二字。**足太阳根于至阴，流于京骨，注于昆仑，入于天柱、飞扬也。**输穴之中，言六阳之脉，流井、荥、输、原、经、合，五行次第至身为极。今此手足六阳，从根至入，流注上行，与《本输》及《明堂流注》有所不同。此中"根"者皆当彼所出，此中"流"者皆当彼所过，唯手太阳流，不在完骨之过，移当彼经阳谷之行，疑其此经异耳。此中"注"者皆当彼行，唯足阳明不当解溪之行，移当彼合下陵，亦谓此经异耳。此中"入"者并与彼不同，六阳之脉皆从手足指端为根，上络行至其别走大络称"入"。入有二处，一入大络，一道上行至头入诸天柱，唯手足阳明至颈，于前人迎、扶突。《流注》以所出为井，此为根者，井为出水之处，故根即井也。天柱，侠项大筋外廉陷中，足太阳之正经也。飞阳在足外踝上七寸，足太阳之大络也。平按："流"，《灵枢》作"溜"，下同，不再举。注"称入，人"三字，袁刻空三格。**足少阳根于窍阴，流于丘墟，注于阳辅，入于天容、光明也。**天容在耳下曲颊后，足少阳正经也。光明在外踝上七寸，足少阳大络也。平按："窍阴"，《甲乙经》作"窍阳"。**足阳明根于**

厉兑，流于冲阳，注于下陵，入于人迎、丰隆也。人迎在结喉傍大脉动应手，足阳明正经也。丰隆在足外踝上八寸骭外廉陷者中，足阳明之大络也。**手太阳根于少泽，流于阳谷，注于少海，入天窗、支正也。**天窗在曲颊下扶突后动应手陷者中，手太阳之正经也。支正在腕后五寸，手太阳之大络也。平按："阳谷"，《甲乙经》作"旸谷"。**手少阳根于关冲，流于阳池，注于支沟，入天牖、外关也。**天牖在颈，缺盆上，天容后，天柱前，完骨下，发际上，手少阳正经也。外关在腕后三寸空中一寸，手少阳之大络也。**手阳明根于商阳，流于合谷，注于阳溪，入扶突、偏历也。**扶突在曲颊下一寸人迎后，手阳明正经也。偏历在腕后三寸，手阳明之大络也。**此所谓根十二经者，盛络者皆当取之。**此根入经，唯有六阳；具而论者，更有六阴之脉，言其略耳。此谓根者，皆是正经，循此十二正经，傍有络脉血之盛者，皆当其部内量而取之。平按：《灵枢》《甲乙经》无"根"字。"盛络"，《甲乙经》作"络盛"。

——《太素》卷十《经脉根结》

按：天地相感，寒暑相移。春夏为阳，病发于春夏，则阳多阴少；秋冬为阴，病发于秋冬，则阴多阳少，如此阴阳不调，补泻若何？风寒暑湿，百端奇异，侵经络为病，万类千殊，不可胜数。离经，即侵犯经络。《玉篇·隹部》："离，遇也。"《字汇·隹部》："离，遭也。与罹同。"所以，不知五脏气发三阴经，六腑气发三阳经，三阴经三阳经根在于下，气结于上，则太阳关折、少阳枢败、阳明阖开，令关、枢、阖不得有守，阴阳失于纲纪，病成不可复治。九针之要，在于知经络的终始，标本。不知经络终始，则针道绝灭。

膀胱足太阳脉，根于至阴，结于命门。太阳为关。《说文·门部》："关，以木横持门户也。"关，俗所谓门闩。门关，喻膀胱足太阳脉主禁津液及毛孔开阖，其功能如门之门闩。太阳主表在外，其气在肌肤腠理，太阳失禁，则贼邪客之，故多暴疾。邪郁于腠理，则肉节溃败。故暴病者取之太阳，视有余不足。足太阳根于至阴，流于京骨，注于昆仑，入于天柱、飞扬。手太阳根于少泽，流于阳谷，注于少海，入天窗、支正。

胃足阳明脉根于厉兑，结于颡大。阳明为阖。《尔雅·释言》："阖谓之扉。"杨注云："谓是门扉，主关闭也。""阳明者，五脏六腑之海也，主润宗筋。宗筋者，束肉骨而利机关。"（卷十《带脉》）阳明主于水谷，以资五脏六腑，养四肢百骸。阖折则阳明失其主，肉不生，气不足，无肉无气不能束骨而利筋骨，则痿疾起矣，故痿疾者取之阳明，视有余不足。足阳明根于厉兑，流于冲阳，注于下陵，入于人迎、丰隆。手阳明根于商阳，流于合谷，注于阳溪，入于扶突、偏历。

胆足少阳脉根于窍阴，结于窗笼。少阳为枢。《说文·木部》:"枢,户枢也。"即门的转轴。杨注云:"胆足少阳脉主筋,纲维诸骨,令其转动,故为枢也。"枢折则少阳失其主,筋无以约束骨节。骨节气弛,无所约束,故骨摇不安于地。骨摇者取之少阳,视有余不足。足少阳根于窍阴,流于丘墟,注于阳辅,入于天容、光明。手少阳根于关冲,流于阳池,注于支沟,入于天牖、外关。

脾足太阴脉根于隐白,结于太仓。太阴为关。阳明胃为五脏六腑之海,太阴与阳明相为表里,太阴助阳明行津液。水谷津液大行,则得资身肉,四肢得用。故内三阴经中太阴为关。太阴脉气失其所主曰关折。关折则仓廪胃所纳水谷无由得行,故病为膈气虚弱,洞泄无禁。关折脾气不足所生病,取之太阴,视有余不足。

肾足少阴脉根于涌泉,结于廉泉。少阴为枢。少阴主骨,骨气有损,则少阴之脉不流,故有所结不通。故不通者取之少阴,视有余不足。

厥阴根于太敦,结于玉英,络于膻中。厥阴为阖。厥阴主筋,厥阴筋气缓纵,则无禁喜悲,故悲者取之厥阴,视有余不足。

第六章　三阴脉发五脏气

第一节　肺手太阴脉病治

人以食生。饮食入胃，化生津液，其清者上行，入中焦化而赤为营血，营血出五脏，走脉内，行三阴经；五脏、营血、三阴经，为阴，在内。津液入上焦化而为卫气，卫气出六腑，行脉外，走三阳经所在区域。六腑、卫气、三阳经，为阳，在外。营阴卫阳相随乃为和。五脏六腑之善恶，皆由血脉变现于寸口。人之死生，血气阴阳先现于经脉，动于脉口，所以候经脉脉口可以决死生、别百病。五脏六腑的功能通过三阴经、三阳经发于外，其腧穴为应。故五脏气出五输，五五二十五输；六腑气出六输，六六三十六输。十二经脉之气，所出为井、所溜为荥、所注为输、所行为经、所入为合。

十二经脉皆有动，"而手太阴、足少阴、阳明独动不休"（《太素》卷九《脉行同异》），不常动之脉猝然而动者，乃为邪所犯。"脉之卒然动者，皆邪气居之，留于本末，不动则热，不坚则陷且空，不与众同，是以知其何脉之病。"（《太素》卷九《经络别异》）杨注云："十二经脉有卒然动者，皆是营卫之气将邪气入此脉中，故此脉动也。本末，即是此经本末也。络脉将邪入于卫气，卫气将邪入于此脉

333

本末之中，留而不出，故为动也。若邪在脉中，盛而不动，则当邪居处，蒸而热也。"邪犯经脉，则其脉猝然异动；不动的话，则邪居之处蒸而热；邪居之处，热邪盛的话必硬坚；若寒邪盛多，脉陷肉空，与平人不同。以此候之，则知十二经中何经之病。

肺手太阴之脉，起于中焦，为五脏六腑脉气通行之要道。络大肠，上膈属肺。手太阴之本，在寸口之中，标在腋内动脉。其脉异动则病：肺胀满，膨膨然而喘咳，缺盆中痛，甚则交两手而瞀，此为臂厥。主肺所生诸病：咳，上气喘渴，烦心胸满，臑臂内前廉痛厥，掌中热。气盛有余则肩背痛，风寒汗出，中风不洟，数欠。气虚则肩背痛寒，少气不足以息，小便色变。为此诸病，盛则泻之，虚则补之。热盛冲肤，闭而不通者，则刺之摇大其穴，疾出针以泻之。寒痹等在分肉间者，留针经久，待热气集而补之。脉无气血陷于下则灸之。不盛不虚，以本经取之。平人人迎、寸口上下阴阳其动若一，盛的则寸口大三倍于人迎，虚的则寸口反小于人迎。

十二经脉中，手太阴肺、足少阴肾、足阳明胃脉独动不休，是因为什么呢？足阳明，是胃脉。胃为五脏六腑之海。饮食水谷化为营血上注手太阴肺，所谓"气从太阴而行之"，即营血从手太阴肺经开始运行。营血出五脏为阴，阴性静寒。营血的运行，需要胸中气海之气的推动和六腑阳气的温煦。六腑谷气，其不循经者一道走脉外的头面四末、肌肤腠理，一道聚于胸中，积于气海。胸中气海之气呼则推于手太阴，吸则引于手太阴，呼吸不已，手太阴脉口动不止。手太阴脉气，从手寸口上入肺而息，从肺下至手指而屈。肺气循手太阴脉道下手至手指端，还肺之时，是从本脉而还？还是别有脉道而还？肺手太阴脉，起于中焦，中焦泌津液为营血，上入于肺，天亮日阳随阳卫之气由内而外，从脏行至腕后，分为二道：一支上大指次指之端，合手阳明上头。其出也，下腋向手上鱼至少商之时，以乘六腑阳气，如弓弩之发机，比湍流之下岸。一支从少商返回，逆上向肺。从腕后向鱼出大指之端，循大指白肉至本节后太渊穴处，外屈上于本节。从本节以下内屈，与手少阴心主诸络合于鱼际，与数络共为流注，其气滑利，伏行手鱼骨之下，外屈出于寸口，上行于肘内廉，内屈上行臑中，入腋下，内屈入于肺。其虽从本脉而还，因为距离脏腑渐远，脏腑余气衰散，故其行迟微。

　　针刺之道，必须通晓十二经脉的循行终始：手之三阴经，始起于胸，终于手指；手之三阳经，始起手指，终之于头。足之三阳经，始起于头，终之于足；足之三阴经，始起于足，终之于腹。十五络脉，皆从脏腑正经别走。脏有五输，各从井出，留止于合。五脏三阴经行营血，为里；六腑三阳经走卫气，为表。阴经属五脏络六腑；阳经属六腑络五脏，表里阴阳相合。秋冬，阳气从皮外入至骨髓，阴气出至皮外；春夏，阴气从皮外入至骨髓，阳气出至皮外。五脏出营气，营气行脉内；六腑出阳气，阳气行脉外。营卫阴阳之气周流一身，如环无端。一日一夜，营卫各行五十周。经脉行里为深，络脉行表为浅。

肺太阴脉气所发五输：肺出少商，少商者，手大指内侧也，为井；溜于鱼际，鱼际者，手鱼也，为荥；注于太泉，太泉者，鱼后下陷者之中也，为输；行于经渠，经渠者，寸口之中也，动而不居，为经；入于尺泽，尺泽者，肘中之动脉也，为合。

【相关医经选读】

雷公曰：愿卒闻经脉之始生。黄帝曰：经脉者，所以能决死生，人之死生，血气先见经脉，故欲知死生，必先候经脉也。编者按："雷公曰：愿卒闻经脉之始生"及"能"字，《甲乙经》无。处百病，百病所生，经脉由之，欲处分百病，须候经脉也。编者按：注"也"字后衍一"之"字，今删，仁和寺本多衍"之"字，皆径删，不再举。调虚实，不可不通也。人之虚实之气，欲行补泻，须通经脉也。编者按：《灵枢》无"也"字。

肺手太阴之脉，手太阴乃是五脏六腑经脉通行气之要道也。夫阴阳者，变化无方，随物施名，名有多种。肺在西方金位，阴气始生，名为少阴。居腰已上，脏腑之盖，居高而尊，因名太阴，即帝王所主也。经脉与别，壅遏营气，令无所避，故名曰脉也。编者按：注"名有多种"，"多"字，仁和寺本原作"歺"，盖传写之误，今改正。"令"，原钞残缺，仅存上半部"人"字，今据《灵枢·决气》改。**起于中焦**，十二经脉生处，皆称为"起"；所经之处名"出"，亦称"至"、称"注"，此为例也。膈下脐上为中焦也。**下络大肠，还循胃口，上膈属肺**，膈，佳麦反。五脏六腑气相通者，脏脉必络腑属脏，腑脉必[络脏属腑]。编者按：自篇首至此，从仁和寺本补入，以下仍从萧本。**从肺系横出腋下，下循臑内，行少阴心主之前，下肘中，循臂内上骨下廉，入寸口，上鱼，循鱼际，出大指之端；其支者，从腕后直出次指内廉，出其端。是动则病：肺胀满，膨膨然而喘咳，缺盆中痛，甚则交两手而瞀，此为臂厥。是主肺所生病者，咳上气喘渴，烦心胸满，臑臂内前廉痛厥，掌中热。**气盛有余则肩背痛，肺气盛，故上冲肩背痛也。**风寒汗出，中风不浃，数欠。**肺脉盛者则大肠脉盛，天有风寒之时，犹汗出脏中，身外汗少，故曰不浃。祖夹反，谓润洽也。有本作"汗出中风，小便数而欠"。阴阳之气上下相引，故多欠也。平按："不浃数欠"，《灵枢》作"小便数而欠"，《甲乙》同。又："欠"，袁刻误作"次"。注"有本"，袁刻作"本有"。**气虚则肩背痛寒**，盛气冲满，肩背痛也，肩背元气虚而痛也。阳虚阴并，故肩背寒也。平按："肩背"下，原钞重一"背"字，《灵枢》《甲乙经》均不重，疑衍。**少气不足以息，溺色变。**肺以主气，故肺虚少气，不足以息也。大肠脉虚，令膀胱虚热，故溺色黄赤也。溺，音尿。**为此诸病，**手太阴脉气为前诸病也。**盛则泻之，虚则补之，**《八十一难》曰："东方实，西方虚，泻南方，补北方，何谓也？然，金木水火土，当更相平。东方者木也，木欲实，金当平之；火欲实，水当平之；土欲实，木当平之；金欲实，火当平之；水欲实，土当平之。东方者肝也，肝实则知肺虚。泻南方，补北方。南方火者，木之子也；北方水者，木之母也。水以胜火。子能令母实，母能令子虚，故泻火补水，欲令金去不得干木也。"平按：注"欲令金去不得干木也"句，《难经》无"去"字；"干"作"平"。滑注云："金不得平木，'不'字疑衍。"复云："经曰一脏不平，所胜平之。东方肝也，西方肺也，东方实则知西方虚。若西方不虚，则东方安得过实？或泻或补，要亦抑其甚而济其不足，损过就中之道。越人之意，盖谓东方过于实，而西方之气不足，故泻火以抑其木，补水以济其金，是乃使金得与木相停，故曰欲令金得平木也。若曰欲令金不得平木，则前后文义窒碍，竟说不通。使肝不过肺不虚，复泻火补水，不几于实实虚虚耶！"据此，则本注"去"字、"不"字疑衍。原钞"于"字，当系"平"字传写之误。**热则疾之，**热盛冲肤，闭而不通者，刺之摇大其穴，泻也。**寒则留之，**有寒痹等在分肉间者，留针经久，热气当集，此为补也。**陷下则灸之，**经络之中，血气减少，故脉陷下也。火气壮火，宜补经络，故宜灸也。**不盛不虚，以经取之。**《八十一难》云：不盛不虚，以经取之，是谓正经自病，不中他邪，当自取其经。前盛虚者，阴阳虚实，相移相倾，而他经为病。有当经自受邪气为病，不因他经作盛虚。若尔，当经盛虚，即补泻自经，故曰以经取之。**盛者则寸口大三倍于人迎，虚者则寸口反小于人迎**。厥阴少阳，其气最少，故寸口阴气一盛，病在手足厥阴；人迎阳气一盛，病在手足少阳。少阴太阳，其气次多，故寸口阴气二盛，病在手足少阴；人迎阳气二盛，病在手足太阳。太阴、阳明，其气最多，故寸口阴气三盛，病在手足太阴；人迎阳气三盛，病在手足阳明。所以厥阴、少阳，气盛一倍为病；少阴、太阳，二倍为病；太阴、阳明，三倍为病。是以寸口人迎，随阴阳气而有倍数，候此二脉，知于阴阳气之盛也。其阴阳虚衰，寸口人迎反小，准此可知也。

——《太素》卷八《经脉连环》

按：五脏气发三阴经，六腑气发三阳经，五脏六腑之善恶皆通过经脉变先于寸口，故通过诊脉，可以判断疾病是死证还是可治之证。贼风邪气犯三阳，饮食不节，情志失常，色欲失度伤三阴。百病所生，经脉由之。病在三阴，不亟治入五脏；邪犯三阳，不亟治入六腑。故诊经脉可以辨别疾病是在五脏三阴经还是六腑三阳经，是在气还是在血，是在表还是在里。有者为实，无者为虚，表实者里必虚，里实者表必虚，病之常也。知疾病在表还是在里，是虚还是实，则虚者补之，实者泻之。故经脉运行的终始，其气所发之处，不可不通。

　　肺手太阴之脉，乃五脏六腑经脉通行气之要道。经脉生处称为"起"；所经之处名"出"，亦称"至"、称"注"。胃纳水谷生津液，中焦泌津液化而为营血，营血注手太阴肺经入五脏周流全身，故气从太阴始。经气归于肺，肺的鼓动，使全身百脉像潮汐那样波动，使血液由内而外，再由外而内，五脏六腑皆以受气，四肢百骸得以长养。故十二经脉以肺经为首，循序相传，尽于足厥阴肝经而又传于肺，终而复始，是为一周。肺手太阴之脉，起于中焦，下络大肠，上膈属肺。从肺系横出腋下，下循臑内，行少阴心主之前，下肘中，循臂内上骨下廉，入寸口，上鱼，循鱼际，出大指之端；其支者，从腕后直出次指内廉，出其端。手太阴肺脉异常搏动则病：肺胀满，膨膨然喘咳，缺盆中痛，甚则交两手而眩瞀。主肺所生诸病：咳，上气喘渴，烦心胸满，臑臂内前廉痛厥，掌中热。气盛有余则肩背痛，风寒汗出，中风不润泽，数哈欠。肺气虚则肩背痛寒，少气不足以呼吸，以及小便黄赤诸病。盛则泻之，虚则补之。热盛冲肤，闭而不通者，刺之摇大其穴，疾泻之；寒邪留于分肉之间，当留针经久，待热气来集以补之。经络之中，血气减少，脉陷下者，宜补经络，故宜灸之。不盛不虚，以当经取之。太阴、阳明，其气最多，盛者寸口阴气三倍大于人迎，虚者寸口阴气反小于人迎。

黄帝曰：经脉十二，而手太阴、足少阴、阳明独动不休，何也？总问三脉常动之由。平按："太阴"下，《甲乙经》有"之脉"二字，无"足少阴、阳明"五字。岐伯曰：足阳明，胃脉也。胃者，五脏六腑之海也。谷入于胃，变为糟粕、津液、宗气，分为三隧，泌津液注之于脉，化而为血，以营四末，内注五脏六腑，以应刻数，名为营气。其出悍气慓疾，先行四末分肉皮肤之间，昼夜不休者，名为卫气。营出中焦，卫出上焦也。大气抟而不行，名为宗气，积于胸中，命曰气海，出于肺，循喉咙，呼则出，吸则入也。故胃为五脏六腑之海也。平按："足阳明"，《灵枢》作"是明"二字。其清气上注于肺，气从太阴而行之，胃之清气，上注于肺，从手太阴一经之脉上下而行。平按："肺"下，《灵枢》《甲乙经》重"肺"字。其行也，以息往来。其手太阴脉上下行也，要由胸中气海之气，出肺循喉咙，呼出吸入，以息往来，故手太阴脉得上下行。故人一呼脉再动，一吸脉亦再动，呼吸不已，故动而不止。脉，手太阴脉也。人受谷气，积于胸中，呼则推于手太阴，以为二动，吸则引于手太阴，复为二动，命为气海，呼吸不已，故手太阴动不止也。黄帝曰：气之过于寸口也，上焉息？下焉伏？何道从还？不知其极。气，谓手太阴脉气，从手寸口上入肺而息，从肺下至手指而屈。伏，屈也。肺气循手太阴脉道下手至手指端，还肺之时，为从本脉而还？为别有脉道还也？吾不知端极之也。平按："上焉息？

下焉伏"，《灵枢》作"上十焉息，下八焉伏"，《甲乙经》
作"上出焉息，下出焉伏"。**岐伯曰：气之离于脏也，卒如**
弓弩之发，如水之下崖，上于鱼以反衰，其余衰散以逆上，
故其行微。气，手太阴脉气也。手太阴脉气，从胃中焦，
上入于肺，下腋向手上鱼至少商之时，以乘脏腑盛气，如
弓弩之发机，比湍流之下岸，言其盛也。从少商反回，逆
上向肺，虽从本脉而还，以去脏腑渐远，其脏腑余气衰散，
故其行迟微也。平按："卒如"，《灵枢》《甲乙经》作"卒
然如"三字，袁刻作"卒然于"三字。"崖"，《灵枢》作
"岸"；"如水之下崖"，《甲乙经》作"如水岸之下"。"其余
衰散"，《灵枢》《甲乙经》作"其余气衰散"。

——《太素》卷九《脉行同异》

按：三阴经、三阳经，合于手足共十二脉，十二脉皆
有动，但手太阴肺、足少阴肾、足阳明胃脉独动不休，是
因为什么呢？足阳明是胃脉。胃是五脏六腑之海。水谷入
胃，变为糟粕、津液、宗气三道。中焦泌津液注之于脉，
化而为血，以营四末，内注五脏六腑，以应刻数，名为营
气。上焦泌津液出悍气慓疾，先行四末分肉皮肤之间，昼
夜不休，名为卫气。大气抟而不行，名为宗气。宗气积于
胸中，命曰气海，出于肺，循喉咙，呼则出，吸则入。胃
纳水谷，上行者为清，下行者为浊。清阴营血上注于肺，
从手太阴一脉上下而行。其上下行也，要由胸中气海之气，

出肺循喉咙，呼出吸入，以息往来。故宗气呼则推于手太阴，吸则引于手太阴，呼吸不已，手太阴脉动而不止。那么，手太阴脉气，从手寸口上入肺是如何止息？从肺下至手指是如何屈曲而行？肺气循手太阴脉道下手至手指端，还肺之时，是从本脉而还？还是别有脉道而还？岐伯曰：阳主昼，阴主夜。卫气天亮日阳的时候活跃，携营阴由内而外，从三阴经入三阳经。傍晚天黑的时候阳衰而阴主事，卫阳随营血由外而入内。故手太阴脉气即营血之气，天亮在阳卫之气的携带之下，下腋向手上鱼至少商之时，乘脏腑盛气，如弓弩之发机，比湍流之下岸，疾然而出。从少商返回，逆上向肺，虽然是从本脉而还，因为距离脏腑渐远，其脏腑余气衰散，故其行迟微。

黄帝问于岐伯曰：脉之屈折，出入之处，焉至而出？焉至而止？焉至而徐？焉至而疾？焉至而入？六腑之输于身者，余愿尽闻其序。举其五义，问五脏脉行处，并问身之六腑之输。平按："其序"，《灵枢》作"少序"。**别离之处，离而入阴，别而行阳，皆何道从行？愿闻其方。岐伯对曰：窘乎哉问，明乎哉道。**问阴阳二脉离合之处也。平按：《灵枢》"别而行阳"作"别而入阳"；"皆何道从行"作"此何道而从行"；"窘乎哉问"二句，作"帝之所问，针道毕矣"二句。**黄帝曰：愿卒闻之。岐伯曰：手太阴之脉，出于大指之端，内屈循白肉，至本节之后大泉，留以澹；**

以外屈上于本节，手太阴脉，从脏行至腕后，一支上大指、次指之端，变为手阳明脉；其本从腕后上鱼，循鱼际出大指之端，即指端内屈回，循大指白肉至本节后太泉穴处，停留成澹而动，然后外出上于本节也。澹，徒滥反。平按："内屈"，《甲乙经》作"内侧"。"循白肉"，《灵枢》《甲乙经》均作"循白肉际"；"大泉"均作"大渊"，唐人讳"渊"作"泉"，说见前。"留"，《甲乙经》作"溜"。"上于本节"，《甲乙》作"本节以下"。注"一支"袁刻误作"一丈"。"本节后"，袁刻脱"后"字。**以下内屈，与手少阴心主诸络会于鱼际，数脉并注，**上本节已，方从本节以下内屈，与手少阴心主诸络会于鱼际，然后则与数络共为流注也。平按："与手少阴心主诸络"，《灵枢》《甲乙经》作"与诸阴络"。又注"与手少阴"，"与"字袁刻误作"于"。

其气滑利，伏行壅骨之下，外屈出于寸口而行，上至于肘内廉，入于大筋之下，内屈上行臑阴，入掖下，内屈走肺，壅骨，谓手鱼骨也。臑阴，谓手三阴脉行于臑中，故曰臑阴。其脉元出中焦，以是肺脉，上属于肺，今从外还，俱至于肺，故手太阴经，上下常通，是动所生之病，疗此一经也。平按："外屈"下，《甲乙经》无"出"字，注云："一本下有出字。"**此顺行逆数之屈折也。**手太阴一经之中，上下常行，名之为顺。数其屈折，从手向身，故曰逆数也。

——《太素》卷九《脉行同异》

按：脉者血之府。经脉多伏行于分肉之间，常不可见，其可见者，多络脉孙脉。那么，经脉运行的终始，屈曲转折之处，从什么地方出，从什么地方入？到什么地方止息？在什么地方运行的徐缓，在什么地方又运行的快疾？同时，六腑之气发三阳经，其输在肌肤何处？三阳之脉夜而入阴，三阴之脉昼而行阳，都从何道而行？手太阴之脉，日阳天亮的时候由内而外，从脏行至腕后，一支上大指、次指之端，变为手阳明脉；其本从腕后上鱼，循鱼际出大指之端，即指端内屈回，循大指白肉至本节后太泉穴处停留，然后外出上于本节。上本节结束之后，方从本节以下内屈，与手少阴心主诸络会于鱼际，与数络共为流注。从手向肺，回注于肺的脉气滑利，伏行臑骨之下，外屈出于寸口而行，上至于肘内廉，入于大筋之下，内屈上行臑阴，入腋下，内屈走肺。故手太阴一经之中，上下常行，名之为顺。数其屈折，从手向身，名之曰逆。手太阴经，上下常通，其动若一，是为平。而其动不一，是处异常搏动，乃为是动所生之病。

黄帝问于岐伯曰：凡刺之道，必通十二经脉之所终始，手之三阴，始之于胸，终于手指；手之三阳，始于手指，终之于头。足之三阳，始起于头，终之于足；足之三阴，始起于足，终之于腹。平按："经脉"，《灵枢》作"经络"。**络脉之所别起，**十五络脉，皆从脏腑正经别走相入。

平按："别起"，《灵枢》作"别处"。**五输之所留止，**各从井出，留止于合。平按：《灵枢》无"止"字。**五脏六腑之所与合，**五脏六经为里，六腑六经为表，表里合也。平按：《灵枢》无"五脏"二字。**四时之所出入，**秋冬，阳气从皮外入至骨髓，阴气出至皮外；春夏，阴气从皮外入至骨髓，阳气出至皮外。**脏腑之所流行，**脏腑出于营卫二气，流行于身也。平按：《灵枢》"脏腑"作"五脏"；"流行"作"溜处"。**阔数之度，**营卫所行阔数度量。**浅深之状，**络脉为浅，经脉为深。**高下所至，愿闻其解。**经脉高上于头，下至于足。此之九义，并请闻之。**岐伯答曰：请言其次。**次者，井、荥、输、经、合等阴阳五行次第也。**肺出少商，少商者，手大指内侧也，为井；**肺脉从脏而起，出至大指、次指之端；今至大指之端，还入于脏，此依经脉顺行从手逆数之法也。井者，古者以泉源出水之处为井也，掘地得水之后，仍以本为名，故曰井也。人之血气出于四肢，故脉出处以为井也。手足三阴皆以木为井，相生至于水之合也；手足三阳皆以金为井，相生至于土之合也。所谓阴脉出阳，至阴而合；阳脉出阴，至土而合也。平按："指"下《灵枢》《甲乙经》有"端"字；"井"下《灵枢》有"木"字。**溜于鱼际，鱼际者，手鱼也，为荥；**腕前大节之后，状若鱼形，故曰手鱼也。脉出少商，溢入鱼际，故为荥也。焉迥反。**注于太泉，太泉者，鱼后下陷者之中也，为输；**输，送致聚也。《八十一难》曰：五脏输者，三焦行气之所留止。故肺气与三焦之气送致聚于此处，故名为输也。平按："太泉"，《灵枢》《甲乙》作"太渊"，说见前。"下"字，《灵枢》作"一寸"二字；"输"作"腧"，《甲乙》作"俞"，下同，不再举。**行于经渠，经渠者，寸口之中也，动而不居，为经；**寸口之中，十二经脉历于渠洫，故曰经渠。居，停也。太阴之脉动于寸口不息，故曰不居。经者，通也，肺气至此常通，故曰经也。平按："行于经渠"上，《千金》有"过于列缺为源"六字。**入于尺泽，尺泽者，肘中之动脉也，为合，手太阴经也。**如水出井，以至海为合。脉出指井，至此合于本脏之气，故名为合。解余十输，皆仿于此。诸输穴名义，已《明堂》具释也。

——《太素》卷十一《本输》

按：针刺之道，必须通十二经脉的终始：手之三阴，始之于胸，终于手指；手之三阳，始于手指，终之于头。足之三阳，始起于头，终之于足；足之三阴，始起于足，终之于腹。还必须知道十五络脉，皆从脏腑正经别走相入，以及五脏五输各从井出，留止于合。五脏六经为里，六腑六经为表，表里相合。秋冬，阳气从皮外入至骨髓，阴气出至皮外；春夏，阴气从皮外入至骨髓，阳气出至皮外。脏腑出营卫二气，营行脉中，卫行脉外，流行于身。以及营卫所行阔数度量；络脉为浅，经脉为深；经脉高上于头，下至于足等。岐伯曰：人之血气出于四肢，脉出之处为井。

肺脉从脏而起，出至大指、次指之端之少商，少商者，手大指内侧也，为井；溢入鱼际，鱼际者，手鱼也，为荥；注于太泉，太泉者，鱼后下陷者之中也，为输；行于经渠，经渠者，寸口之中也，动而不居，为经；入于尺泽，尺泽者，肘中之动脉也，为合。

黄帝曰：愿闻五脏六腑所出之处。岐伯曰：五脏五输，五五二十五输；六腑六输，六六三十六输。经脉十二，络脉十五，凡二十七气以上下，所出为井、所溜为荥、所注为输、所行为经、所入为合也。二十七气所行，皆有五输。

——《太素》卷二十一《九针要道》

第二节　脾足太阴脉病治

脾足太阴之脉，通行脾之血气。起于足大趾之端，属脾络胃。循足大趾内侧白肉际，过覈骨后，上内踝前廉，循胫骨后，交出厥阴之前，上循膝股内前廉，入股属脾络胃，上膈侠咽，连舌本，散舌下；其支者，复从胃，别上膈，注心中。足太阴之本，在中封前上四寸之中，标在背输与舌本。其脉异动则病：舌强，食则呕，胃脘痛，腹胀善噫，大便及矢气之后则快然而衰，身重。主脾所生诸病：

舌根痛，体不能动摇，食不下，烦心，心下急痛，溏、瘕、泄、黄瘅，不能卧，强欠，股膝内肿厥，大趾不用。为此诸病，盛则泻之，虚则补之。热盛冲肤，闭而不通者，则刺之摇大其穴，疾出针以泻之。寒痹等在分肉间者，留针经久，待热气集而补之。脉无血气陷于下则灸之。不盛不虚，以本经取之。平人脉动，人迎、寸口上下齐动若引绳，盛者寸口大三倍于人迎，虚者寸口反小于人迎。

脾足太阴脉气所发五输：脾出隐白，隐白者，足大趾之端内侧也，为井；溜于大都，大都者，本节之后下陷者之中也，为荥；注于太白，太白者，核骨之下也，为输；行于商丘，商丘者，内踝下陷者之中也，为经；入于阴之陵泉，阴之陵泉者，辅骨之下陷者之中也，屈伸而得之，为合。

【相关医经选读】

脾足太阴之脉，足太阴脉，起于足大指端，上行属脾，通行脾之血气，故曰脾足太阴脉者也。**起于大指之端，循指内侧白肉际，过覈骨后**，覈，胡革反。人足大指本节后骨，名为覈骨也。平按："覈"，《灵枢》《甲乙经》作"核"。**上内踝前廉**，十二经脉，皆行筋肉骨间，惟此足太阴经，上于内踝薄肉之处，脉得见者也。**上腨内，循胫骨后，交出厥阴之前**，内踝直上名为内，外踝直上为外，胫后腓肠名为腨。太阴从内踝上行八寸，当胫骨后，交出厥阴之前上行之。平按："腨",《灵枢》作"踹"。"胫",《甲乙经》作"胻"。**上循膝股内前廉,入股属脾络胃,**膝内之股近膝名膝股,近阴处为阴股也。平按:《灵枢》无"循"字。"入股","股"字作"腹",《甲乙经》同。**上鬲侠咽,连舌本,散舌下;其支者,复从胃,别上鬲,注心中。**舌下散脉,是脾脉也。**是动则病舌强,食则欧,胃脘痛,**脘,胃腑也。脘,音管也。平按:《灵枢》《甲乙经》"舌"下均有"本"字;"欧"作"呕"。**腹胀善噫,得后出余气则快然如衰,**寒气客胃,厥逆从下上散,散已复上出胃,故为噫也。谷入胃已,其气上为营卫及膻中气,后有下行与糟粕俱下者,名曰余气。余气不与糟粕俱下,壅而为胀,今得泄之,故快然腹减也。平按:"出余"二字《灵枢》《甲乙经》均作"与"。《甲乙经》"如衰"作"而衰"。**身体皆重。**身及四肢,皆是足太阴脉行胃气营之。若脾病,脉即不营,故皆重也。**是主脾所生病者,舌本痛,**脾所生病,太阴脉行至舌下,故舌本痛也。**体不能动摇,**脾不营也。**食不下,烦心,心下急痛,**脾脉注心中,故脾生病,烦心、心急痛也。平按:"痛",《甲乙经》作"寒疟"。**溏、瘕、泄,**溏,食消,利也。瘕,食不消,瘕而为积病也。泄,食不消,飧泄也。**水闭,**脾所生病,不营膀胱,故小便不利也。**黄瘅,不能卧,强欠,**内热身黄病也。脾胃中热,故不得卧也。将欠不得欠,名曰强欠。平按:《灵枢》《甲乙经》"瘅"均作"疸";"欠"均作"立"。"不能卧",《甲乙经》作"不能食，唇青"。**股膝内肿厥，大指不用。**或痹不仁，不能用也。平按："内肿厥"，《甲乙经》作"内肿痛厥"。"大指"上，《灵枢》《甲乙经》均有"足"字。**为此诸病，盛则泻之，虚则补之，热则疾之，寒则留之，陷下则灸之，不盛不虚，以经取之。盛者则寸口大三倍于人迎，虚者则寸口反小于人迎。**

——《太素》卷八《经脉连环》

脾出隐白，隐白者，足大指之端内侧也，为井；溜于太都，大都者，本节之后下陷者之中也，为荥；注于太白，太白者，核骨之下也，为输；核骨在大指本节之后，然骨之前高骨是也。核，茎革反。平按：《灵枢》"井"下有"木"字；"太都"作"大都"。"核"，袁刻误作"腕"，注同。注"核，茎革反"，袁刻无此四字。**行于商丘，商丘者，内踝下陷者之中也，为经；**《明堂》足内踝下微前。平按："行于商邱"上，《千金》有"过于公孙为源"六字。**入于阴之陵泉，阴之陵泉者，辅骨之下陷者之中也，屈伸而得之，为合，足太阴经也。**膝下内侧辅骨下也。平按：《灵枢》无"屈"字；"太阴"下，无"经"字。

——《太素》卷十一《本输》

第三节　心手少阴脉病治

心手少阴之脉，起于心中，出属心系，下膈络小肠。十二经脉之中，少阴经起自心中，余十一经脉皆起于别处，何以然者？因为心是五神之主，能自生脉，不因余处生脉来入，故自出经。手少阴之本，在兑骨之端，标在背俞。其脉口异动则病：嗌干心痛，渴而欲饮，为臂厥。主心所生诸病：目黄胁痛，臑臂内后廉痛厥，掌中热痛。为此诸病，盛则泻之，虚则补之。热盛冲肤，闭而不通者，则刺之摇大其穴，疾出针以泻之。寒痹等在分肉间者，留针经久，待热气集而补之。脉无血气陷于下则灸之。不盛不虚，以本经取之。平人脉动，人迎、寸口上下齐动若引绳，盛的寸口大二倍于人迎，虚的寸口反小于人迎。

手少阴脉何以没有五输？少阴，是心脉。心为五脏六腑之大主，统一身血脉，精神之舍，其脏坚固，邪弗能客。邪客之则心伤，心伤则神去，神去则死。故诸邪之在于心者，皆在于心之包络。少阴心独无输，难道不生病吗？曰：其外经病而脏不病，故在掌后兑骨之端取其经。

【相关医经选读】

心手少阴之脉，起于心中，出属心系，下鬲络小肠；十二经脉之中，余十一经脉及手太阳经，皆起于别处，来入脏腑。此少阴经起自心中，何以然者？以其心神是五神之主，能自生脉，不因余处生脉来入，故自出经也。肺下悬心之系，名曰心系。余经起于余处，来属脏腑。此经起自心中，还属心系，由是心神最为长也。问曰：《九卷》心有二经：谓手少阴，心主。手少阴经不得有输。手少阴外经受病，亦有疗处。其内心脏不得受邪，受邪即死。又《九卷·本输》之中，手少阴经及输并皆不言。今此《十二经脉》及《明堂流注》少阴经脉及输皆有，若为通释？答曰：经言心者，五脏六腑之大主，精神之舍，其脏坚固，邪不能客。客之则心伤，心伤则神去，神去即死。故诸邪之在于心者，皆在心之包络，包络，心主脉也，故有脉不得有输也。手少阴外经有病者，可疗之于手掌兑骨之端。又恐经脉受邪伤脏，故《本输》之中，输并手少阴经亦复去之。今此《十二经脉》手少阴经是动、所生皆有诸病，俱言盛衰，并行补泻，及《明堂流注》具有五输者，以其心脏不得多受外邪，其于饮食汤药，内资心脏，有损有益，不可无也。故好食好药资心，心即调适；若恶食恶药资心，心即为病。是以心不受邪者，不可受邪也。言少阴是动所生致病及《明堂》有五输疗者，据受内资，受外邪也。言手少阴是受邪，故有病也。平按：注"若为通精"，"精"字原校作"释"。又注"是动所生"，"生"字袁刻误作"致"。"及明堂"，"及"字袁刻作"又"。**其支者，从心系上侠咽，系目系**；筋骨血气四种之精与脉合为目系，心脉系于目系，故心病闭目也。**其直者，复从心系却上肺，上出掖下，下循臑内后廉，行太阴心主之后，下肘内，循臂内后廉，抵掌后兑骨之端**，直小指掌后尖骨，谓之兑骨也。平按："上出掖下"，《灵枢》作"下出腋下"。"掖"，《灵枢》《甲乙经》均作"腋"，下同，不再举。"下肘内"，《甲乙经》作"下肘中内廉"。"兑"，《灵枢》作"锐"，下同。**入掌内廉，循小指之内出其端**。掌外将侧，名曰外廉；次掌内将侧，名曰内廉也。平按：《灵枢》《甲乙经》"廉"上有"后"字。**是动则病嗌干心痛，渴而欲饮，为臂厥**。心经病，心而多热，故渴而欲饮。其脉循臂，故是动为臂厥之病也。平按：《灵枢》《甲乙经》"为"上有"是"字。**是主心所生病者，目黄胁痛，臑臂内后廉痛厥，掌中热痛也**。其脉上掖近胁，故胁痛也。臑臂内后廉，脉行之处，痛及厥也。厥，气失逆也。平按："胁痛"，《甲乙经》作"胁满痛"。**为此诸病，盛则泻之，虚则补之，热则疾之，寒则留之，陷下则灸之，不盛不虚，以经取之。盛者则寸口大再倍于人迎，虚者则寸口反小于人迎。**

————《太素》卷八《经脉连环》

黄帝曰：手少阴之脉独无输，何也？岐伯曰：少阴，心脉也。心者，五脏六腑之大主也，精神之舍也，其脏坚固，邪弗能客也，客之则心伤，心伤则神去，神去则死矣。故诸邪之在于心者，皆在于心之包络。包络者，心主之脉也，故独无输焉。黄帝曰：少阴独无输者，不病乎？岐伯曰：其外经病而脏不病，故独取其经于掌后兑骨之端。其脏坚固者，如五脏中心有坚脆。心脆者则善病消瘅，以不坚故。善病消瘅，即是受邪，故知不受邪者，不得多受外邪，至于饮食资心以致病者，不得无邪，所以少阴心之主所生病皆有疗也。又《明堂》手少阴亦有五输主病，不得无输，即其信也。兑骨之端，手少阴输也。平按："输"，《灵枢》作"腧"，《甲乙经》作"俞"。"大主也"下，《甲乙经》有"为帝主"三字。"客"，《灵枢》《甲乙经》作"容"，正统本《甲乙经》作"客"。"少阴独无输"，《甲乙经》作"少阴脉独无俞"。"不病乎"，《甲乙经》作"心不病乎"。"兑骨"，《灵枢》作"锐骨"。**其余脉出入屈折，其行之徐疾，皆如手太阴、心主之脉行也。**余谓十种经脉者也。平按："屈折"，《甲乙经》作"曲折"。"其行之徐疾"，《甲乙经》无此句。"手太阴"《灵枢》作"手少阴"，《甲乙经》同，注云："少字宜作太字。"《铜人经》作"厥"字，正统本《甲乙经》亦作"厥"。**故本腧者，皆因其气之实虚疾徐以取之，是谓因冲而泻，因衰而补，如是者，邪气得去，真气坚固，是谓因**

天之序。因冲，冲，盛也。真气，和气也。是谓因天四时之序，得邪去真存也。

——《太素》卷九《脉行同异》

第四节　肾足少阴脉病治

　　肾足少阴之脉，通行肾之血气，属肾络膀胱。足少阴之本，在内踝下二寸中，标在背俞与舌下两脉。起于足小指之下，斜走足心，出于然骨之下，循内踝之后，别分一道入足跟中，上腨内，出腘内廉，上股内后廉，贯脊属肾络膀胱；其直者，从肾上贯肝膈，入肺中，循喉咙，侠舌本；其支者，从肺出络心，注胸中。其脉异动则病：饥不欲食，面色灰暗，咳唾则有血，喝喝如喘，坐而欲起，起则目䀮䀮无所见，心悬若饥状。气不足则善恐，心惕惕如人将捕之，是为骨厥。主肾所生诸病：口热舌干，咽肿上气，嗌干及痛，烦心心痛，黄瘅肠澼，脊股内后廉痛，委厥嗜卧，足下热而痛。为此诸病，盛则泻之，虚则补之。热盛冲肤，闭而不通者，则刺之摇大其穴，疾出针以泻之。寒痹等在分肉间者，留针经久，待热气集而补之。脉无血气陷于下则灸之。不盛不虚，以本经取之。形不足者温之以气，精不足者补之以味。生肉令人热中，故于灸的同时，强令人生食豕肉，温肾补虚。宽缓衣带，令腰肾通畅。披散头发，令阳气上通。拄大杖而行，牵引肩髆，令火气通流。着重履而缓步。平人脉动，人迎、寸口上下齐动若引绳，盛的寸口大二倍于人迎，虚的寸口反小于人迎。

足少阴脉口因何而常动？冲脉，是十二经脉之海，与足少阴脉之大络起于肾下，出于气街，循阴股内廉，斜入腘中，循胫骨内廉，并少阴之经，下入内踝之后，入足下；其别者，斜入踝，出属跗上，入大指之间，注诸络以温足胫，这是足少阴之脉常动不休的原因。

肾足少阴脉气所发五输：肾出涌泉，涌泉者，足心也，为井；溜于然谷，然谷者，然骨之下也，为荥；注于太溪，太溪者，内踝之后跟骨之上陷者之中也，为输；行于复留，复留者，上踝二寸，动而不休也，为经；入于阴谷，阴谷者，辅骨之后，大筋之下，小筋之上也，按之应手，屈膝而得之，为合。

【相关医经选读】

肾足少阴之脉，足少阴脉，上行属肾，通行肾之血气，故曰肾足少阴脉也。**起于小指之下，邪趣足心，出于然骨之下，**足太阳腑脉至足小指而穷，足少阴脏脉从小指而起，是相接也。然骨，在内踝下近前起骨是也。平按："趣"，《灵枢》作"走"。**循内踝之后，别入跟中，**少阴脉行至内踝之后，别分一道入足跟中也。平按：注"足跟"二字，袁刻误作"骨陷"二字。**以上腨内，出腘内廉，上股内后廉，贯脊属肾络膀胱；**贯脊，谓两箱二脉，皆贯脊骨而上，各属一肾，共络膀胱。平按：《甲乙经》"腘"下有"中"字。**其直者，从肾上贯肝膈，入肺中，循喉咙，侠舌本；**直贯肝膈而过称贯，即舌下两傍脉是也。平按："舌本"下，《甲乙经》注云："一本云：从横骨，中挟脐，循腹里上行而入肺。"**其支者，从肺出络心，注胸中。**从肺下行，循心系络于心，注胸中也。**是动则病饥不欲食，面黑如地色，**少阴脉病，阴气有余，不能消食，故饥不能食也。以阴气盛，面黑如地色也。平按："面黑如地色"，《灵枢》作"面如漆柴"，《甲乙经》作"面黑如炭色"。**欬唾则有血，喝喝如喘，**唾为肾液，少阴入肺，故少阴病热，咳而唾血。虽唾喉中不尽，故呼吸有声，又如喘也。喝，呼葛反。平按："欬"，《甲乙经》作"咳"；"如喘"作"而喘"。**坐而欲起，起目䀮䀮，如无所见，**少阴贯肝，肝脉系目，今少阴病，从坐而起，上引于目，目精气散，故䀮䀮无所见也。莫郎反。平按："起"字，《灵枢》《甲乙经》不重；"䀮䀮"作"䀮䀮"。**心如悬病饥状，**足少阴病，则手少阴之气不足，故心如悬饥状也。平按："病"，《灵枢》《甲乙经》作"若"。**气不足则善恐，心惕惕如人将捕之，是为骨厥。**肾主恐惧，足少阴脉气不足，故喜恐，心怵惕。前之病，是骨厥所为，厥谓骨精失逆。惕，耻激反，谓惧也。

平按："气不足"至"捕之"，《甲乙经》无此十四字。**是主肾所生病者，口热舌干，咽肿上气，嗌干及痛，烦心心痛，黄瘅肠澼**，热成为瘅，谓肾脏内热发黄，故曰黄瘅也。肾主下焦，少阴为病，下焦大肠不和，故为肠澼也。平按："瘅"，《灵枢》《甲乙经》作"疸"。**脊股内后廉痛，委厥嗜卧**，津液不通，则筋弛好卧也。平按："委"，《灵枢》《甲乙经》均作"痿"。**足下热而痛**。少阴虚则热并，故足下热痛也。平按："而痛"下，《甲乙经》有"灸则强食生肉，缓带被发，大杖重履而步"十六字，本书及《灵枢》均在后。**为此诸病，盛则泻之，虚则补之，热则疾之，寒则留之，陷下则灸之，不盛不虚，以经取之。灸则强食生肉**，不盛不虚以经取者，亦以经取灸也。故疗肾所生之病亦有五法：自火化以降，并食熟肉，生肉令人热中，人多不欲食之。肾有虚风冷病，故强令人生食豕肉，温肾补虚，脚腰轻健，人有患脚风气，食生猪肉得愈者众，故灸肾病，须食助之，一也。**缓带**，带若急则肾气不适，故须缓带，令腰肾通畅，火气宣行，二也。**被发**，足太阳脉，从顶下腰至脚，今灸肾病，须开顶被发，阳气上通，火气宣流，三也。平按：注"从顶"，"顶"字袁刻作"项"；"开顶"，"顶"字袁刻脱。**大杖**，足太阳脉，循于肩髆，下络于肾，今疗肾病，可策大杖而行，牵引肩髆，火气通流，四也。**重履而步**。燃磁石疗肾气，重履引腰脚，故为履重者，可末磁石，分著履中，上弛其带令重，履之而行。以为轻者，可渐加之令重，用助火气，若得病愈，宜渐去之，此为古之疗肾要法，五也。**盛者则寸口大再倍于人迎，虚者则寸口反小于人迎。**

——《太素》卷八《经脉连环》

黄帝曰：足少阴何因而动？已言阳明常动于前，次论足少阴脉动不休也。平按："何因"，《甲乙经》作"因何"。**岐伯曰：冲脉者，十二经之海也，与少阴之大络起于肾下，出于气街，循阴股内廉，邪入腘中，循胫骨内廉，并少阴之经，下入内踝之后，入足下；其别者，邪入踝，出属跗上，入大指之间，注诸络以温足胫，此脉之常动者也。**少阴正经，从足心上内踝之后，上行循胫向肾。冲脉起于肾下，与少阴大络下行出气街，循胫入内踝，后下入足下。按《逆顺肥瘦》"少阴独下"中云："注少阴大络。"若尔，则冲脉共少阴常动也。若取与少阴大络俱下，则是冲脉常动，少阴不能动也。平按：《甲乙经》"邪"作"斜"；"胫骨"作"胻骨"；"足胫"作"足跗"。注"少阴正经"，袁刻"经"作"阴"。

——《太素》卷九《脉行同异》

肾出涌泉，涌泉者，足心也，为井；《明堂》一名地冲也。平按："涌泉"，《灵枢》《甲乙》作"湧泉"。"井"下，《灵枢》有"木"字。**溜于然谷，然谷者，然骨之下也，为**

荣;《明堂》一名龙泉，在足内踝前起大骨下陷中。即此大骨为然骨。**注于太溪，太溪者，内踝之后跟骨之上陷者之中也，为输**;《明堂》跟骨上动脉也。平按:《灵枢》"太溪"作"大溪";"陷"下，无"者之"二字。"为输"下，《千金》有"过于水泉为源"六字。**行于复留，复留者，上踝二寸，动而不休也，为经**;《明堂》一名昌阳，一名伏白，足少阴脉，动不休也。平按:"复留",《甲乙》作"复溜"。"踝"上，《灵枢》《甲乙》有"内"字。"二寸"下，《甲乙》有"陷者中"三字。**入于阴谷，阴谷者，辅骨之后，大筋之下，小筋之上也，按之应手，屈膝而得之，为合，足少阴经也。**《明堂》在膝内辅骨之后。按应手，谓按之手下觉异也。

——《太素》卷十一《本输》

第五节 心主手厥阴脉病治

心主手厥阴之脉，起于胸中，出属心包，下膈，历络三焦。其支者，循胸出胁，下腋三寸，上抵腋下，下循臑内，行太阴、少阴之间，入肘中，下臂行两筋之间，入掌中，循中指出其端;其支者，别掌中，循小指、次指出其端。心主之本，在掌后两筋之间二寸中，标在腋下三寸。

其脉异动则病：手热，肘挛急，腋肿，甚则胸中满，心澹澹大动，面赤目黄。心主所生诸病：烦心心痛，掌中热。为此诸病，盛则泻之，虚则补之。热盛冲肤，闭而不通者，则刺之摇大其穴，疾出针以泻之。寒痹等在分肉间者，留针经久，待热气集而补之。脉无血气陷于下则灸之。不盛不虚，以本经取之。平人脉动，人迎、寸口上下齐动若引绳，盛的寸口大一倍于人迎，虚的寸口反小于人迎。

心主脉气所发五输：心出中冲，中冲者，手中指之端也，为井；溜于劳宫，劳宫者，掌中中指本节之内间也，为荥；注于大陵，大陵者，掌后两骨之间方下者也，为输；行于间使，间使者两筋之间，三寸之中也，有过则至，无过则止，为经；入于曲泽，曲泽者，肘内廉下陷者之中也，屈而得之，为合。

【相关医经选读】

心主手厥阴心包之脉，心神为五脏六腑之主，故曰心主。厥阴之脉，行至于足，名足厥阴；行至于手，名手厥阴。以阴气交尽，故曰厥阴。心外有脂，包裹其心，名曰心包。脉起胸中，入此包中，名手厥阴。故心有两经也：心中起者，名手少阴；属于心包，名手厥阴。有脉别行，无别脏形，三焦有气有脉，亦无别形，故手厥阴与手少阳以为表里也。平按："心包"下，《灵枢》有"络"字。《甲乙经》无"心包"二字。**起于胸中，出属心包，下膈，历**

络三焦；自有经历而不络著，手厥阴既是心脏之腑，三焦腑合，故属心包，经历三焦，仍络著也。三焦虽复无形，有气故得络也。**其支者，循胸出胁，下掖三寸，上抵掖下，下循臑内，行太阴、少阴之间，入肘中，下臂行两筋之间，入掌中，循中指出其端；其支者，别掌中，循小指、次指出其端。**循胸出胁之处，当掖下三寸，然后上行，抵掖下方，下循臂也。太阴、少阴既在前后，故心主厥阴行中间也。平按："循中指"上，《甲乙经》无"入掌中"三字。**是动则病手热肘挛急掖肿，甚则胸中满，心澹澹大动，面赤目黄。**澹，徒滥反，水摇；又，动也。平按：《灵枢》《甲乙经》"手热"均作"手心热"；"肘挛"均作"臂肘挛急"；"胸中满"均作"胸胁支满"；"心澹澹"均作"心中澹澹"；"目黄"下均有"喜笑不休"四字。"大动"，赵府本《灵枢》作"火动"。**是心主脉所生病者，烦心心痛，掌中热。**心包既病，故令烦心心痛。平按："心主"，"心"字《灵枢》《甲乙经》无。**为此诸病，盛则泻之，虚则补之，热则疾之，寒则留之，陷下则灸之，不盛不虚，以经取之。盛者则寸口大一倍于人迎，虚者则寸口反小于人迎。**

——《太素》卷八《经脉连环》

心出中冲，中冲者，手中指之端也，为井；溜于劳宫，劳宫者，掌中中指本节之内间也，为荥；《明堂》一名五星也，掌中动脉也。平按："心"，《甲乙》作"心主"。《灵

枢》"井"下有"木"字。**注于大陵，大陵者，掌后两骨之
间方下者也，为输；**平按："为输"下，《千金》有"过于
内关为源"六字。"两骨之间方下者也"，《甲乙》作"两筋
间陷者中"。**行于间使，间使者两筋之间，三寸之中也，有
过则至，无过则止，为经；**方下，陷中也。三寸之中者，
三寸之际也。有虚实之过，则气使至此；无过不至，故止
也。《明堂》此手心主经下，有手少阴五输，此经所说心不
受邪，故手少阴无输也。平按："道"上，《灵枢》有"之"
字。**入于曲泽，曲泽者，肘内廉下陷者之中也，屈而得之，
为合，手心主经也。**

——《太素》卷十一《本枢》

第六节　肝足厥阴脉病治

肝足厥阴之脉，通行肝之血气，属肝络胆。起于大指
蕞毛之上，循足跗上廉，去内踝一寸，上踝八寸，交出太
阴之后，上腘内廉，循阴股，入毛中，环阴器，抵少腹，
侠胃，属肝络胆，上贯膈，布胁肋，循喉咙之后，上入颃
颡，连目系，上出额，与督脉会于颠；其支者，从目系下
颊里，环唇内；其支者，复从肝别贯膈，上注肺。足厥阴
之本，在行间上五寸所，标在背输。其脉异动则病：腰痛

不可以俯仰，丈夫㿉疝，妇人少腹肿腰痛，甚则嗌干面尘。主肝所生诸病：胸满呕逆，飧泄狐疝遗溺闭癃。为此诸病，盛则泻之，虚则补之。热盛冲肤，闭而不通者，则刺之摇大其穴，疾出针以泻之。寒痹等在分肉间者，留针经久，待热气集而补之。脉无血气陷于下则灸之。不盛不虚，以本经取之。平人脉动，人迎、寸口上下齐动若引绳，盛的寸口大一倍于人迎，虚的寸口反小于人迎。

肝厥阴脉气所发五输：肝出太敦，太者，大也。大敦者，足大指之端及三毛之中也，为井；溜于行间，行间者，大指之间也，为荥；注于大冲，大冲者，在行间上二寸陷者之中也，为输；行于中封，中封者，在内踝前一寸半陷者中也，气逆则郁宛，气和则通，摇足而得之，为经；入于曲泉，曲泉者，辅骨之下，大筋之上也，屈膝而得之，为合。

【相关医经选读】

肝足厥阴之脉，足厥阴脉，从足指上行，环阴器，络胆属肝，通行肝之血气，故曰肝足厥阴脉也。**起于大指藂毛之上，循足跗上廉，去内踝一寸，上踝八寸，交出太阴之后，上腘内廉，循阴股，入毛中，环阴器，抵少腹，侠胃，属肝络胆，上贯膈，布胁肋，**髀内近阴之股，名曰阴股。循阴器一周，名环也。平按：《灵枢》《甲乙经》"藂"作"丛"；"上循"上，均有"际"字；"上踝"，《甲乙经》作"外踝"。"阴股"，《灵枢》《甲乙经》作"股阴"。《灵枢》"环"作"过";"少腹"作"小腹"。"络胆"下，正统本《甲乙经》有"其直者从肝"五字。**循喉咙之后，上入颃颡，连目系，上出额，与督脉会于巅；**喉咙上孔名颃颡。督脉出两目上巅，故与厥阴相会也。**其支者，从目系下颊里，环唇内；其支者，复从肝别贯鬲，上注肺。**肺脉手太阴从中焦起，以次四脏六腑之脉皆相接而起，唯足厥阴脉还回从肝注于肺中，不接手太阴脉，何也？但脉之所生，禀于血气，血气所生，起中焦仓廪，故手太阴脉从于中焦，受血气已，注诸经脉。中焦乃是手太阴受血气处，非是脉次相接之处，故脉环周，至足厥阴，注入脉中，与手太阴脉相接而行，不入中焦也。**是动则病腰痛不可以俯仰，丈夫㿗疝，妇人少腹肿腰痛，甚则嗌干面尘。**肝合足少阳，阳盛并阴，故面尘色也。平按："㿗"，《灵枢》作"癀"，《甲乙经》作"癫"。"尘"下，《灵枢》《甲乙经》均有"脱色"二字。**是主肝所生病者，胸满欧逆、飧泄狐疝、遗溺闭癃。**脉抵少腹侠胃，故生飧泄也。狐夜不得尿，至明始得，人病与狐相似，因曰狐疝。有本作㿗疝，谓偏㿗病也。癃，篆文痳字，此经淋病也，音隆。平按：《甲乙经》"飧泄"作"洞泄"；"遗溺"作"遗精"；"闭癃"作"癃闭"。**为此诸病，盛则泻之，虚则补之，热则疾之，寒则留之，陷下则灸之，不盛不虚，以经取之。盛者则寸口大一倍于人迎，虚者则寸口反小于人迎。**

——《太素》卷八《经脉连环》

366

　　肝出太敦，太敦者，足大指之端及三毛之中也，为井；足大指端及三毛皆是大敦，厥阴脉井也。平按："屈而得之"，《甲乙》作"屈肘得之"。"手心主"，《灵枢》作"手少阴"。"井"下，《灵枢》有"木"字。**溜于行间，行间者，大指之间也，为荥**；《明堂》足厥阴脉动应手也。平按：《灵枢》"大指"上，有"足"字。**注于大冲，大冲者，在行间上二寸陷者之中也，为输**；《明堂》本节后二寸或一寸半陷中也。平按：《灵枢》"行间"上，无"者""在"二字。**行于中封，中封者，在内踝前一寸半陷者中也，使逆则宛，使和则通，摇足而得之，为经**；气行曰使。宛，不伸也，塞也。《明堂》内踝前一寸，仰足而取之，陷者中。伸足乃得之也。平按：《千金》："过于中封为源，行于中郄为经。"与此不同。**入于曲泉，曲泉者，辅骨之下，大筋之上也，屈膝而得之，为合，足厥阴经也**。《明堂》在膝内辅骨下，大筋上，小筋下，陷中也。

——《太素》卷十一《本输》

第七章　三阳脉发六腑气

第一节 膀胱足太阳脉病治

阴者主脏，阴受气于五脏。营血阴气主于五脏，三阴脉从五脏受得营血之气。营血入五脏并通过经脉，把五脏的功能布散到四肢百骸，实现脏阴成形的功能。六阴脉所显的病象，其主为五脏。所以，阴脉所主诸病为心、肝、脾、肺、肾。六腑纳谷化津液，为人的生命活动提供了所有的营养物质及功能。与五脏阴脉所主诸病为脉气所发的脏器不同，六腑阳脉所主诸病：大肠主津所生病，胃主血所生病，小肠主液所生病，膀胱主筋所生病，三焦主气所生病，胆主骨所生病。即六腑阳脉所生诸病，其主不是六腑，而是津、血、液、筋、气、骨。我们把津、血、液、筋、气、骨，与《太素》卷二《六气》比较，《六气》篇论述的六气是精、气、津、液、血、脉。这里六腑所主与六气不同的是筋与脉、骨与精。筋、脉虽然不同，但在古代语言中，常连及而谈，就是讲到筋连及脉，说脉连及筋。这里是否为以筋及脉，尚需研究。精与骨联系密切。《六气》为"精"下的定义是："两神相薄，合而成形，常先身生，是谓精。"雄雌相交合，男阳精、女阴精会合而产生新的生命，这种能产生新生命的东西就是精，也就是我们所

说的生殖之精。但在中医经典著作中，精更多是指人体生
命活动所需的精微物质，如五脏藏精。肾吸收从肺经流注
过来的营血的滋养而生成生殖之精，以及骨髓脑液等也谓
之精。中医理论中，肾主骨，就是髓生骨，所以骨与精的
关系也比较密切。《六气》篇论述了精、气、津、液、血、
脉不足之象：脱精者耳聋。盖肾藏精主耳，故脱精耳聋。
气脱者目不明。气为阳卫之气。阳气昼日出于目，目张阳
气布散。目得阳气温养而能视。津脱者，腠理开，汗大泄：
津脱的症状是阳虚腠理开、汗大泄。液脱者，骨属屈伸不
利、色夭、脑髓消、胻痠、耳数鸣：液脱的症状是骨节相
属之处无液、屈伸不利。无液润泽皮毛，则色夭。脑髓无
液补，脑髓消、胻痠、耳鸣。血脱者，色白、夭然不泽、
其脉空虚：血脱的症状是，腠理脉络内无血，脉络空虚无
以滋养肌肤，故色白、肌肤不泽。十二经脉皆有动，太阴、
少阴、阳明常动不休。是动病当为十二经脉异动产生的病，
或者说这些病会导致十二经脉异动。而所生病，五脏三阴
脉所主分别是心、肝、脾、肺、肾。六腑三阳脉所主分别
是筋、液、血、津、骨、气。至于筋、液、血、津、骨、
气与六腑三阳脉所生的各种病症到底有什么关系，尚需进
一步研究。

　　巨阳者，太阳也。巨，大也；太，亦大也。太阳即大
阳；太原即大原。一阳为纪，少阳；二阳为卫，阳明；三

阳为父，太阳。膀胱足太阳脉，三阳属之，其脉连于风府，为诸阳主气。诸阳者，督脉、阳维脉也。督脉、阳维，总会风府，属于太阳。人之此脉伤于寒者，极为热病。先发于阳，后发于阴，虽热甚不死；阴阳两气同时感者，必不免于死。

膀胱足太阳之脉，起于目内眦，通膀胱血气，络肾属膀胱。其本在跟以上五寸中，标在两络命门。命门者，目也。足太阳脉，起目内眦，上额交头顶上；其支者，从头顶至耳上角；其直者，从头顶入络脑，还出别下项，循肩髆内侠脊抵腰中，入循膂络肾属膀胱；其支者，从腰中下贯臀，入腘中；其支者，从髆内左右别下贯胂，过髀枢，循髀外后廉，下合腘中，以下贯腨，出外踝之后，循京骨，至小指外侧。其脉异动则病：冲头痛，目似脱，项似拔，脊痛腰似折，髀不可以回，腘如结，腨如裂，是为踝厥。主筋所生诸病：痔疟狂颠疾，头囟项痛，目黄泪出鼽衄，项背腰尻腘腨脚皆痛，小指不用。为此诸病，盛则泻之，虚则补之。热盛冲肤，闭而不通者，则刺之摇大其穴，疾出针以泻之。寒痹等在分肉间者，留针经久，待热气集而补之。脉无血气陷于下则灸之。不盛不虚，以本经取之。平人脉动，人迎、寸口上下齐动若引绳，盛的则人迎大二倍于寸口，虚的则寸口反小于人迎。

足太阳膀胱脉气所发六输：膀胱出于至阴，至阴者，足小指之端也，为井；溜于通谷，通谷者，本节之前，为荥；注于束骨，束骨者，本节之后也，为输；过于京骨，京骨者，外踝之下也，为原；行于昆仑，昆仑者，在外踝之后，跟骨之上也，为经；入于委中，委中者，腘中也，为合。

足太阳脉气所发者七十三穴。

【相关医经选读】

黄帝曰：余闻人有精、气、津、液、血、脉，余意以为一气耳，今乃辨为六名，余不知其所以，愿闻何谓精？一气者，真气也。真气在人，分一以为六别，故惑其义也。平按：《灵枢》"所以"下有"然"字；无"愿闻何谓精"句。**岐伯曰：两神相薄，合而成形，常先身生，是谓精。**但精及津、液，与气异名同类，故皆称气耳。雄雌二灵之别，故曰两神。阴阳二神相得，故谓之薄。和为一质，故曰成形。此先于身生，谓之为精也。平按："薄"，《灵枢》《甲乙经》均作"搏"。**何谓气？**下焦如渎，谓之津液。中焦如沤，谓之为营血。上焦如雾，为卫称气，未知所由。平按：《甲乙经》无"何谓气，岐伯曰"六字。**岐伯曰：上焦开发，宣五谷味，熏肤熏肉，充身泽毛，若雾露之溉，是谓气。**上焦开发，宣扬五谷之味，熏于肤肉，充身泽毛，若雾露之溉万物，故谓之气，即卫气也。平按：《灵枢》《甲乙经》均无"熏肉"二字。**何谓津？岐伯曰：腠理发泄，汗出腠理，是谓津。**腠理所泄之汗，称之为津。平按："汗出腠理"，《灵枢》作"汗出溱溱"。**何谓液？岐伯曰：谷气满，淖泽注于骨，骨属屈伸，光泽补益脑髓，皮肤润泽，是谓液。**淖，丈卓反，濡润也。通而言之，小便、汗等，皆称津液；今别骨节中汁为液，故余名津也。五谷之精膏，注于诸骨节中，其汁淖泽，因屈伸之动，流汁上补于脑，下补诸髓，旁益皮肤，令其润泽，称之为液。平按："谷气满"，《灵枢》《甲乙经》作"谷入气满"；"光泽"，《灵枢》作"泄泽"，《甲乙经》作"出泄"。**何谓血？岐伯曰：中焦受血于汁，变化而赤，是谓血。**五谷精汁在于中焦，注手太阴脉中，变赤循脉而行，以奉生身，谓之为血也。平按："中焦受血于汁"，《灵枢》作"中焦受气取汁"，《甲乙经》作"中焦受汁"。**何谓脉？岐伯曰：壅遏营气，令毋所避，是谓脉。**盛壅营血之气，日夜营身五十周，不令避散，故谓之脉也。平按：《甲乙经》"壅"作"拥"。**黄帝曰：六气者，有余不足，气之多少，脑髓之虚实，血脉之清浊，何以知之？**六气之中，有余不足，总问也。脑髓等别问，取其所知也。平按：注"取"，别本作"求"。**岐伯曰：精脱者，耳聋；**肾以主耳，故精脱则耳聋。**气脱者，目不明；**五脏精气为目，故气脱则目暗。**津脱则腠理开，汗大泄；**前之二脱，言脱所由，故有脱也。以下三脱，直

著其脱状，故津脱，腠理开、汗泄为状。**液脱者，骨属屈
伸不利，色夭，脑髓消，胻痠，耳数鸣**；骨节相属之处无
液，故屈伸不利。无液润泽皮毛，故色夭。脑髓无补，故
脑髓消、胻痠、耳鸣。胻，衡孟反。平按：《甲乙经》"骨
属"作"骨痹"。《灵枢》"胻"作"胫"。**血脱者，色白，
夭然不泽，其脉空虚，此其候也。**以无血，故色白。无血
润肤，故不泽。脉中无血，故空虚。以为不足，虚之状也。
平按："不泽"下《甲乙经》有"脉脱者"三字。**黄帝曰：
六气者，贵贱何如？岐伯曰：六气者，各有部主也，其贵
贱善恶可为常主，然五谷与为大海。**六气有部有主，有贵
有贱，有善有恶，人之所受，各有其常，皆以五谷为生
成大海者也。平按："与为大海"，《灵枢》《甲乙经》均作
"与胃为大海也"。

——《太素》卷二《六气》

  按："两神相薄，合而成形，常先身生，是谓精。"这
里的精，指的是生殖之精。"两神"，杨注云："雄雌二灵之
别，故曰两神。"即雄雌。雄雌两性相交合，孕而成形。促
使孕而成形的男阳精、女阴精在人体形成之前，在父母辈
那里就存在了，即所谓"常先身生"，今天叫生殖之精。这
个认识，与中国古代哲学对人类生命形成的认识是一样的。
《易·系辞传下》："天地氤氲，万物化醇；男女构精，万物

化生。"天阳地阴，阳化气，阴成形。天地阴阳之气相合，万物乃化生。人法自然，男法天为阳化气，女象地为阴成形。男女阴阳媾精，新的生命诞生。但人在生命诞生以后，维持人体生命活动的主要因素还是饮食水谷所提供的各种精微，这些物质主要是血、津、液等阴性的物质，这些才是中医理论研究的主要对象。所以，《素问·金匮真言论》："夫精者，生之本也。"即精是人体生命活动得以维持的根本。《太素》卷十三《肠度》："故平人不饮食，七日而死者，水谷、精气、津液皆尽矣，故七日而死矣。"杨注云："水谷既尽，精、气、津、液四物皆尽，故七日死。"没有水谷入胃，则胃不能化生水谷生津液，无津液则没有由津液生成的精专者营血，也没有卫气，人无津液及营卫之气的滋养，则亡。

什么是气？上焦泌水谷津液即宣发胃所纳五谷精微，熏于肌肤，使其像雾露那样充养身体、润泽腠理毛发，这样一种现象或者功能曰气。凡气皆象，即气可以指各种象，各种象也都可以曰气。那么，这里的"气"到底指的是人体中的哪种象呢？杨上善明确指出，这里和精、津、液、血、脉并列，且同等重要的象是卫气。杨注无疑是正确的。这种气来自于胃纳水谷，经过上焦泌水谷津液，使其能迅速布散到头面四末、肌肤腠理，温煦肌肤、抵御病邪。就其功能来说，是不住地护卫生命，所以曰卫气。就其所出为六腑，六腑为阳；行于脉外肌肤腠理，肌肤腠理为表为阳，故又曰阳气。

什么是津？津是腠理所出的汗液。什么是液？丰富的水谷津液下入骨节，营养滋润关节使其能屈伸，上流于脑，旁溢皮肤令其润泽，这样的物质曰液。杨注云：泛而言之，小便、汗、骨髓液等都称津液，这里把注入骨关节的称为液。简而言之，无论是津还是液，都是饮食谷气所化，汗液清薄，黏稠的注入关节的是液。津脱之状，表现为腠理开，汗大泄。液脱之状，表现为关节屈伸不利、皮肤不润泽、脑髓消、胫酸、耳数鸣。

什么是血？胃纳水谷生津液，中焦泌津液变化而赤为血液，然后注入手太阴肺经，经五脏三阴经，络六腑三阳经流布周身。血的功能是像沟渠中的水那样在经脉内静谧地流动，以滋养五脏六腑、四肢百骸，故就血的功能来说，又曰营气或者荣气。因为血出自象地为阴的五脏，走脉络之内，又曰阴气。血脱失的表现是脉中无血空虚，致肌肤色苍白、不润泽。

什么是脉？用来容纳营血并阻遏其四溢，让血液像河水那样在脉络内运行，使营血无所回避，而必行其中的器官或者组织，就是脉。脉是血液的载体，故血脉相连。血液的功能是营养五脏六腑、四肢百骸，它的这个功能曰营或者曰荣。古代文化，万事万物皆示人以象，而不是形态结构。古人也没有能力像现代科学那样对事物的形态结构进行深入的分析。《太素》卷二《六气》言构成人体生命活动的基本要素没有谈及营气，何也？因为营气不过是血液显于外的象，产生营养功能的本体是血液，讲到了血，其营养功能自然在其中。血液是液态，液态的东西都有存在的方式和运动的范围。血不同于津和液，血液的载体是脉，脉络破损则血液溢出为病，故经云"脉者血之府"，"经脉者，受血而行之"。经络之粗大可察者曰经脉、经隧，或者单言曰经、曰脉。其细小者曰络脉孙脉。由于脉伏行于腠理，多不可见，只是在手足腕踝处才能触摸到其搏动；而人们于分肉间常见的都是络。如果脱血，则脉络空虚，肤色苍白，夭然不泽。

膀胱足太阳之脉，足太阳脉，起目内眦，上头下项侠脊属膀胱，通膀胱血气，故曰膀胱足太阳脉也。**起于目内眦，上额交巅上；其支者，从巅至耳上角；其直者，从巅入络脑，还出别下项，循肩髆内侠脊抵腰中，入循膂络肾属膀胱；其支者，从腰中下贯臀，入腘中；**颠，顶也。顶上有骨空，太阳入骨空，络脑还出也。髆，音博。臀，音屯，尻之厚肉也。平按：《灵枢》《甲乙经》"颠"均作"巅"。"贯臀"上，《灵枢》有"挟脊"二字，《甲乙经》有"会于后阴"四字。**其支者，从髆内左右别下贯胛，过**

379

髀枢，肿，侠脊肉也，似真反。髀枢，谓髀骨尻骨相抵相入转动处也。平按："支"，正统本《甲乙经》作"直"。"髀"，《甲乙经》作"膊"。"肿"，《灵枢》《甲乙经》均作"胂"，《甲乙经》注云：一作"髋"。"肿"下，《灵枢》《甲乙经》均有"挟脊内"三字。又注"髀骨"，"髀"字；"相抵"，"相"字，袁刻均脱。**循髀外后廉，下合腘中，以下贯腨，出外踝之后，循京骨，至小指外侧。**京骨，谓外踝下近前高骨也。京，高大也。平按："后廉"上，《灵枢》有"从"字；"腨"作"踹"，《甲乙经》同。**是动则病冲头痛，目似脱，项似拔，脊痛腰似折，髀不可以回，腘如结，腨如裂，是为踝厥。**腘、腨之病者，皆是太阳行踝之后，为厥失逆之病也。结，谓束缚也。平按：《甲乙经》"脊"下无"痛"字；"折"下无"髀"字。"回"，《灵枢》作"曲"，《甲乙经》同。注"为"上，别本有"所"字。**是主筋所生病者，痔疟狂颠疾，头亚项痛，目黄泪出鼽衄，项背腰尻腘腨脚皆痛，小指不用。**足太阳水，生木筋也，故足太阳脉主筋者也。所以邪伤于筋，因而饱食，筋脉横解，肠澼为痔也。平按："颠"，《灵枢》作"巅"。"亚"，《灵枢》作"囟"，注："音信，顶门也。"《甲乙经》作"囟"，音同，疑是古"囟"字之误。"项痛"，《甲乙经》作"项颈间痛"。**为此诸病，盛则泻之，虚则补之，热则疾之，寒则留之，陷下则灸之，不盛不虚，以经取之。盛者则人迎大**

再倍于寸口，虚者则人迎反小于寸口。

——《太素》卷八《经脉连环》

膀胱出于至阴，至阴者，足小指之端也，为井;《明堂》在足小指外侧，去爪甲角如韭叶也。平按:《灵枢》"井"下有"金"字。溜于通谷，通谷者，本节之前，为荥;《明堂》通谷者，小指外侧，本节前陷中也。平按:"前"下，《灵枢》有"外侧也"三字。注于束骨，束骨者，本节之后也，为输;《明堂》在足小指外侧，本节后陷中也。平按:"后"下，《灵枢》有"陷者中"三字。过于京骨，京骨者，外踝之下也，为原;脐下动气者，人之生命，十二经之根本也，故名曰原。三焦者，原气之别使，主行三气，经营五脏六腑。故原者，三焦之尊称也，是以五脏六腑皆有原也。肺之原出大泉，心之原出大陵也，肝之原出大冲，脾之原出太白，肾之原出大溪，手少阴经原出神门掌后兑骨之端。此皆以输为原者，以输是三焦所行之气留止处也。六腑原者，胆原出邱虚，胃原出冲阳，大肠原出合骨，小肠原出完骨，膀胱原出京骨，三焦原出阳池。六腑者阳也，三焦行于诸阳，故置一输名原，不应五时也。所以腑有六输，亦与三焦共一气也。平按:"外踝"，《灵枢》作"外侧大骨"字。"原"，《千金》作"源"，下同。行于昆仑，昆仑者，在外踝之后，跟骨之上也，为经;入于委中，委中者，腘中也，为合，委而取之，足太阳经也。《明堂》在腘中央约文中动脉也。平按："之上"下，《甲乙》有"陷中细脉动应手"七字。《灵枢》"腘中也"，"也"作"央"；"太阳"下，无"经"字。

——《太素》卷十一《本输》

足太阳脉气所发者七十三穴：两眉头各一，攒竹穴，二也。平按："七十三穴"，《素问》作"七十八穴"，王注云："兼气浮薄相通言之，当言九十三穴，非七十八穴。正经脉会发者七十八穴，浮薄相通者一十五穴，则其数也。"与本书经文及杨注均异。**入发项二寸，间半寸**，额上入发一寸，后从项入发一寸，故曰入发项二寸。间亦有一寸半处，故曰半寸也。平按：《素问》"项"上有"至"字；"二寸，间半寸"作"三寸半"。**傍五相去二寸，其浮气在皮中者凡五行**，《明堂》傍相去一寸半，有此不同也。其浮气，足太阳浮气在此五行穴之下也。平按："二寸"，《素问》作"三寸"，王注谓："大杼、风门二穴所在。"新校正谓："是说下文浮气之在皮中五行行五之穴，况大杼在第一椎下两傍，风门又在第二椎下，上去发际非止三寸半，其误甚明。"据此，则本书杨注为得，《素问》王注为失矣。**行五，五五二十五**，二十五穴者，面上五脉上头，并入发一寸，以上周通高处，当前横数，于五脉上凡有五处，处各五穴。

当前谓亚会、前项、百会、后顶、强间，五也。督脉两傍，足太阳脉五处、承光、通天、络郄、玉枕，左右十也。足太阳两傍，足少阳脉临泣、目窗、正营、承灵、脑空，左右十也。太阳为二阳之总，故皆为太阳所营，二十七也。平按：注"亚会"，《素问》《甲乙》作"囟会"，"亚"字当是古"囟"字之误。**项中大筋两傍各一**，两傍天柱二穴，二十九也。**风府两傍各一**，天牖二穴，三十一也。平按：注"天牖二穴"，《素问》王注作"风池二穴"，新校正云："按《甲乙经》风池足少阳阳维之会，非太阳之气发。此注于九十三数外，更剩前大杼、风门及此风池六穴。"**侠背以下至尻二十一节十五间各有一**，太椎以下至尻尾二十一节十五间两傍各有一输，为三十输，六十一也。平按：《素问》"侠脊"作"侠背"；"尻"下有"尾"字；"各有一"作"各一"。王注云："十五间各一者，今《中诰孔穴图经》所存者十三穴，左右共二十六穴，谓附分、魄户、神堂、譩譆、膈关、魂门、阳纲、意舍、胃仓、肓门、志室、胞肓、秩边十三也。"《甲乙经》所载背自第二椎两傍侠脊各三寸，行至二十一椎下，两傍侠脊凡二十六穴，其穴名自附分以下与王注同。惟《甲乙经》云："自第二椎两傍。"本书杨注云："自大椎以下。"不能无异。且经云：十五间各一。杨注云：十五间两傍各有一输，与经文正合，惜未详折穴名耳。**委中以下至足小指傍六输。**从足小指上至委中，有

井、荥、输、原、经、合等左右十二输等，七十三也。平
按：《素问》"委中"上，有"五脏之俞各五，六腑之俞各
六"十二字；"六输"上有"各"字。

——《太素》卷十一《气府》

第二节　小肠手太阳脉病治

　　小肠手太阳之脉，起于手小指之端，循手外侧上腕，
出踝中，直上循臂下骨下廉，出肘内侧两骨之间，上循臑
外后廉，出肩解，绕肩甲，交肩上，入缺盆，络心，循咽
下鬲抵胃，属小肠；其肢支者，从缺盆循颈上颊，至目兑
眦，却入耳中。通小肠血气，络心属小肠。手太阳之本，
在外踝之后，标在命门之上三寸。其脉口异动则病：嗌痛
颔肿不可以顾，肩似拔，臑似折。主液所生诸病：耳聋目
黄颊肿，颈颔肩臑肘臂外后廉痛。为此诸病，盛则泻之，
虚则补之。热盛冲肤，闭而不通者，则刺之摇大其穴，疾
出针以泻之。寒痹等在分肉间者，留针经久，待热气集而
补之。脉无血气陷于下则灸之。不盛不虚，以本经取之。
平人脉动，人迎、寸口上下齐动若引绳，盛的则人迎大二
倍于寸口，虚的则寸口反小于人迎。

手太阳小肠脉气所发六输：小肠上合于手太阳，出于少泽，少泽者，小指之端也，为井；溜于前谷，前谷者，手小指本节之前陷者中也，为荥；注于后溪，后溪者，本节之后也，为输；过于完骨，完骨者，在手外侧腕骨之前也，为原；行于阳谷，阳谷者，在兑骨之下陷者中也，为经；入于小海，小海者，在肘内大骨之外，去肘端半寸陷者之中也，伸臂而得之，为合。

手太阳脉气所发二十六穴。

【相关医经选读】

小肠手太阳之脉，手太阳脉起于手指，上行入缺盆，下属小肠，通小肠血气，故曰小肠手太阳脉也。**起于小指之端，循手外侧上掔，出踝中，**人之垂手，大指著身之侧，名手内侧；小指之后，名手外侧。足胫骨与足腕骨相属之处，著胫骨端内外高骨，名曰内外踝；手之臂骨之端，内外高骨，亦名为踝也。手太阳脉贯踝也。平按："掔"，《灵枢》《甲乙经》作"腕"，考"腕"与"掔"通。**直上循臂下骨下廉，**臂有二骨：垂手之时，内箱前骨名为上骨，外箱后骨名为下骨。手太阳脉行下骨下将侧之际，故曰下廉也。平按：《灵枢》"骨"上无"下"字，《甲乙经》同。**出肘内侧两骨之间，上循臑外后廉，**手阳明上臑外前廉，手少阳循臑外，此手太阳循臑外后廉。手三阴脉行于臑内，

手三阳脉行于臑外，此为异也。平按:《灵枢》"两骨"作
"两筋"。**出肩解**，肩臂二骨相接之处，名为肩解。**绕肩
甲，交肩上，入缺盆**，肩，两肩也。甲，两甲也。两箱之
脉，各于两箱绕肩甲已，会于大椎，还入缺盆，此为正
也。有说两箱脉来交大椎上，会大椎穴以为交者，经不言
交，不可用也。平按:"甲"，《灵枢》作"胛"，《甲乙经》
同。"缺盆"下，《甲乙经》有"向腋下"三字。**络心，循
咽下鬲抵胃，属小肠；其肢支者，从缺盆循颈上颊，至目
兑眦，却入耳中；其支者，别颊上𬈭抵鼻，至目内眦。**脉
络心，循咽而下，抵著胃下，属于小肠。上至颧𬈭，傍抵
鼻孔，至目内眦。目眦有三:目之内角为内眦，外角为
兑眦，崖上为上眦也。平按:"兑"，《灵枢》《甲乙经》均
作"锐"。下"其支者"，"支"字正统《甲乙经》作"直"。
"内眦"下，《灵枢》《甲乙经》均有"斜络于颧"四字。注
"有三"，"三"字袁刻误作"二"。**是动则病嗌痛颔肿，不
可以顾，肩似拔，臑似折。**臂臑痛若折者。平按:"颔"，
《灵枢》《甲乙经》均作"颌"。**是主液所生病者，耳聋目黄
颊肿，颈颔肩臑肘臂外后廉痛。**两大骨相接之处，有谷精
汁，补益脑髓，皮肤润泽，谓之为液，手太阳主之。邪气
病液，遂循脉生诸病也。**为此诸病，盛则泻之，虚则补之，
热则疾之，寒则留之，陷下则灸之，不盛不虚，以经取之。
盛者则人迎大再倍于寸口，虚者则人迎反小于寸口。**

　　——《太素》卷八《经脉连环》

　　小肠上合于手太阳，出于少泽，少泽者，小指之端也，为井；《明堂》一名少吉，去爪甲下一分陷中。平按：《灵枢》"盛"作"实"；"小肠"上有"手太阳"三字；"井"下有"金"字。溜于前谷，前谷者，手小指本节之前陷者中也，为荥；《明堂》在手小指外侧中也。平按："小指"，《灵枢》作"外廉"。注于后溪，后溪者，本节之后也，为输；《明堂》在手小指外侧本节后陷中也。平按："本节"上，《灵枢》有"在手外侧"四字。过于完骨，完骨者，在手外侧腕骨之前也，为原；《明堂》在手外侧腕前起骨下陷中。即此起骨为腕骨，此经名完骨。胡端反。平按："完骨"，《灵枢》《甲乙》作"腕骨"。行于阳谷，阳谷者，在兑骨之下陷者中也，为经；《明堂》在手外侧腕中兑骨之下也。平按："兑"，《灵枢》作"锐"。入于小海，小海者，在肘内大骨之外，去肘端半寸陷者之中也，伸臂而得之，为合，手太阳经也。《明堂》屈肘乃得之。平按：《灵枢》"端"上无"肘"字。

　　——《太素》卷十一《本输》

　　手太阳脉气所发者二十六穴：三十错为二十字也。平按："二十"，《素问》作"三十"。目内眦各一，睛明左右，

387

二穴。**巨骨下骨穴各一**，巨骨左右二穴，四也。平按："巨骨"上，《素问》有"目外各一，颟骨下各一，耳郭上各一，耳中各一"十八字。"巨骨"下，《素问》无"下骨"二字。**曲掖上骨穴各一**，曲垣左右二穴，六也。平按：注"曲垣"，《素问》王注作"臑俞"。**柱骨出陷者各一**，肩井二穴，八也。平按："出陷"，《素问》作"上陷"。**上天容四寸各一**，足太阳近天容，手太阳脉未至天容，谓天容字错，未详所发，左右八穴，十六。平按："天容"，《素问》作"天窗"，王注谓：天窗、窍阴四穴；本注疑天容字错。考《甲乙经》"天窗，手太阳脉气所发"，据此则"天容"乃"天窗"之误。**肩解各一**，秉风左右二穴，十八。**肩解下三寸者各一**，天宗、臑输、肩贞，左右六穴，二十四。平按：《素问》无"者"字。王注有"天宗"二穴，无"臑输""肩贞"四穴。**肘以下至手小指本各六输**。六输左右十二穴，三十六也。平按：《素问》无"于"字。

——《太素》卷十一《气府》

第三节　胃足阳明脉病治

胃足阳明之脉，起于鼻，通行胃之血气，属胃络脾。

足阳明之本，在厉兑，标在人迎颊下，上侠颃颡。其脉口异动则病：洒洒振寒，数伸腰呵欠，脸色黑，病重则恶人与火，闻木音则惕然而惊，心动，欲独闭户牖而处，甚则欲上高而歌，弃衣而走，贲响腹胀，是为骭厥。主血所生诸病：狂疟温热过甚则汗出，鼽衄，口㖞唇胗，颈肿喉痹，腹外肿，膝膑肿痛，循膺、乳、街、股、伏兔、骭外廉、足跗上皆痛，中指不用。足阳明脉气盛则身以前皆热，若气有余于胃，则消谷善饥、溺色变。气不足则身以前皆寒栗，胃中寒则胀满。为此诸病，盛则泻之，虚则补之。热盛冲肤，闭而不通者，则刺之摇大其穴，疾出针以泻之。寒痹等在分肉间者，留针经久，待热气集而补之。脉无血气陷于下则灸之。不盛不虚，以本经取之。平人脉动，人迎、寸口上下齐动若引绳，盛的则人迎大三倍于寸口，虚的人迎反小于寸口。

十二经脉皆有动，胃足阳明脉何以动不休？胃为五脏六腑之海。水谷入胃，化为津液，中焦泌津液为营血上注于肺，行脉内走五脏，动于肺手太阴脉脉口；其浮悍者卫气浮行脉外，日阳活跃，上冲于头，循咽上走孔窍，循眼系，入络脑，出颔，下客主人，循牙车，合胃足阳明，动于人迎。肺手太阴经主行五脏阴气，动于寸口为下、阴；胃足阳明经主行六腑阳气，动于人迎为上、阳。人迎、寸口之动，上下阴阳相应，俱来俱往，譬之引绳，上下若一。

人迎属腑为阳，阳病则阳脉宜大，而反小者为逆。寸口属脏为阴，阴病则阴脉宜小，而反大者为逆。人迎寸口之脉若引绳相提携，一动俱动，一静俱静，若人迎寸口之脉乍静乍躁，若引绳相顿乍动乍静者，为病。

胃足阳明脉气所发六输：胃出于厉兑，厉兑者，足大指之内，次指之端也，为井；溜于内庭，内庭者，次指外间陷者中也，为荥；注于陷谷，陷谷者，中指内间上行二寸陷者之中也，为输；过于冲阳，冲阳者，足跗上五寸陷者中也，为原；行于解溪，解溪者，上冲阳一寸半陷者中也，为经；入于下陵，下陵者，膝下三寸，胻外三里也，为合。

足阳明胃脉气所发六十二穴。

【相关医经选读】

胃足阳明之脉，起于鼻，交頞中，平按："頞中"下，《灵枢》有"旁纳太阳之脉"六字。《甲乙经》"纳"作"约"。**下循鼻外，入上齿中，还出侠口环唇，下交承浆，却循颐后下廉，出大迎，循颊车，上耳前，过客主人，循发际，至额颅；其支者，从大迎前下人迎，循喉咙，入缺盆，下膈属胃络脾；**足阳明脉起于鼻，下行属胃，通行胃之血气，故曰胃足阳明脉也。手阳明经从手上侠鼻孔，到此而起，下行至于足指，名足阳明经。十二经脉行处及穴名，备在《明堂经》，具释之也。客主人，即上开穴也。
頞，阿葛反，鼻茎也。颅，音卢。胃腑通气入脏，故属胃
络脾也。平按："頞颅"，《灵枢》《甲乙经》"頞"作"额"。
注"上开穴"，本书《气府篇》：客主人各一。杨注云：一
名上关穴。《甲乙经》卷三第十一谓：上关，一名客主人，
在耳前上廉，开口有孔，手少阳足阳明之会。《素问·气穴
论篇》及《气府论》王注均同。则"开"字当系"关"字
传写之误。**其直者，从缺盆下乳内廉，下侠脐，入气街中；
其支者，起胃口下，循腹里，下至气街中而合，以下髀，
抵伏菟，**胃传食入小肠处，名胃下口。此脉一道，从缺盆
下乳内廉肤肉之中，下侠脐至气街中。前者一道，从缺盆
属胃。今从胃下口下行，与气街中者合为一脉而下。抵，
至也，丁礼反。平按："侠脐"，《灵枢》作"挟脐"。《灵
枢》《甲乙经》"髀"下均有"关"字；"菟"均作"兔"。
下膝入膑中，膝，胫头也。膑，膝之端骨也，频忍反。**下
循胻外廉，下足跗，入中指内间；**胻，故孟反。平按："下
循胻外廉"，袁刻脱此五字。"胻"，《灵枢》作"胫"。**其支
者，下膝三寸而别，以下入中指外间；其支者，别跗上，
入大指间，出其端。**脉从气街下行至足指间，凡有三道。
平按："下膝三寸"，"膝"字《灵枢》作"廉"。**是动则病
洒洒振寒，**洒洒，恶寒貌，音洗，谓如水洒洗寒也。平按：
"洒洒"，《甲乙经》作"凄凄然"三字。**善伸数欠，颜黑，**

凡欠及多伸，或为阳上阴下，人之将卧，阴阳上下相引，故数欠。颜额，阳也。黑，阴也。阴气见额阳，病也。平按："伸"，《灵枢》作"呻"。**病至则恶人与火，闻木音则惕然而惊，心欲动**，至，甚也。阳明，土也。土恶木，故病甚恶木音也。阳明主肉，血盛，故恶火也。阳明厥喘闷，闷故恶人也。平按："音"，《灵枢》作"声"。**独闭户牖而处**，阴静而暗，阳动而明，今阴气加阳，故欲闭户独处也。平按："牖"上，《灵枢》《甲乙经》有"塞"字。**甚则欲上高而歌，弃衣而走**，阳盛故也。**贲向腹胀，是为骭厥**。响，音乡。谓阳气贲聚虚满为腹胀也。以阳盛于脚，故欲登高弃衣而走，名为骭厥也。平按："向"，《灵枢》《甲乙经》均作"响"。"骭"，《灵枢》作"骬"，今本《甲乙经》作"臂"，正统本《甲乙经》作"骬"。**是主血所生病者，狂疟温淫汗出**，阳明主肉，血为肉液，故亦主血也。淫，过也，谓伤寒热病，温热过甚而热汗出也。平按："疟"，《甲乙经》作"瘈"。**鼽衄，口喎唇胗，颈肿喉痹**，衄，出血也。不言鼻衄而言鼽衄者，然鼻以引气也，鼽鼻形也，鼻形之中出血也。胗，唇痒疮，音紧。平按："胗"，《甲乙经》作"紧"。**腹外肿，膝膑肿痛**，阳明，一道行于腹外，一道行于腹内。腹内水谷行通，故少为肿；腹外卫气数壅，故腹外多肿也。平按："腹外肿"，《灵枢》《甲乙经》作"大腹水肿"。**循膺、乳、街、股、伏菟、骭外廉、足跗上皆痛，**

中指不用。上七处并是足阳明脉所过，故循上七处痛者，是阳明脉病也。股，髀内阴股也。足中指内外间，阳明脉支所至，故脉病中指不用也。平按："街"上，《灵枢》有"气"字，《甲乙经》同。注"七处痛"，"处"字袁刻误作"虚"；"足中指"，"指"字袁刻脱。**气盛则身以前皆热**，足阳明脉唯行身前，故脉盛身前皆热也。**其有余于胃，则消谷善饥，溺色变**。脉气有余身前，故身前皆热；若有余胃中，故善饥溺变也。平按："变"，《灵枢》《甲乙经》均作"黄"。**气不足则身以前皆寒栗，胃中寒则胀满**。有余，身前胃中有热有饥；不足，身前胃中寒栗胀满。阳气有余，阴气不足；阳气不足，阴气有余。今但举一边为例耳。**为此诸病，盛则泻之，虚则补之，热则疾之，寒则留之，陷下则灸之，不盛不虚，以经取之。盛者则人迎大三倍于寸口，虚则人迎反小于寸口。**

——《太素》卷八《经脉连环》

　　黄帝曰：足之阳明，何因而动？十二经脉此皆有动，余之九经动有休时，唯此三经常动不息，太阴常动已具前章，故次问阳明常动之义，故曰何因动也。平按："何因"，《甲乙经》作"因何"。**岐伯曰：胃气上注于肺，**问曰：十二经脉别走，皆从脏之阴络，别走之阳；亦从腑之阳络，别走之阴。此之别走，乃别胃腑盛气，还走胃脉阳明经者何也？答曰：胃者水谷之海，五脏六腑皆悉禀之，别起一道之气合于阳明，故阳明得在经脉中长动，在结喉两箱，名曰人迎，五脏六腑脉气并出其中，所以别走与余不同。平按："肺"，《甲乙经》作"胃"。**其悍气上冲头者，循咽上走空窍**，悍气冲时，循咽上走七窍，使七窍通明也。悍，音汗。**循眼系，入络脑，出颔，下客主人，循牙车，合阳明**，复循眼系，络脑两箱，出于颔下。颔，谓牙车骨，属颃骨之下也。平按："颔"，《灵枢》作"颅"。**并下人迎，此胃气别走于阳明者也**。足阳明经及别走气二脉并下以为人迎也，故胃别气走阳明。平按：《甲乙经》无"别"字。**故阴阳上下，其动也若一**。阴谓寸口，手太阴也；阳谓人迎，足阳明也。上谓人迎，下谓寸口，有其二义：人迎是阳，所以居上也；寸口是阴，所以居下也。又人迎在颈，所以为上；寸口在手，所以为下。人迎寸口之动，上下相应俱来，譬之引绳，故若一也。所论人迎寸口，唯出黄帝正经，计此之外，不可更有异端。近相传者，直以两手左右为人迎寸口，是则两手相望以为上下，竟无正经可凭，恐误物深也。**故阳病而阳脉小者为逆，阴病而阴脉大者为逆**。阳大阴小，乃是阴阳之性。阳病，人迎大小俱病，而大者为顺，小者为逆；阴病，寸口大小俱病，而小者为顺，大者为逆。顺则易疗，逆则为难也。**故阴阳俱静与其动，若引绳相顿者，病也**。谓人迎寸口之脉乍静乍躁，若引绳相顿乍动乍静者，病也。平按："阴阳俱静与其动"，《灵枢》作"阴阳俱静俱动"，《甲乙经》作"阴阳俱盛与其俱动"。又，《灵枢》《甲乙经》"顿"均作"倾"。

——《太素》卷九《脉行同异》

胃出于厉兑，厉兑者，足大指之内，次指之端也，为井；《明堂》去爪甲角如韭叶也。平按："井"下，《灵枢》有"金"字。**溜于内庭，内庭者，次指外间陷者中也，为荥；**《明堂》足大指、次指外间也。平按："外间"下，《灵枢》无"陷者中"三字。**注于陷谷，陷谷者，中指内间上行二寸陷者之中也，为输；**《明堂》足大指、次指外间本节后陷者中，去内庭二寸也。平按："陷谷者"下，《灵枢》有"上"字。注"皮"字，《甲乙》作"后"。**过于冲阳，冲阳者，足跗上五寸陷者中也，为原，摇足而得之；**《明堂》一名会原，足跗上五寸骨间动脉上，去陷谷三寸也。平按："跗"，《甲乙》作"趺"。**行于解溪，解溪者，上冲阳一寸半陷者中也，为经；**《明堂》冲阳后一寸半腕上也。**入于下陵，下陵者，膝下三寸，胻外三里也，为合；复下三寸，为巨虚上廉也，复下三寸，为巨虚下廉也。大肠属上，小肠属下，足阳明胃脉也，大肠、小肠皆属于此，足阳明经也。**人膝如陵，陵下三寸，一寸为一里也。三里以下，三寸之下上下处，上际为上廉，下际为下廉。以在胻骨外侧，故名为廉。足阳明脉行此虚中，大肠之气在上廉中与阳明合，小肠之气在下廉中与阳明合，故曰大肠属上，小肠属下也。平按：《灵枢》"胻"下有"骨"字；上"复下"二字下，有"三里"二字；下"复下"二字下，有"上廉"二字；"皆属于此"作"皆属于胃"。

——《太素》卷十一《本输》

足阳明脉气所发者六十二穴：额颅发际傍各三，头维、本神、曲差，左右六穴也。平按："六十二"，《素问》作"六十八"。注"本神""曲差"二穴，《素问》王注作"悬颅""阳白"二穴。**面鼽骨空各一**，鼽，渠留反，鼻表也。有云鼻塞病，非也。颧窌二穴，八也。《明堂》虽不言气发，阳明正别上頄系目系，故至颧窌也。平按：注"颧窌"，《素问》王注作"四白"。**大迎之骨穴各一**，左右二穴，十也。平按：《素问》"骨穴"作"骨空"。"各一"下，《素问》有"人迎各一"四字。**缺盆外骨各一**，天窌左右二穴，十二也。天窌，足阳明大络至此穴也。平按：《素问》"骨"下有"空"字。注"天窌"，《素问》作"天髎"。**膺中骨间各一**，膺中，膺窗也。左右二穴，十四也。平按：注"膺窗左右二穴"，《素问》王注作"膺窗等六穴"，盖谓气户、库房、屋翳、乳中、乳根，并膺窗而六也。**侠鸠尾之外，当乳下三寸，侠胃腕各五**，乳根、不容、承满、梁

门、关门，左右十穴，二十四也。平按：《素问》"腕"作
"脘"。王注无"乳根穴"，有"太乙穴"。**侠脐广三寸各三，**
太乙、滑肉、天枢，左右六穴，三十也。平按：《素问》王
注无"太乙穴"，有"外陵穴"；"滑肉"作"滑肉门"，《甲
乙》同。**下脐二寸侠之各六，**外陵、太巨、水道、归来、
府舍、冲门，左右十二穴，四十二也。太阴脉穴更无别数，
所以亦入阳明也。平按：《素问》"各六"作"各三"。王注
只水道、太巨、归来三穴，无外陵、府舍、冲门三穴。查
府舍、冲门均属太阴，故本注云云。**气街动脉各一，**气街
穴左右二穴，四十四。平按："气街"，《甲乙》作"气冲"。
伏菟上各一，髀关二穴，四十六。**三里以下至足中指各八**
输，分上所在穴空。井荥等六输及巨虚上下廉，左右十六
穴，六十二也。巨虚上廉，足阳明与大肠合，巨虚下廉，
足阳明与小肠合，故左右合有十六也。平按："分上"，《素
问》作"分之"。

——《太素》卷十一《气府》

第四节　大肠手阳明脉病治

　　大肠手阳明之脉，起于手大指次指之端，通行大肠血

气，络肺下膈属大肠。手阳明之本，在肘骨中上至别阳，标在颊下合于钳上。其脉异动则病：齿痛颧骨肿。主津所生诸病：目黄口干，鼽衄，喉痹，肩前臑痛，大指次指痛不用。气盛有余则此脉所过者热肿，虚则寒栗不得平复。为此诸病，盛则泻之，虚则补之。热盛冲肤，闭而不通者，则刺之摇大其穴，疾出针以泻之。寒痹等在分肉间者，留针经久，待热气集而补之。脉无血气陷于下则灸之。不盛不虚，以本经取之。平人脉动，人迎、寸口上下齐动若引绳，盛的则人迎大三倍于寸口，虚的则人迎反小于寸口。

大肠手阳明脉气所发六输：大肠上合于手阳明，出于商阳，商阳者，大指、次指之端也，为井；溜于二间，二间在本节之前，为荥；注于三间，三间在本节之后，为输；过于合谷，合谷者，在大指之间也，为原；行于阳溪，阳溪者，在两筋之间陷者中，为经；入于曲池，曲池者，在肘外辅曲骨之中也，屈肘而得之，为合。

手阳明脉气所发二十二穴。

【相关医经选读】

大肠手阳明之脉，手阳明脉，起手之指端上行，下属大肠，通行大肠血气，故曰大肠手阳明脉也。**起于大指次指之端**，手阳明与手太阴合。手太阴从中焦至手大指次指之端，阴极即变为阳。如此阴极阳起，阳极阴起，行手头及足，如环无端也。平按：《甲乙经》"端"下有"外侧"二字。**循指上廉，出合谷两骨之间**，掌骨及大指本节表，两骨之间也。**上入两筋之中，循臂上廉，入肘外廉，上臑外前廉**，手三阴行臑内，手三阳行臑外，阳明行臑外前楞也。平按："上臑外前廉"，《甲乙经》作"上臑循外廉"。**上肩，出髃前廉**，髃，音隅，角也，两肩端高骨即肩角也，又五口反。平按："出髃前廉"，《灵枢》《甲乙经》作"出髃骨之前廉"。**上出于柱骨之会上，下入缺盆**，柱骨，谓缺盆骨上极高处也。与诸脉会入缺盆处，名曰会也。手阳明脉上至柱骨之上，复出柱骨之下入缺盆也。**络肺，下鬲属大肠；**腑气通脏，故络脏属腑也。平按："鬲"，《灵枢》作"膈"，下同。**其支者，从缺盆上颈贯颊，入下齿中，还出侠口，交人中，左之右，右之左，上侠鼻孔。**颈，项前也。交，谓相交，不相会入也。平按："上颈"，《甲乙经》作"直上至颈"。"侠"，《灵枢》均作"挟"，下同。**是动则病齿痛颐肿。**齿痛，谓下齿痛也。颐，谓面颧秀高骨也，专劣反。平按："颐"，《灵枢》作"颈"，今本《甲乙经》作"颊"，正统本《甲乙经》作"颈"。**是主津所生病者，**《八十一难》云：邪在血，血为所生病，血主濡之也。是为血及津液皆为濡也。津，汗也。以下所生之病，皆是血之津汗所生病也。平按：《难经》云："经言脉有是动有所生病，是以动者气也，所生病者血也。邪在气，气为是动；邪在血，血为所生病。气主呴之，血主濡之。气留而不行者，为气先病也；血壅而不濡者，为血后病也。故先为是动，后为所生也。"滑注谓："此脉字，非尺寸之脉，乃十二经隧之脉。每脉中辄有二病者，盖以有在气在血之分也。"平又按：《灵枢》《甲乙》"津"下有"液"字。注"津汗"，袁刻作"津液"。**目黄口干，鼽衄，喉痹，肩前臑痛，大指次指痛不用。**手阳明经是腑阳脉，多为热痛，故循经所生七种病也。鼻孔引气，故为鼽也，鼻形为鼽也。有说鼽是鼻病者，非也。**气盛有余则当脉所过者热肿，**是动所生之病，有盛有虚。盛者，此脉所过之处热及肿也。**虚则寒栗不复。**阳虚阴并，故寒栗也。不复，不得复于平和也。**为此诸病，盛则泻之，虚则补之，热则疾之，寒则留之，陷下则灸之，不盛不虚，以经取之。盛者则人迎大三倍于寸口，虚者则人迎反小于寸口。**

——《太素》卷八《经脉连环》

大肠上合于手阳明，出于商阳，商阳者，大指、次指之端也，为井；《明堂》一名而明，一名绝阳，大指、次指内侧，去爪甲角如韭叶也。平按：《灵枢》"井"下有"金"字。**溜于二间，二间在本节之前，为荥；**《明堂》二间在手大指、次指本节前内侧陷中也。平按："为荥"上，《灵枢》作"溜于本节之前二间"八字。**注于三间，三间在本**

节之后，为输；《明堂》一名少谷，在手大指、次指本节后内侧陷中也。平按：此节《灵枢》作"注于本节之后，三间为输"。**过于合谷，合谷者，在大指之间也，为原；**《明堂》一名虎口，在大指歧骨间也。平按："大指"下，《灵枢》有"歧骨"二字。**行于阳溪，阳溪者，在两筋之间陷者中，为经；**《明堂》一名中槐，在腕中上侧两筋间也。平按："两筋之间"，《甲乙》作"腕中上侧两傍间"七字。注"中槐"，《甲乙》作"中魁"。**入于曲池，曲池者，在肘外辅曲骨之中也，屈肘而得之，为合，手阳明经也。是谓五脏六腑之输，五五二十五输，六六三十六输。**心不受邪，手少阴无输，故五脏各输有二十五输。依《明堂》手少阴有五输，总有三十输。六腑有原输，故有三十六输。皆是脏腑之气，送致聚于此穴，故名为输也。平按：《灵枢》无"曲池者"三字；"辅曲骨之中"作"辅骨陷者中"，《甲乙》作"辅骨肘骨之中"。"屈肘"，《灵枢》作"屈臂"。**六腑皆出足三阳，上合于手者也。**六腑足阳明脉上合手阳明，足太阳上合手太阳，足少阳上合手少阳也。

——《太素》卷十一《本输》

手阳明脉气所发者二十二穴：鼻穴外廉项上各一，迎香、天窗，左右四穴，天窗去手阳明络近，故得其气也。平按：《素问》"鼻穴"作"鼻空"；"各一"作"各二"。《素问》王注有"扶突"二穴，无"天窗"二穴。**大迎骨空各一**，大迎左右二穴，六也。**柱骨之会各一**，柱骨左右二穴，八也。上出柱骨之会，上下入缺盆中，过此二穴，故得其气也。平按：注"柱骨二穴"，《素问》王注作"天鼎二穴"。**禺骨之会各一**，肩髃二穴，十也。平按：《素问》"禺"作"髃"。**肘以下至手大指、次指本各六输**。肘下六输，左右十二穴，二十二也。平按：《素问》王注有"三里"而遗"曲池"，新校正已辨其误。

——《太素》卷十一《气府》

第五节　胆足少阳脉病治

胆足少阳之脉，起于目兑眦，通行胆之血气，络肝属胆。足少阳之本，在窍阴之间，标在窗笼之前。窗笼者，耳也。其脉异动则病：口苦，善太息，心胁痛不能反侧，甚则面尘，体无膏泽，足少阳反热，是为阳厥。主骨所生诸病：头角颔痛，目兑眦痛，缺盆中肿痛，腋下肿，马刀侠婴，汗出振寒，疟，胸胁肋髀膝外至胫绝骨外踝前及诸节皆痛，小指、次指不用。为此诸病，盛则泻之，虚则补之。热盛冲肤，闭而不通者，则刺之摇大其穴，疾出针以泻之。寒痹等在分肉间者，留针经久，待热气集而补之。脉无血气陷于下则灸之。不盛不虚，以本经取之。平人脉动，人迎、寸口上下齐动若引绳，盛的则人迎大一倍于寸口，虚的则人迎反小于寸口。

胆足少阳脉气所发六输：胆出于窍阴，窍阴者，足小趾、次趾之端也，为井；溜于侠溪，侠溪者，小趾、次趾之间也，为荥；注于临泣，临泣者，上行一寸半陷者中也，为输；过于丘墟，丘墟者，外踝之下陷者之中也，为原；行于阳辅，阳辅者，外踝之上，辅骨之前，及绝骨之端也，为经；入于阳之陵泉，阳之陵泉者，外膝外陷者中也，为合。

足少阳脉气所发五十二穴。

【相关医经选读】

胆足少阳之脉，足少阳脉，起目兑眦，下行络肝属胆，下行至足大指三毛，通行胆之血气，故曰胆足少阳脉也。平按：注"属胆"二字，袁刻脱。**起于目兑眦，上抵角，下耳后，循颈行手少阳之前，至肩上，却交出手少阳之后，入缺盆；**角，谓额角也。项前曰颈。足少阳脉，从耳后下颈，向前至缺盆，屈回向肩，至肩屈向后，复回向颈，至颈始入缺盆。是则手少阳上肩向入缺盆，肩上自然交足少阳也。足少阳从颈前下至缺盆向肩，即是行手少阳前也；至肩交手少阳已，向后回入缺盆，即是行手少阳之后也。平按：《灵枢》《甲乙经》"角"上有"头"字。注"至肩交手少阳已"，"已"字袁刻误作"也"。**其支者，从耳后入耳中，出走耳前，至目兑眦后；其支者，别目兑眦，下大迎，合手少阳于顑，下加颊车，下颈，合缺盆，以下胸中，贯鬲络肝属胆**，大迎，在曲颔前一寸二分骨陷者中。足少阳至大迎已，向顑，与手少阳合已，却邪下向颊车，加颊车已，然后下颈至缺盆，与前直者合。颊车，在大迎上，曲颊端。有本云：别目兑眦，迎手少阳于顑。无"大""合"二字。以义量之，二脉双下，不得称迎也。平按："于顑下"，《灵枢》《甲乙经》作"抵于顑下"。**循胁里，出气街，绕毛际，横入髀厌中**；街，衢道也。足阳明脉及足少阳脉气所行之道，故曰气街。股外髀枢，名曰髀厌也。**其直者，从缺盆下掖，循胸过季胁，下合髀厌中**，胁有前后，最近下后者为季胁。有本作肋。平按："厌"，《灵枢》《甲乙经》均作"厌"。**以下循髀太阳，出膝外廉，下外辅骨之前，直下抵绝骨之端，下出外踝之前，循足跗上，入小指次指之间**；膀胱足太阳脉，从髀外下足，因名髀太阳。辅骨，绝骨穷也，外踝上阳辅穴也。平按："太阳"，"太"字《灵枢》《甲乙经》无。**其肢者，别跗上，入大指之间，循大指歧内出其端，还贯爪甲，出三毛**。其足少阳脉，出大指端，还出回贯甲，复出三毛。一名丛毛，在上节后毛中也。平按："岐"下，《灵枢》《甲乙经》有"骨"字。
"爪"上，《甲乙经》有"入"字。**是动则病口苦，善太息，**
心胁痛不能反侧，胆热，苦汁循脉入颊，故口苦，名曰胆
瘅。脉循胸胁，喜太息及心胁皆痛也。平按："反侧"，《灵
枢》作"转侧"。**甚则面尘，体无膏泽，足少阳反热，是为**
阳厥。甚，谓阳厥热甚也。足少阳起面，热甚则头颅前热，
故面尘色也。阳厥，少阳厥也。平按："面尘"，《灵枢》作
"面微有尘"，《甲乙经》作"面微尘"。"足少阳反热"，《灵
枢》《甲乙经》作"足外反热"。**是主骨所生病者，头角颔**
痛，目兑眦痛，水以主骨，骨生足少阳，故足少阳痛病还
主骨也。额角，在发际也。头角，谓顶两箱，额角后高骨
角也。颔，谓牙车骨，上抵颅以下者，名为颔骨。平按：
"角"，《灵枢》作"痛"，《甲乙经》作"面"。"颔"，《灵
枢》作"颌"，《甲乙经》同。注"牙车骨"，"牙"字袁刻
作"口"。**缺盆中肿痛，掖下肿，马刀侠婴，汗出振寒疟，**
脉从缺盆下掖，故掖下肿；复从颊车下颈，故病马刀侠婴
也。马刀，谓痈而无脓者是也。汗出、振寒、疟等，皆寒
热病，是骨之血气所生病也。平按："马"字上，《甲乙经》
有"痛"字。"婴"，《灵枢》《甲乙经》均作"瘿"。**胸胁肋**
髀膝外至胫绝骨外踝前及诸节皆痛，小指、次指不用。足
少阳脉主骨，络于诸节，故病诸节痛也。平按："胸"下，
《甲乙经》有"中"字。"至胫"，袁刻误作"至经"。**为此**

诸病，盛则泻之，虚则补之，热则疾之，寒则留之，陷下则灸之，不盛不虚，以经取之。盛者则人迎大一倍于寸口，虚者则人迎反小于寸口。

——《太素》卷八《经脉连环》

胆出于窍阴，窍阴者，足小指、次指之端也，为井；《明堂》足小指、次指端，去爪甲角如韭叶。平按："井"下，《灵枢》有"金"字。溜于侠溪，侠溪者，小指、次指之间也，为荥；《明堂》小指、次指歧骨间本节前陷中。平按："小指"上，《灵枢》有"足"字。注于临泣，临泣者，上行一寸半陷者中也，为输；《明堂》在足小指、次指本节皮间陷者中，去侠溪一寸半也。平按：注"皮间"，《甲乙》作"后间"。过于丘虚，丘虚者，外踝之下陷者之中也，为原；《明堂》外踝下如前陷者中，去临泣三寸也。平按："虚"，《灵枢》《甲乙》作"墟"。"下陷"上，《灵枢》有"前"字。注"去临泣三寸"，《甲乙》作"去临泣一寸"。行于阳辅，阳辅者，外踝之上，辅骨之前，及绝骨之端也，为经；《明堂》无"及"，及即两处也。平按："辅骨"上，《甲乙》有"四寸"二字。"端"下，《甲乙》有"如前三分，去邱虚七寸"九字。入于阳之陵泉，阳之陵泉者，外膝外陷者中也，为合，伸足而得之，足少阳经也。《明堂》在膝下外廉也。平按：《灵枢》"外膝"作"在膝"；

"伸"下，无"足"字。

——《太素》卷十一《本输》

足少阳脉气所发者五十二穴：**两角上各二**，两角上等天冲、曲鬓，左右四穴也。平按："五十"，《素问》作"六十"。**耳前角上各一**，颔厌左右二穴，六也。平按：《素问》"耳前"上，有"直目上发际内各五"八字。"颔厌"，袁刻误作"领厌"。**客主人各一**，一名上关，二穴，八也。平按："客主人"上，《素问》有"耳前角下各一，锐发下各一"十一字。**下关各一**，下关耳前动脉二穴，十也。平按："下关"上，《素问》有"耳后陷中各一"六字。**耳下牙车之后各一**，大迎一名髓空，二穴，十二也。平按：注"大迎二穴"，《素问》王注作"颊车二穴"。**缺盆各一**，缺盆一名天盖，二穴，十四。**掖下三寸，胁下下至胠八间各一**，掖下左右三寸间，泉液、辄筋、天池三穴。胁下至胠，章门、维道、日月三穴，正经气发也。腹哀、大横，此二穴正经虽不言发，近此三正经气也。带脉、五枢，此二穴少阳别气至也。上窌一穴，少阳脉络别至也。左右二十二，三十六穴也。是则掖下三寸为胁，胁下八间之外为胠，则胠胁之言可别矣。平按：《素问》"下"字不重。本注左右共二十二穴，《素问》王注左右共十八穴，无腹哀、大横左右各四穴，"上窌"作"居髎"。**髀枢中傍各一**，环

跳、居髎左右四穴，四十也。平按：注"居髎"，《素问》
王注无。**膝以下至足小指、次指各六输。**足少阳井等六输，
左右十二，五十二也。

——《太素》卷十一《气府》

第六节　三焦手少阳脉病治

三焦手少阳之脉，起于手小指、次指之端，通行三焦
之血气，络心包下膈遍属三焦。手少阳之本，在小指、次
指之间上二寸，标在耳后上角下外眦。其脉口异动则病：
耳聋浑浑淳淳，嗌肿喉痹。主气所生诸病：汗出，目兑眦
痛，颊痛，耳后肩臑肘臂外皆痛，小指、次指不用。为此
诸病，盛则泻之，虚则补之。热盛冲肤，闭而不通者，则
刺之摇大其穴，疾出针以泻之。寒痹等在分肉间者，留针
经久，待热气集而补之。脉无血气陷于下则灸之。不盛不
虚，以本经取之。平人脉动，人迎、寸口上下齐动若引绳，
盛的则人迎大一倍于寸口，虚的则人迎反小于寸口。

三焦手少阳脉气所发六输：三焦者，上合于手少阳，
出于关冲，关冲者，手小指、次指之端也，为井；溜于液
门，液门者，小指之间也，为荥；注于中渚，中渚者，本

节之后也，为输；过于阳池，阳池者，在腕上陷者之中也，为原；行于支沟，支沟者，腕上三寸两骨间陷者中也，为经；入于天井，天井者，在肘外大骨之上陷者中也，为合。

手少阳脉气所发三十三穴。

【相关医经选读】

三焦手少阳之脉，上焦在心下，下膈在胃上口，主内而不出，其理在膻中。中焦在胃中口，不上不下，主腐熟水谷，其理在脐傍。下焦在脐下，当膀胱上口，主分别清浊，主出而不内，其理在脐下一寸。上焦之气如云雾在天，中焦之气如沤雨在空，下焦之气如沟渎流地也。手少阳脉是三焦经隧，通行三焦之血气，故曰三焦手少阳脉也。**起于小指、次指之端，上出两指之间，循手表出臂外两骨之间，上贯肘，循臑外上肩，而交出足少阳之后，入缺盆，**上肩交足少阳，行出足少阳之后，方入缺盆也。平按："手表"下，《灵枢》《甲乙经》均有"腕"字。**布膻中，散络心包，下膈遍属三焦；**遍，甫见反。散布膻中也。有本"布"作"交"者，检非也。三焦是气，血脉是形，而言属者，谓脉气相入也。平按：《灵枢》"络"作"落"；"遍"作"循"。**其支者，从膻中上出缺盆，上项，系耳后直上，出耳上角，以屈下颊至𩑾；其支者，从耳后入耳中，出走耳前，过客主人前，交颊，至目兑眦。**系，古帝反，有本作侠也。平按:"系",《灵枢》作"繫",《甲乙经》作"侠"。
"下颊","颊"字,《甲乙经》作"额"。"兑",《灵枢》作
"锐",下同,不再举。**是动则病耳聋浑浑淳淳,嗌肿喉痹。**
浑浑淳淳,耳聋声也。平按:"淳淳",《灵枢》《甲乙经》
作"焞焞"。**是主气所生病者,汗出,目兑眦痛,颊痛,耳**
后肩臑肘臂外皆痛,小指、次指不用。气,谓三焦气液。
平按:"颊痛","痛"字《甲乙经》无。"不用",《甲乙经》
作"不为用"。**为此诸病,盛则泻之,虚则补之,热则疾**
之,寒则留之,陷下则灸之,不盛不虚,以经取之。盛者
则人迎大一倍于寸口,虚者则人迎反小于寸口。

——《太素》卷八《经脉连环》

　　三焦者,上合于手少阳,出于关冲,关冲者,手小指、
次指之端也,为井;溜于液门,液门者,小指[次指]之
间也,为荥;注于中渚,中渚者,本节之后也,为输;过
于阳池,阳池者,在腕上陷者之中也,为原;阳池,《明
堂》一名别阳,在手表腕上陷中也。平按:《灵枢》"井"
下有"金"字;"掖"作"液",《甲乙》作"腋"。"之间"
上,《灵枢》有"次指"二字;"之后"下,有"陷中者"
三字。**行于支沟,支沟者,腕上三寸两骨间陷者中也,为**
经;入于天井,天井者,在肘外大骨之上陷者中也,为合,
屈肘而得之。《明堂》在肘外大骨之后,肘后一寸两筋间陷

中也。平按:《灵枢》"腕上"作"上腕";"而得之"作"乃得之"。**三焦下输,在于足太阳之前,少阳之后,出于腘中外廉,名曰委阳,此太阳之络也。手少阳经也。上焦如雾,中焦如沤,下焦如渎,此三焦之气上下皆通,故上输在背第十三椎下两傍各一寸半,下输在此太阳之间出腘外廉足太阳络。三焦下行气聚之处,故曰下输也。平按:《灵枢》"足太阳"作"足大指"。

——《太素》卷十一《本输》

　　手少阳脉气所发者三十三穴:鰤骨下各一,颧窌二穴。平按:"三十三",《素问》作"三十二";注"窌"作"髎"。**眉本各一,丝竹空左右二穴,四也。**平按:《素问》"眉本"作"眉后"。**角上各一,颔厌左右二穴,六也。**平按:注"颔厌",袁刻误作"领厌",《素问》王注作"悬厘"。**下完骨后各一,天容左右二穴,八也。**平按:"天容",《素问》王注作"天牖"。**项中足太阳之前各一,大椎、大杼,左右及中三穴,十一。**平按:注"大椎、大杼左右及中三穴",《素问》王注作"风池二穴"。**扶突各一,扶突左右二穴,十三也。扶突近手少阳经也。**平按:"扶"上,《素问》有"侠"字。注"扶突左右二穴",王注谓"天窗二穴"。**肩贞各一,肩贞左右二穴,十五。肩贞下三寸分间各一,肩窌、臑会、消泺,左右六穴,二十一也。**

肩窌、臑会近手少阳也。平按：注"肩窌"，《素问》王注作"肩髎"。"消泺"，袁刻作"消铄"。**肘以下至手小指、次指本各六输**。六输左右十二穴，三十三也。一曰二十八者，数不同也，疑其错。

——《太素》卷十一《气府》